中央本级重大增减支"名贵中药资源可持续利用能力建设项目"支持

中国中药资源发展报告

ZHONGGUO ZHONGYAO ZIYUAN FAZHAN BAOGAO

（2018）

主　编　王国强

副主编　王志勇　黄璐琦　柏成寿

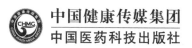

中国健康传媒集团

中国医药科技出版社

图书在版编目（CIP）数据

中国中药资源发展报告.2018 / 王国强主编. —北京：中国医药科技出版社，2019.10
ISBN 978–7–5214–1335–9

Ⅰ．①中…　Ⅱ．①王…　Ⅲ．①中药资源–研究报告–中国–2018　Ⅳ．①R282

中国版本图书馆 CIP 数据核字（2019）第 200338 号

美术编辑　陈君杞
版式设计　张　璐

出版　**中国健康传媒集团** | 中国医药科技出版社
地址　北京市海淀区文慧园北路甲 22 号
邮编　100082
电话　发行：010–62227427　邮购：010–62236938
网址　www.cmstp.com
规格　889×1194mm　¹⁄₁₆
印张　11
字数　286 千字
版次　2019 年 10 月第 1 版
印次　2019 年 10 月第 1 次印刷
印刷　三河市万龙印装有限公司
经销　全国各地新华书店
书号　ISBN 978–7–5214–1335–9
定价　**68.00 元**

获取新书信息、投稿、
为图书纠错，请扫码
联系我们。

版权所有　盗版必究
举报电话：010–62228771
本社图书如存在印装质量问题请与本社联系调换

《中国中药资源发展报告（2018）》
编写委员会

主　　编　王国强

副 主 编　王志勇　黄璐琦　柏成寿

编　　委（按姓氏笔画排序）

　　　　王　涛　王　诺　王继永　刘　圆　刘大会

　　　　孙丽英　苏庆民　杨　光　李　瑜　李　颖

　　　　李斐琳　张开颜　张志锋　陈榕虎　武建勇

　　　　林春盛　周修腾　赵富伟　党海霞　徐　靖

　　　　郭兰萍　程　蒙　曾　燕　温春秀　谢晓亮

　　　　阙　灵　蔡　蕾　臧春鑫

学术秘书　杨　光　程　蒙

目　录

第一章 中药资源普查

从中医药传承创新的发展规律看，中药资源一直是中医事业和中药产业发展的重要物质基础；中医与中药两者互相联结，互相依赖，互相促进。特别是党的十九大部署了"坚持中西医并重，传承发展中医药事业"的重要任务，为我们在新时代推动中医药事业传承发展指明了方向。中医事业的快速发展和中药产业的不断壮大，对中药资源的依赖程度越来越高，也对中药资源的保护、开发和合理利用提出了更高的要求。中药资源的有效保护和可持续发展关系着中医药独特优势的有效发挥，关系着中医药宝库精髓的充分挖掘，关系着中医药服务能力的提升，也关系着中药产业及中医药健康服务业向高质量飞跃。

在近年来出台的《中药材保护和发展规划（2015—2020 年）》、《中医药发展战略规划纲要（2016—2030 年）》和《中华人民共和国中医药法》中，都对中药资源保护监测和科学合理使用提出了明确的工作任务。因此，实施中药资源普查工作，既是贯彻落实《中华人民共和国中医药法》《中医药发展战略规划纲要（2016—2030 年）》等法规文件精神的具体举措，又是推动中医药事业向高质量发展、更好惠及百姓健康的重要保障。

第一节 全国中药资源普查工作基本情况

全国中药资源普查是获取我国药用资源信息大数据的有效途径，对于引导产业有序发展、促进产业提质增效，加强中药原料质量保障，具有科学客观的带动作用。同时，全面掌握中药资源本底情况，也是制定国家发展战略规划、优化中医药产业布局和各类资源配置的重要依据。

一、工作定位

在国家大力推进"健康中国战略""乡村振兴战略"，加强国家生态文明建设的大背景下，切实加强中药资源的有效保护利用，不仅需要我们用新思想武装头脑、用新要求明确方向，更需要我们找准定位、强化目的、坚持探索、科学实践。

1. "3 个结合"工作思路

一是坚持普查工作和资源基础条件建设相结合，切实做好相关基础设施建设、成果承接和转化等工作；二是坚持普查工作与解决药材产业发展中的关键问题相结合，不断探索制约行业发展关键问题的解决办法；三是坚持普查工作和建立长效机制相结合，促进中药资源动态管理机制的建立。

2. "时效性、协调性、科学性"基本原则

（1）时效性

普查试点工作自 2011 年启动以来，已近 7 年时间，2020 年前将全面完成第四次全国中药资源普查工作。为确保普查成果不因开展时间长而影响普查结果的时效性，需按时完成前期部署任务的数据提交和总结验收。

（2）协调性

对内强调学科交叉、强化任务组织、技术指导、经费保障的总体协调；对外完善部门及各县的合作机制，加强协同、群策群力，以目标为牵引，优化资源配置和队伍组织；实现全过程管理，确保普查工作早出成果、多出成果、出好成果、出大成果。

（3）科学性

资源普查的核心目标和导向是服务于中药产业及中医药事业的长远发展，普查工作应实事求是，客观反映当前工作现状，真实反映区域内中药资源家底情况，不人为扩大或缩小中药资源调查的种类情况；认真做好数据分析，结合当地普查情况和中药产业发展的客观实际，参与中药产业规划制定或提出科学政策建议。

二、中药资源普查工作全面开展

2011 年 8 月，国家中医药管理局启动第四次全国中药资源普查试点工作。目前，普查工作已在全国 31 个省（区、市）展开，参与人数达数万人，运用了全球卫星定位系统（GPS）、手机个人数字助理（PDA）、轨迹记录设备等现代高科技手段。据国家中医药管理局中药资源普查试点工作办公室发布的《2017 中药资源普查年度报告》，截至 2017 年 12 月，中药资源普查已覆盖全国 31 个省（区、市）1332 个县，占全国县级行政区划的近二分之一；全国中药资源普查信息管理系统已汇总到近 1.3 万余种野生药用资源、736 种栽培药材、1888 种市场流通药材的种类和分布信息，可估算出《中国药典》收载的 563 种药材的蕴藏量；新发现 74 个新物种；基本建立起中药资源动态监测体系和种子种苗繁育体系。

进入 2018 年，各省陆续召开中药资源普查工作启动会，第四次全国资源普查工作拉开了序幕，全国范围内在前期试点工作基础上新增 783 个县。经过七年试点，第四次全国中药资源普查于 2018 年全面推开，这不仅是进入 21 世纪后的第一次全国性中药资源"家底勘察"，更肩负着新时代国家战略使命。

第二节　全国中药资源普查工作新进展

一、前期试点工作验收

根据全国中药资源普查试点工作进展情况与有关项目管理要求，国家中医药管理局已完成对 2011 年、2012 年通过中医药部门公共卫生专项，中医药部门行业专项等支持开展的 20 个省（区）开展 655 个县的中药资源调查工作和监测站建设工作，5 个中药材种子种苗繁育基地建设工作，2 个中药材种质资源库建设工作的验收。2018 年将继续对 2013 年、2014 年启动建设的试点有关工作进行验收。通过对前期中药资源普查试点工作的验收，进一步做好中药资源普查试点总结、梳理工作，为即将开展的第四次全国中药资源普查提供了实践经验。

2011～2017 年，通过资源普查试点在 20 个省（区、市）布局建设了 28 个繁育基地，并在四川和海南建设了种质资源库。2011 年启动建设的四川、海南 2 个中药材种质资源库，2012 年启动建设的吉林、江西、海南、四川、甘肃 5 个繁育基地，均已经通过验收。目前，我国已形成全世界规模最大、体系最完整的中药材生产体系，人工种植（养殖）品种不断增加，在 600 多种常用药材中，对近 300 种开展了人工种植或养殖。

"互联网+中医药健康产业"是未来发展的必然趋势，要通过大数据与信息技术支持，整合调整现有中医药行业资源。2010 年至今，国家中医药管理局逐步建成了包括 1 个国家中心、28 个省级中心、66 个监测站和若干个监测点，数百名管理及专业技术人员的中药资源动态监测体系。该动态监测体系针对《中国药典》收载的中药材，监测主产区产量、流通量、质量和价格等六项信息，进行中药材真伪鉴定、种植、外源污染物检测、种子种苗质量检测等 10 项技术服务；通过分析中药资源动态变化趋势，为促进区域经济发展和指导农民进行中药材种植、销售等提供服务；通过对区域内中药资源相关信息的收集和监测，巩固中药资源普查成果，建立中药资源普查长效机制。

二、完善配套管理制度

1. 修订《全国中药资源普查技术规范》

普查试点工作开展之初制定了《全国中药资源普查技术规范》（以下简称《技术规范》），为普查试点工作的开展提供技术指导与要求。随着试点工作的收尾，《技术规范》需更科学合理地匹配普查工作全面开展的需求。各省（区、市）普查试点工作代表对现有《技术规范》、普查填报系统、验收标准三个体系进行讨论，理顺《技术规范》与填报系统和验收标准不一致、不完善的内容，提高《技术规范》的实用性和全面性。就样地设置，人员机构变更，腊叶标本、药材标本和种质资源上交等共性问题进行讨论，对《技术规范》具体章节进行修订讨论，形成修订意见。《技术规范》的进一步修订，为全国中药资源普查提供技术准则和技术支撑，为即将开展的第四次全国中药资源普查奠定基础。

2. 成立第四次全国中药资源普查技术指导专家组

第四次全国中药资源普查技术指导专家组（以下简称专家组）是根据第四次全国中药资源普查工作需要，为加强对第四次全国中药资源普查工作的专业指导，保证普查工作质量监理的高级技术专家队伍。专家组的主要任务是指导省（区、市）级中药资源普查的技术工作，参与全国中药资源普查工作的培训教材编写、质量把关和核查，参与制定《全国中药资源普查工作管理规范》等相关文件，对普查实施情况进行督导、抽查和评估，为全国中药资源普查工作提供技术咨询和建议等。

3. 印发《第四次全国中药资源普查资金管理暂行办法》

中药资源普查工作涉及面广、人员队伍大、工作强度高，为提高资金使用的安全性和有效性，制定了《第四次全国中药资源普查资金管理暂行办法》，保障普查工作的有序开展。普查工作任务审核安排和资金管理由国家中医药管理局负责。省级中医药管理部门负责本区域内的普查业务及资金管理，建立健全绩效评价机制，并对普查工作任务及资金使用开展绩效评价。普查任务承担单位按预算和国库管理有关规定制定详细资金使用计划并严格执行，建立健全内部管理机制，加快预算执行。

三、搭建技术方法体系与工作平台

中药资源普查试点工作以来，学习借鉴林业和国土等全国性资源调查的成功经验和技术方法，把传统和现代调查技术方法相结合，引入了空间信息技术、数据库技术、网络技术、数码摄影技术等现代技术方法。围绕野生和栽培药用植物资源调查，药材样品的采集、鉴定与保存，中药材市场调查，传统知识调查等 14 个方面工作任务，从方案制定、外业调查、业内整理和成果汇总等方面，建立了系统的全国中药资源普查工作技术体系和标准规范，统一普查工作任务和数据要求，填补行业空白，并结合试点工作的实践经验与教训对技术规范做进一步修订。据此形成了组织实施全国中药资源普查的技术方法体系，以确保普查基础数据的准确性和客观性，提高普查工作效率和质量[①]。

为辅助中药资源普查人员队伍建设、普查实施方案的制定和管理，完成中药资源普查筹备设计，为中药资源普查的实施提供前期保障，依据《技术规范》对国家、省、县三级中药资源普查实施方案和人员队伍组成的要求，研究开发了中药资源普查信息管理系统，实现了数据采集手段、管理方式、成果服务方式的转变，充分利用信息化技术方法促进中药资源普查数据的收集汇总。中药资源普查数据填报系统（PC 端、手机端、PDA）、中药资源普查成果展示系统，保证了第四次全国中药资源普查的整个工作流程不重不漏，所有数据可存储、可管理，提高中药资源普查工作的标准化程度，保持其延续性。在中药资源普查数据采集、核查和共享等方面，为普查人员搭建工作平台，有效保证各普查队相关工作的顺利实施[②]。

中药资源普查外业调查采集的信息量大，若全部采用人工核查，则工作量大、耗时过长，为辅助普查人员进行数据核查，减轻内页整理工作量，提高普查数据的核查效率，开发了中药资源普查数据核查系统。数据核查系统的开发使用提高了普查数据的完整性、准确性和一致性，保证数据有效、可用，为中药资源普查成果汇总、成果展示及数据交换提供有效准确的数据支撑和服务[③]。

中药资源普查信息管理等相关系统，依据《信息安全等级保护管理办法》的有关规定，获得公安部《信息安全等级保护》备案证明 3 项，其中 1 项三级，2 项二级，保障了中药资源普查有关信息的安全。

四、探索科研创新

1. 中药资源位置信息获取与应用

各种详细、具体的中药资源本底数据，是宏观决策、中观布局和微观操作的基础。中药资源普查的主要目的是掌握资源家底，明确区域内中药资源的种类、分布和重点药材数量等基础信息。由于第三次全国中药资源普查工作时期，空间信息技术等定位技术方法尚未普遍应用。受方法限制，以前的文献资料关于中药资源的分布信息，一般多为宏观性描述或者是概念性空间分布区域，如分布于路边、山谷、中国大部分地区等。第四次中药资源普查工作中，普查队借助"3S［遥感技术（RS）、地理信息系统（GIS）、全球定位系统（GPS）］"技术、计算机网络技术、数码拍照技术等现代技术方法，可有效收集中药资源位置信息。详细、具体的位置信息，为区域间资源禀赋差异和相似性、生物特性和空间分布规律等方面的研究，均提供了数据支撑。在空间信息技术的支持下，基于位置信息，可以实现对多来源普查数据统计汇总和共享应用。进行中药资源及相关基础数据的融合，可对海量数据进行空间化融合、汇总和管理，有助于从总体水平上挖掘中药资源的科学规律，全面揭示其科学内涵。

（1）基于位置信息，汇总中药资源普查工作任务分布情况

基于一般调查的位置信息，借助 GIS 可以展示每一个植物个体、每一张照片的具体位置。基于轨

① 黄璐琦，孙丽英，张小波，等.全国中药资源普查（试点）工作进展情况简介［J］.中国中药杂志，2017，42（22）：2456－4261.

② 王慧，张小波，格小光，等.中药资源普查工作管理系统的设计与实现［J］.中国中药杂志，2017，42（22）：4287－4290.

③ 王慧，张小波，格小光，等.中药资源普查数据核查系统的设计与实现［J］.中国中药杂志，2017，42（22）：4299－4302.

迹仪获取的位置信息，可以明确普查队调查工作的路线。借助 GIS 和 RS 技术，可以明确普查队调查工作的代表性。基于样方套和样地的位置信息，可以明确重点调查分布区域和不同区域重点调查工作量和样地的分布密度等。

（2）基于位置信息，进行药用资源物种多样性研究

在全国和各地中药资源普查工作结束后，将汇总大量的中药资源种类和分布等方面的数据信息，区域之间中药资源丰富度是客观反映区域间中药资源禀赋的一个有效指标。基于位置信息，在不同尺度条件下统计汇总区域间药用资源的丰富度，可以客观地反映区域间中药资源丰富度的实际情况。

（3）基于位置信息，进行区域中药资源区划研究

在中药资源普查工作中，基于一般调查的点状数据，应用 ArcGIS 可以明确每一调查记录、每一个资源个体的具体位置；对同种资源的多个个体位置，可以明确资源的分布密度和分布特征。此外，基于样方套、样地调查获取的数量信息，可以进行中药资源生长区划研究；基于普查获取的、带有位置信息的药材样品，在明确药材品质评价指标和结果的基础上，可以进行中药材品质区划；基于分布、生长和品质区划的基础上，还可以进行生产等其他类型的区划研究。

（4）基于位置信息，进行中药材面积估算和监测

传统采用收购量推算、人为估计中药材储量的调查方法，已不能满足目前中药资源调查以及动态监测的需求。中药资源普查工作中获取的各类地物的位置信息，为应用遥感技术进行中药材的面积和产量估算，提供了丰富的采样点数据。在大量的位置信息基础上，基于 SVM（支持向量机）分类器、监督分类等遥感图像的植被识别方法，以及比值植被指数、差值植被指数、归一化植被指数等植被指数，可以进行中药材的种植面积和产量估算。在不同时相遥感影像的基础上，基于位置信息还可以进行野生中药资源栖息地、面积等的变化情况监测。

2. 中药资源普查新资源及其功效推测

普查中获得了不少新发现，包括新分类群、新分布、新记录和新认知等。自然和社会环境在演化、物种在进化，科学家们每年都会发现大量新的物种。这些新物种不仅为我国生物多样性增添了新成员，使人们对地球物种多样性有了新的认识，而且对于探讨物种的起源和分化、分析物种的濒危机制等，具有很高的科学价值。目前通过普查工作已发现 74 个新物种，这些新物种的发现，对于丰富我国植物种类、加强对新植物的研究和保护、增加药用资源的开发和利用具有重要意义。

新的药用资源更是中药新药开发和利用的基础。普查过程中发现的这些新物种，有没有药用价值，有什么样的功效，如何实现人工繁育生产，扩大野生资源量、保护好生物物种多样性？目前，新物种的可药用研究工作正在进行。根据"亲缘关系相近、化学成分相近，功效相近、药性相似"的原理，通过梳理新物种与同科同属相关中药的系统分类关系、化学成分和药理作用、药用历史情况等工作，发现这些物种或者是民族民间使用的药物，或者与某些中药同属相同的分类阶元，根据药用植物亲缘学原理，探讨新物种资源可能具有的中药功效。研究探讨新物种的药用价值，一方面直接增加了新的中药资源，在一定程度上有利于缓解资源匮乏的压力；另一方面部分新物种就是民间传统用药，新物种的功效推测可以厘清民族民间的传统医药，为中药资源的研究和开放利用提供新的视野和材料。经过初步研究，普查队员发现的 74 个新物种中有近 40 种有潜在的药用价值。例如新物种南丹开唇兰在发现地区，民间作为金线兰使用；又如崇左蜘蛛抱蛋等 9 个新物种，在民间就是作为九龙盘使用。新物种的发现需要进行严谨的科学研究，随着研究的深入，后续还会有更多、有潜在药用价值的新物种不断被确认和发表。此外，新物种的保护需要进行漫长的持续工作，随着投入时间的不断增加，保护的物种将越来越多、可持续利用的药用资源也将越来越丰富。

第三节　成果凝练与转化

随着中药行业发展，对全国中药资源普查提出的要求，已经由最初的解决区域间中药资源种类的多少、分布有无，重点药材数据量的蕴藏量和产量多少问题，转变为如何科学保持中药材供求平衡的问题。而随着需求层次的提升，对中药材质量和安全性提出了更高要求，中药材除了要满足中成药和中药饮片等中药工业的原料需求外，还要满足大健康产业对中药保健产品、药食同源类健康食品和其他健康养生产品的多层次需求。如何通过全国中药资源普查，为中药材生产、种植提供更科学指导，解决中药材的"有无""多少""优劣"等具体问题上仍大有可为；在结合中药产业供给侧改革，探索推进中药材供应保障制度建设，以及在推动中药资源评估等方面，普查工作也有巨大的发展空间。

一、数据与实物资料整理

在各省局和技术依托单位的支持下，在参加县级中药资源普查工作的人员的共同努力下，各个普查队依据《技术规范》相关方法和技术要求，获取了大量调查数据。普查工作开展的同时，汇总整理全国中药资源普查成果，整理共享中药资源基础数据。建设具有查询、浏览、汇总等功能数据库系统，通过近 300 个指标项，供国家、省和县级展示、应用各省（县）普查数据。

为了准确鉴定中药资源种类，长久保存全国中药资源普查所获得的实物标本，普查实物上交时要求每一个县针对每一种药材，采集、制作并汇交 1 份标本实物。包括全部物种的原植物、原动物标本等，为中药资源相关研究、科普等工作提供实物基础。针对重点调查药材，采集一份优质的药材样品和种质资源，为区域间中药材质量评价，及中药资源可持续利用提供物质基础保障。目前，全国已经汇交药材样品 2 万多份，汇交腊叶标本 23 万多份，汇交种质资源 2.2 万多份。

二、数据分析与挖掘

1. 中药资源种类丰富度空间差异性分布特征研究

物种丰富度是指局限分布于某一区域的物种的数量。它是大尺度生物多样性保护研究中最常用的算法之一。中药资源种类是区域内药用资源和生物多样性丰富程度、区域内发展中医药产业潜在能力的重要指标，也是中药资源普查相关任务部署、成果汇总、人员队伍和经费配置的重要指标。县域作为全国中药资源普查的基本单元，县与县之间的资源禀赋差异是中药资源工作任务部署、成果汇总、人员队伍和经费配置的基础。在国家中医药管理局组织实施全国中药资源普查试点工作之前，由于没有区域内各个县中药资源种类的基础数据，无法进行县域之间中药资源种类的空间分布差异分析研究。而基于普查试点工作获取了大量的县域中药资源种类数据。

目前，全国还有一部分县级行政区划单元尚未开展中药资源普查工作。为使得试点工作成果和经验有效服务全国中药资源普查工作，基于 31 个省各普查队汇交到"全国中药资源普查信息管理系统"中的中药资源种类等方面的数据，运用探索性空间数据分析（ESDA）、趋势面分析、空间变异函数等地统计分析技术，对县域中药资源种类多样性进行研究，分析中药资源丰富程度的空间差异特性，结果显示全国范围内中药资源种类丰富度高或低的县具有趋于集中分布的特点；区域之间中药资源种类丰富度存在较大的差异。即通过数据分析，更为清晰客观地了解了县域之间中药资源种类丰富度和国土面积的差异性，为第四次全国中药资源普查后续工作部署和相关政策规划的制定提供参考依据。

2. 中药材产业扶贫区域划分与推荐种植中药材名录整理

普查中，基于贫困地区的相关数据资料，对具有优先开展中药材产业扶贫条件的区域进行分析研究，结果显示，国家级贫困县和集中连片贫困地区涉及县中至少有 10%以上的贫困县，已经有很好的中药材产业基础，是中药材产业扶贫的重点优先区域；有 53%的贫困县，具有一定的发展中药材产业扶贫条件，需要加强相关工作拓展中药材产业扶贫的基础和能力；有 37%的贫困县发展中药材产业扶贫的基础条件较弱[①]。

目前，根据中药资源动态监测信息和技术服务体系省级中心与监测站的分布情况、药材种子种苗繁育基地的具体建设地点，应用 ArcGIS 基于中国省级行政区划矢量数据，生成监测体系和中药材种子种苗繁育基地分布图，发现有 22 个省级中心，14 个监测站在贫困地区，监测中药材 169 种，有 49 个贫困县建有种子种苗繁育基地，设计中药材 22 种。在对贫困地区涉及道地药材、GAP 基地种植中药材、农业部特色中药材、繁育基地繁育中药材、省级中心监测中药材 5 个方面的名录进行汇总整理，形成贫困地区推荐中药材目录[①]（图 1−1）。基于上述整理过程，探索提出了基于种类信息确定推荐种植目录的工作流程，未来，可以扩大数据来源范围，更广泛科学地为中药材产业扶贫区域进行重点优先划分和中药材种植推荐。

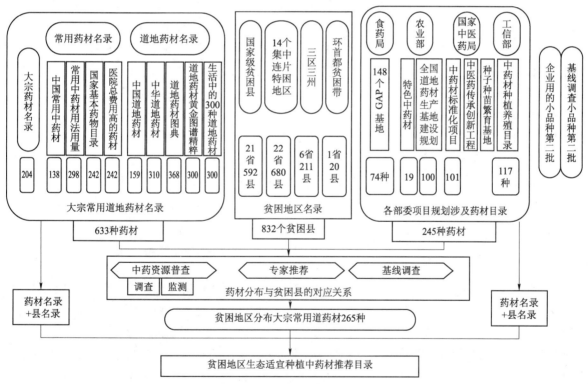

图 1−1　基于种类信息确定推荐种植目录的工作流程图

3. 药用植物特有种分布格局及区域相似性分析

植物特有种是分布范围局限于特定地理区域的植物物种，因其分布范围的局限性，易受到环境变化

① 黄璐琦，苏钢强，张小波等. 中药材产业扶贫重点优先区域划分和推荐种植中药材各录整理 [J]. 中国中药杂志，2017，42（22）：4319−4328.

与栖息地丧失等方面的威胁，在生物多样性保护中占有重要地位。由于植物特有种分布区的局限性，也赋予其区域独有的特性。特有植物最可能的应用价值是药用价值，尤其是民族药。药用植物特有种是各区域发展区域生物经济的特色潜在资源。普查显示，药用植物特有种的人工驯化和栽培的区域特征更加突出。云南省普查队工作结果表明，我国药用植物特有种为 3150 种，分属于 153 科的 785 属；在空间分布上，特有种最丰富的是西南地区，其次是华中地区和西北地区，这些区域是综合开发和利用的重点区域，也是药用植物特有种保护的重点区域①。做好药用植物特有种的保护、开发和合理利用，是中药资源合理开发利用的一部分，是对我国生物多样性保护的重要体现，对中医药和民族药可持续发展具有重要的现实意义。

三、成果转化与服务

普查工作促进了中药资源相关学科的发展，参与普查的专家、学者、普查队员已出版 128 本专著，在国内外多家期刊发表千余篇论文。普查成果已落实在服务中医药事业发展、保障中药用药安全、满足国家药物开发需求以及中药新药注册等方面。

1. 《中国中药资源大典》

《中国中药资源大典》是资源普查成果转化的集中体现，我国中医药界的科研专家与出版工作者通力配合，是一套反映第四次全国中药资源普查阶段性成果、展现新时代中医药文化产业成就的专著，兼具历史意义与现实意义。《中国中药资源大典》的编研与出版工作在稳步进行中。

随着新一轮全国中药资源普查工作的陆续开展，《中药材保护和发展规划（2015—2020 年）》《中药材产业扶贫行动计划（2017—2020 年）》《全国道地药材生产基地规划》等的逐步实施，开展全国、省域和县域中药区划，是现阶段进行中药材生产和管理工作的时代需求。为探讨中药区划目标任务、指标体系、技术方法等中药区划理论，系统梳理中药区划在生产实践中的应用情况，基于资源普查工作，《中国中药区划理论与实践》一书正在编研中，并纳入《中国中药资源大典》。

"中国中药资源大典·山脉卷"第一批新书包括《神农架中药资源图志》（6 册）、《贺兰山植物资源图志》（1 册）、《内蒙古大兴安岭中药资源图志》（2 册）曾在 2018 年第 25 届北京国际图书博览会上展出。

专栏 1-1　《中国中药资源大典》之《中国中药区划理论与实践》

《中国中药区划理论与实践》反映了近年来我国在中药区划方面取得的最新成果和前沿工作，阐述了中药区划的基本概念，分析了区划研究的方法体系，提出了中药区划的分类体系，建立了中药区划的理论框架；同时在中药材分布区划、生产区划、品质区划和生产区划研究等方面进行了实践研究。《中国中药区划理论与实践》是"中药资源调查和区划重点研究室"系列研究成果的总结，具有三大特点：一是阐述了中药区划理论框架体系，包括区划概念、指标体系构建、遵循原则、区划类型和基础理论等，具有较强的系统性；二是详细介绍了中药区划技术方法，包括区划数据分析、统计建模和制图等，具有较强的实用性；三是精选研究案例介绍了中药区划在中药材保护、开发和利用方面的应用情况，具有较强的代表性。

---

① 李海涛，孙辉，张小波，等. 中国药用植物特有种分布格局及区域相似性分析 [J]. 中国中药杂志，2017，42（22）：4329-4335.

2. 生态种植和精准扶贫试点

基于第四次全国中药资源普查试点工作，大力发展中药材生产加工适宜技术，是精准扶贫、造"富"贫困人口的一项重要选择，全国各级普查队也积极响应国家大力发展中医药事业的号召，落实中医药产业扶贫计划。

普查过程中发现，很多贫困县是道地药材适宜种植地，在这些地方发展生态种植，布局中药饮片加工等产业，可以帮助贫困人口脱贫。全国中药资源普查技术指导专家组组长黄璐琦率先提出中药材产业精准扶贫倡议，因地制宜地指导和规划中药材生产实践，促进中药材产业扶贫相关工作向最佳生产区域集中。

根据中药资源普查试点工作结果，深度贫困地区多是中药资源种类丰富的地区。贫困地区发展中药材产业，具有得天独厚的优势。一是从生态保护看，贫困地区多是中西部丘陵山地，地质状况复杂，土壤肥力不高。在贫困地区，充分利用当地自然条件、因地制宜发展中药材产业，通过推广适度的生态种植技术，既有利于扶贫开发，又符合生态保护要求。二是从推广方式看，贫困地区生产基地基础设施薄弱，小规模分散经营占主体，在以现代化、规模化、机械化为特征的大农业生产中不具备优势。但中药材种植通常规模较小，适宜开展精细耕作，尤其在野生抚育和仿野生栽培等方面均具有常规农业所不具备的优势。同时，大部分中药材种植技术容易掌握，完全适应贫困地区人群教育水平较低的现状。三是从扶贫效果看，由于中药材通常是多年生植物，即使在丘陵或平原地带，也多栽培在山坡或贫瘠的土地上，可以有效避免"与粮争地"。更重要的是，中药材种植属于劳动密集型产业，劳动强度不高，可以实现贫困人口足不出村，就地解决就业创业难的问题。

中药材产业精准扶贫可以多方面综合发力，优先扶持和发展贫困地区中药材生态种植，更好地促进脱贫攻坚和绿色发展。首先，强化政策引导和规划布局，建立支持贫困地区发展中药材生态种植的保障机制。要发挥体制优势，制定支持贫困地区发展中药材种植的系列优惠政策措施。其次，做好资源整合和平台搭建，补齐制约贫困地区开展中药材生态种植的发展短板。要让市场配置资源，借助市场化运作促进贫困地区发展中药材种植产业。最后，做好宣传推广和技术培训，使农民认识到中药材生态种植与大农业生产的不同，提升农民中药材生产实践技术水平，促进贫困地区资源环境的永续利用。

专栏 1-2 《中药材生产加工适宜技术丛书》

近年来，为进一步助力精准扶贫，通过中药资源普查工作，系统收集、整理了近 20 年来全国范围内近百个中药材品种的生产加工适宜技术，尤其是适用于经济欠发达偏远地区和生态脆弱区的中药材栽培技术，撰写而成《中药材生产加工适宜技术丛书》，在帮助经济欠发达的偏远地区开展中药材种植，促进中药材精准扶贫工作发挥出重要作用。作为《中国中药资源大典——中药材系列》的重要组成部分，已由中国医药科技出版社出版发行。其中，一些适宜技术提供了中药材生产的机械化解决方案，以及解决珍稀濒危资源繁育问题的方法，可为中药资源绿色可持续发展提供技术支持。

3. 服务国家中药基本药物供应保障

为保障基本药物的供应保障，国家卫生和健康委员会开展包括中成药在内的国家基本药物保障监测工作，对中药基本药物供应情况实施监测和评价，服务短缺中药基本药物监测预警，保障基本药物经济学评价的规范和科学性。

全国中药资源普查建立了全国中药资源普查数据库，中药资源动态监测信息和技术服务网络体系，建立了中药资源动态监测数据库，汇总了全国主要药材集散地、产地的中药材价格实时数据。中成药国家基本药物数据库收集汇总了中药材的价格、产量数据，中成药的产量、价格、中标信息、生产企业等信息。为充分利用中药资源相关数据信息，围绕《国家基本药物目录》（2012 年版）中的 203 种中成药，通过整合中药资源普查数据库、中药资源动态监测数据库、中成药国家基本药物数据库，提出了一种基于雷达图分析法的多指标综合评估模型，研发中成药国家基本药物保障监测分析系统，辅助开展中成药企业在产率、主要厂家产量、主要原料产量供应、中成药原料成本占比等 7 个指标的分析和监测，为中药基本药物的供应保障情况做出全局性、整体性的评价，评估结果简明、清晰、直观，实现了中药材及中成药的动态监测和预警智能化，能够为政府科学决策提供支撑（图 1-2）。

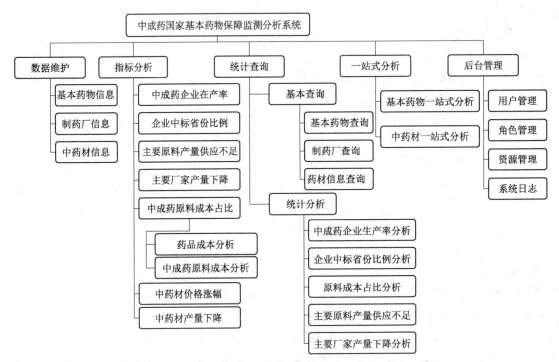

图 1-2　中成药国家基本药物保障监测分析系统功能架构①

4. 推动中药资源评估

　　为保障中药生产过程中原料供应，2017 年 12 月 26 日，原国家食品药品监督管理总局颁布了《中药资源评估技术指导原则》，开展中药资源评估。明确中药资源评估是"中药生产企业对未来 5 年内中药资源的预计消耗量和预计可获得量之间的比较，以及中药产品生产对中药资源可持续利用可能造成的潜在影响进行的科学预估"，并要求新药注册和再注册时开展中药资源评估，目的是促进药品上市许可持有人或生产企业树立起"中药工业生产应先保证中药资源产量和质量"的理念。中药资源评估作为一种崭新的资源管理手段，将对改变当前我国药材资源匮乏，中药材质量不均一、安全性受到挑战的总体形势产生深远的影响。

　　开展中药资源普查，掌握全国范围内各种药用植物、药用动物、药用矿物的基本信息及其蕴藏量等信息，能够为全国中药资源的发展提供战略决策依据。中药资源普查全面获取了我国药用资源的基础本底信息，为国家实施资源保护和利用提供了数据支撑。有关学者提出了基于"总量不减"的中药资源"家底评估"和基于"保障供应"的中药资源"供需平衡评估"的技术方法。普查成果与中药产业发展

① 王慧，张小波，黄璐琦，等.中成药国家基本药物保障监测分析系统的设计与实现［J］.中国中药杂志，2017，42（22）：4310-4313.

相结合，为解决阻碍中药工业生产过程中如原料供给、品种质量、用药安全等关键问题提供了方法依据和基础数据。作为普查工作的最终抓手，我国还将建立中药资源动态监测体系和预警机制，根据中药资源的动态变化，实时做出合理有效的应对措施，引导中药产业结构调整，形成中药资源保护和可持续利用的长效机制，由此能从国家层面进行全国范围中药资源的供给评估提供支持。资源评估中，栽培品可持续获得性评估一项，来源于栽培品的，需要企业提供产地基本信息及未来发展规划（精确到县）、生产组织方式（自建基地或合作基地）、区域质量特征等信息，并说明种植养殖基地是否符合中药材生产质量管理规范要求。通过"全国中药资源普查数据库"，可以查询其产地范围内所有种植基地基本信息[①]。

5. 完善药食同源名单与安全性评价

参与完成药食同源目录新一期增补物质工作，对初步确定的 12 味拟纳入物质开展文献检索工作，重点查询是安全性相关资料和历代书籍关于该药材的食用相关记载，设计调查问卷等，根据结果讨论暂定为增补名单 9 种。就新增 9 种物质进行试生产的工作开展讨论，进行新增 9 种物质名单的公开征求意见和修改完善工作，并对药食同源目录新增物质公开信息做出核实完善。各地也积极参与到药食同源物质开发与利用工作当中，如辽宁省通过资源普查工作正在准备发布辽宁省药食同源物质目录。

6. 参与实施生物多样性保护

生物多样性是人类赖以生存的条件，是经济社会可持续发展的基础，是生态安全和粮食安全的保障。中药资源是生物多样性保护的重点工作之一，"积极参与实施生物多样性保护重大工程等工作"是2018 年中药资源普查工作要点之一，普查工作从试点到开展，一直从多角度参与生物多样性的调查和保护工作。2018 年，福建省中药资源普查办公室推荐的生物多样性保护案例被收入《生物多样性公约》第六次国家报告。

**专栏 1-3　福建省中药资源普查办公室推荐的生物多样性
保护案例被收入《生物多样性公约》第六次国家报告**

根据 2018 年 9 月 4 日国家环保部组织专家关于"中国履行《生物多样性公约》第六次国家报告"的补充意见，福建省中药资源普查办公室推荐的泰宁县峨嵋峰国家级自然保护区中山沼泽湿地保护案例被收录此次报告中。

峨嵋峰自然保护区是武夷山脉中段生物多样性的重要节点，2001 年 6 月经省政府批准建立省级自然保护区，2016 年 5 月经国务院批准晋升为国家级自然保护区。保护区总面积 10299.59hm²，其中核心区 3500.04hm²，占总面积的 33.9%。保护区资源丰富，区内有 11 个植被型 50 个群系 103 个群丛，有维管束植物 239 科 826 属 1938 种，脊椎动物 35 目 100 科 371 种，大型真菌 13 目 40 科 159 种。

在第四次全国中药资源普查试点工作中，以福建中医药大学为技术牵头单位的泰宁县中药资源普查队对保护区海拔 1500m 的中山盆地东海洋——中国南方典型的、面积最大的、结构最为完整的中山沼泽湿地进行进一步的调查，并对世界极危的国家 I 级保护植物——东方水韭进行多年的动态监测，在此保护区还发现新记录种：牯岭东俄芹、光叶绞股蓝、日本毛连菜、黄山龙胆等。

通过中药资源普查，福建中医药大学与保护区建立良好的合作关系，并联合开展动植资源的调查和保护管理工作。为了保护中山沼泽湿地，2012 年开始采取了如下主要措施。

1. 加大宣传，禁止一切人为活动。在庆云管理站通往东海洋的路口设置围栏与铁门，封闭通往东

① 张泽坤，张小波，杨光，等.中药资源评估方法探讨［J］.中国中药杂志，2018，43（15）：3223-3227.

海洋的道路，禁止外人进入该区域，减少周边村镇人为活动对生境的干扰。

2. 减缓湿地退化。由于气候变暖，降雨量减少或不均，东海洋中山沼泽湿地退化明显，为了减缓湿地退化，采取人为调控的办法控制湿地水位。

3. 加强群落动态监测工作。对东方水韭群落和生境就地围栏保护，进行动态监测。通过六年的调查和监测，中山沼泽湿地群落和生境趋于稳定。在保护过程中，制定严格的制度，摸索和建立适宜的、科学的、规范的管理是最重要的。

资料来源：第四次全国中药资源普查门户网站 http://www.zyzypc.com.cn/index.aspx?lanmuid=68&sublanmuid=624&id=12729

第二章　中药资源质量与安全性

第一节　中药资源质量与安全性的现状

一、中药资源质量现状

2017 年我国中医药新政密集出台，尤其是《中华人民共和国中医药法》的实施以及《中药材产业扶贫行动计划（2017—2020 年）》的发布，为中药材产业发展带来新机遇。在此背景下，全国中药材供给规模继续扩大，流通环节资源不断优化，集约化产地加工方式凸显，"互联网+" 新型贸易方式兴起，中药材流通市场加快转型升级。

1. 国家政策出台实施，中药质量加强提升

（1）《中药材保护与发展规划（2015—2020 年）》和《中医药发展战略规划纲要（2016—2030 年）》落实实施，从中药材规范化种植，加强对中药材资源及质量的保护

2015 年 4 月 27 日，国务院出台《中药材保护与发展规划（2015—2020 年）》，在中药材种植上给予了法律支持。规划加强中药材资源保护，规范中药产业发展。规划提出，以发展促保护、以保护谋发展，坚持市场主导与政府引导相结合、资源保护与产业发展相结合、提高产量与提升质量相结合的基本原则。规划明确提出实施野生中药材资源保护工程，开展第四次全国中药资源普查，建立全国中药资源动态监测网络，建立中药种质资源保护体系和构建中药材质量保障体系，提高和完善中药材标准，完善中药材生产、经营质量管理规范和中药材质量检验检测体系，建立覆盖主要中药材品种的全过程追溯体系等任务。特别是将动态监测体系带入整个中药材资源产业链，强化对中药材主要产区的保护和资源整合。同时进一步加强中医药标准化的推进，系统性从源头对质量进行把关。为了切实保护野生中药材资源、解决中药材质量品质下降等问题，2016 年 2 月，国务院《关于印发中医药发展战略规划纲要（2016—2030 年）的通知》（国发〔2016〕15 号）强调"推进中药材规范化种植养殖，制定中药材流通体系建设规划，建设一批道地药材标准化、集约化、规模化和可追溯的初加工与仓储物流中心，与生产企业供应商管理和质量追溯体系紧密相连，发展中药材电子商务"。近年来，随着我国农业供给侧结构性改革的推进，国家对中药材产业扶持力度不断增强，中药材种植面积大幅增长。国家统计局数据显示，2017 年全国中药材种植面积较上年增长 3.5%，种植面积达到 3466.89 万亩（不含林地和野生药材），家种药材供应量持续增加。同时，各地推动落实《中药材保护和发展实施方案（2016—2020 年）》和《中药材产业扶贫行动计划（2017—2020 年）》，中药材的种植面积进一步扩张，预计到 2020 年我国中药材种植面积将超过 6620 万亩（含林地种植面积），种植品种供应量或将进一步激增。

（2）《医药工业发展规划指南》以中药材和中药饮片为重点领域，全面提高质量安全水平

2016 年，中华人民共和国工业和信息化部会同国家发展改革委员会、国家卫生和计划生育委员

会、原国家食品药品监督管理总局、科技部等部门联合印发了《医药工业发展规划指南》（以下简称《规划》）的通知，提高质量安全水平是主要任务之一，开展全国中药资源普查，建立中药资源动态监测和技术服务网络，建立中药种质资源保护体系，保护药用种质资源及生物多样性，引导企业建设中药材规范化种植养殖基地等中药材资源可持续利用计划；实施中药振兴发展工程，支持中药饮片、中药基本药物、中药注射剂等重点产品质量提升，制定和提升中药大品种的生产质量控制标准和产品标准，建设中药材全过程追溯体系等中药质量提升计划。而中药材和中药饮片是其中的重点领域之一。《规划》提出重点发展濒危稀缺药材人工繁育技术，推动麝香、沉香、冬虫夏草等产品野生变种植养殖；提升大宗道地药材标准化生产和产地加工技术，从源头提升中药质量水平；推动中药材规范化、规模化、产业化生产。2011 年至 2016 年，工业和信息化部每年均向社会公开发布项目申报指南，针对 70 个常用大宗和 30 个濒危稀缺物种，通过工业转型升级资金支持优势中药工业企业在道地产区建设中药材规范化、规模化、产业化生产基地。6 年来共扶持了约 220 个中药材生产基地建设项目和 10 个中药材生产服务平台项目，项目总投资约 150 亿元，拨付中央财政支持资金约 10 亿元。通过项目实施，有效增加了一些常用大宗药材短缺品种产量，稳步扩大了濒危稀缺药材的人工种植面积和养殖数量，有力促进了中药材良种繁育、病虫害防治、采收加工和质量控制等生产技术应用。

专栏 2-1　产品质量升级工程

1. 化学仿制药质量升级计划。全面落实基本药物口服固体制剂质量和疗效一致性评价任务，支持仿制药大品种技术改造和质量升级，支持新型药用辅料开发应用。

2. 中药材资源可持续利用计划。开展全国中药资源普查，建立中药资源动态监测和技术服务网络，建立中药种质资源保护体系，保护药用种质资源及生物多样性，引导企业建设中药材规范化种植养殖基地。

3. 中药质量提升计划。实施中药振兴发展工程，支持中药饮片、中药基本药物、中药注射剂等重点产品质量提升；制定和提升中药大品种的生产质量控制标准和产品标准，建设中药材全过程追溯体系。

4. 疫苗质量提升计划。以免疫规划疫苗关键品种为主，开发多联、多价疫苗，对现有疫苗进行技术升级和生产工艺优化，完善生产过程质量关键节点控制，健全流通冷链追溯体系，保障疫苗质量安全。

5. 医疗器械质量提升计划。推动基础性、通用性和高风险医疗器械质量标准升级，支持医疗器械企业提高工艺技术水平，开展产品临床质量验证，提升稳定性和可靠性。

（3）《中药饮片质量集中整治工作方案》严厉查处中药饮片违法违规行为，保证中药饮片质量

中药饮片既可以用于中医临床配方使用，也可以用于中成药生产，其质量关乎人民群众用药安全有效。近年来，各级药品监管部门持续加大对中药饮片监督检查和抽检力度，依法查处和曝光违法违规企业和不合格产品，中药饮片总体质量状况有所好转，但存在的问题仍不容乐观。为进一步加强中药饮片监督管理，提高中药饮片质量，国家药品监督管理局决定在全国范围内开展为期一年的中药饮片质量集中整治。

《中药饮片质量集中整治工作方案》的重点工作主要有两方面，一方面严厉查处中药饮片违法违规行为，包括中药饮片生产环节违法违规行为，中药饮片流通使用环节违法违规行为，不合格中药饮片，以及非法生产经营中药饮片的行为。另一方面，加快完善符合中药饮片特点的技术管理体系，包括中药饮片生产企业准入标准，严格核定中药饮片企业炮制范围；按照国家药品监督管理局发布的《省级中药

饮片炮制规范修订的技术指导原则》修订省级中药饮片炮制规范；推进全国中药饮片炮制规范的制定，强化中药新药注册管理，制定《中药材质量控制研究指导原则》，修订完善中药新药注册《中药原料前处理技术指导原则》，及时制修订完善《中国药典》中药饮片质量标准，增强中药饮片标准的科学性和适用性，保障中药标准物质的供应，加强中药标准物质信息化管理，开展中药标准物质数字化替代研究，研究探索中药饮片品种管理制度；修订发布《中药材生产质量管理规范》（GAP），研究推进实施GAP备案管理；研究制定鼓励和引导中药饮片企业使用GAP基地或固定产地中药材生产的措施；结合中药饮片特点和当前生产实际，修订完善GMP中药饮片附录，增强适用性，促进中药饮片企业规范化、专业化、规模化生产。

（4）《"十三五"中医药科技创新专项规划》从中药新药安全性和中药标准化，促进中药资源保障和质量提升

2017年6月12日，科技部和国家中医药管理局共同印发《"十三五"中医药科技创新专项规划》，提出到2020年，建立更加协同、高效、开放的中医药科技创新体系，解决一批制约中医药发展的关键科学问题，突破一批制约中医药发展的关键核心技术，加速推进中医药现代化和国际化发展，构建更加符合中医药传承与创新特点的研究模式和技术体系，显著增强中医药科技创新能力，进一步提升中医药防治重大疑难疾病的能力和中医治未病的优势。其中，中药新药安全性评价技术和中药标准化是重点专项规划的重点任务。

2. 中药新药安全性评价技术

针对中药安全性研究的特殊需求，突破中药及其注射剂安全性评价关键技术，建立中药毒性物质和致敏物质等相关数据库，建立与国际接轨的中药新药、中药注射剂和中药大品种安全性评价标准等，加强对临床用药的安全性指导。

专栏2-2　中药新药安全性评价技术

1. 中药安全性评价的关键基础研究。明确200～300种常用中药的潜在毒性物质和机制，建立潜在毒性物质相关数据库；开展50～70种常用有毒中药在新药研发过程中安全性评价研究，建立系统安全性风险控制规范和控制标准。开展30～50种常用中药注射剂的致敏物质筛选、鉴定、控制、风险评估等研究；建立中药致敏原数据库和相关的安全性标准；建立儿童用药、妊娠期用药，中西药物联合用药等特殊用药的安全性评价方法或技术体系。

2. 已上市中药大品种的安全性研究。针对已上市的中药大品种存在安全性基础研究不足或临床有一定潜在安全隐患等情况，面向重大疾病，选择40～50个品种开展安全性研究，包括：制剂工艺技术改进、生产工艺技术改进、临床优势定位研究、有针对性地开展临床前安全性评价，上市后临床安全性评价，中西药物联合用药安全性研究。

3. 毒性中药的安全性评价关键技术。根据毒性中药作用迅猛、疗效确切、安全性低的特点，在中医药理论指导下，针对有关安全性问题的担忧，选择20～30种毒性中药，以"量-毒-效"相关性为核心，根据毒与效及其基本要素明晰毒性与药效的物质基础，揭示毒性与药效的作用机制，建立符合有毒中药特点的质量控制标准，健全中药安全性评价研究。

3. 中药标准化行动

中药标准化行动加强技术方法创新，提升中药质量标准研究水平，研究制定一批国际、国内认可的中药国际标准、国家标准、行业标准。推动常用大宗中药材以及与国际注册中成药产品密切相关的中药

材品种的质量标准进入《美国药典》和《欧盟药典》。

专栏 2-3　中药标准化行动

1. 中药质量标准提升研究。加强中药质量标准的基础研究，突破中药药效指标成分确认、中药质量评价分析方法、中药毒性成分微量分析等关键技术，提高质量标准整体研究水平，开展 100～150 种常用中药材及饮片、100 个大品种中成药的现代质量标准研究，健全完善中药质量标准体系，建立具有整体性、科学性和实用性的现代中药质量标准方法学体系。力争 50 项示范性中药质量标准进入国家药典，100 项成为行业标准。

2. 中药质量标准国际化研究。选择 50 种国际认可度高、出口份额大、拟开展国际注册的中成药产品原料药材，按照符合国际主流药典和国际标准化组织［《美国药典》、《欧盟药典》、国际标准化组织（ISO）等］的相关技术要求，制定质量标准专论，被《美国药典》《欧盟药典》等国际主流药典和 ISO 收录。同时，选择 20～30 种拟开展欧盟传统药物注册的中成药产品原料药材，撰写其安全性和有效性专论，通过欧盟药监局（EMA）专家委员会的评审，进入欧盟药监局草药专论目录。

4. 中药饮片质量集中整治，新政策利好发展

近年来，随着国家对中医药产业的高度重视，作为中药产业链上最重要一环的中药饮片迎来空前利好，在零加成、降低药占比和新版医保目录的共同作用下，中药饮片行业迎来增速拐点，预测 2017 年中药饮片增长将超过 19%；零加成政策直接拉动医院端对中药饮片需求，预计使中药饮片 2017 年、2018 年分别增长 19%、17%；降低药占比和新版医保目录政策，通过对化药和中成药进行限制，也将利好中药饮片发展。

中药饮片作为临床使用和中成药制剂生产的原料药，近年来市场发展非常迅速，然而，随着产业的快速发展，质量和安全等相关问题随之突显。从 2012 年起，原国家食品药品监督管理局每年组织中国食品药品检定研究院（以下简称中检院）及全国部分省市药品检测检验机构开展中药饮片专项抽验工作，并对不合格饮片品种及时发布质量公告，进行严厉查处，有力震慑了中药饮片市场的不法行为。同时，为进一步加强中药饮片监督管理，提高中药饮片质量，2018 年 8 月 31 日，国家药品监督管理局印发通知《中药饮片质量集中整治工作方案》，方案指出，将严厉查处中药饮片生产环节违法违规行为、中药饮片流通使用环节违法违规行为、不合格中药饮片以及非法生产经营中药饮片作为重点工作。

2017 年，针对中药饮片近年来较为突出的掺伪、掺杂、染色、增重等问题，以及种植/养殖、生产加工、流通贮藏、炮制等不规范而造成的质量问题，中检院中药所牵头并组织 5 家省市级药检所（院），完成了 14 个中药饮片品种的专项抽验工作。本次抽样环节以医院药房、零售药店、医疗诊所等中药饮片使用单位为主，同时兼顾中药饮片生产企业、经营单位和中成药生产企业。在全国范围内共抽取 14 个中药饮片品种（包括 26 个中药饮片规格）2073 批检品，平均每个品种涉及近百家不同省区的中药饮片生产企业，最多达 181 家。样品覆盖了全国 31 个省级行政区（港澳台除外），涵盖中药饮片经营单位和使用单位。按《中国药典》2015 年版一部中药材及饮片标准或国家药品监督管理局已批准的补充检验方法进行检验，《中国药典》未收载的饮片规格按照抽样地所在省的饮片炮制规范标准进行检验。检测结果表明，总体不合格样品 211 批，不合格率 10.2%。其中性状项不符合规定的 63 批（3.0%），鉴别项不符合规定的 17 批（0.82%），二氧化硫、重金属及有害元素、农药残留、黄曲霉毒素检查项不符合规定的 72 批（3.5%），水分超标 17 批（0.82%），杂质不符合规定的 26 批（1.3%），色度

不符合规定 1 批，含量测定项不符合规定的 59 批（2.8%），部分样品同时有 2 项不合格项目[①]，检验结果见表 2-1。

表 2-1 2017 年中药饮片专项抽验检验结果汇总表

序号	样品名称	总批次	不合格批次	不合格率/%	主要不合格项目
1	黄芪	207	0	0	无
2	人参	86	48	55.8	农药残留如五氯硝基苯等
3	草乌	4	0	0	无
4	制草乌	129	10	7.8	含量测定［双酯型生物碱检查］
5	青黛	76	4	5.3	性状、薄层鉴别
6	白及	152	13	8.6	性状、显微鉴别
7	白术	248	10	4.0	二氧化硫残留量、色度
8	丁香	160	26	16.2	杂质、含量测定
9	党参	208	22	10.6	性状、二氧化硫残留量
10	远志	154	11	7.1	黄曲霉毒素
11	肉桂	185	1	0.5	水分
12	砂仁	143	45	31.5	性状、含量测定
13	知母	188	18	9.6	水分、芒果苷含量测定、知母皂苷 BH 含量测定
14	八角茴香	113	3	2.3	反式茴香脑含量测定

2018 年 1 月 25 日，原国家食品药品监督管理总局和公安部联合发布了《关于加大食品药品安全执法力度严格落实食品药品违法行为处罚到人的规定的通知》（食药监法〔2018〕12 号），各省市也出台了一系列政策，如：四大药都之首的亳州 2018 年 2 月 23 日局长办公会研究通过《亳州市药品生产企业关键岗位人员及销售人员守信激励和失信惩戒公示实施办法（试行）》；国家层面进行了机构改革；但丝毫没有影响到药品的监管，相反监管比往年更加严格；全国大部分省市陆续开展药品或中药饮片专项整治、药品（中药饮片）抽检计划。

据原国家食品药品监督管理总局以往公布的数据，2015 年共收回 140 张 GMP 证书，2016 年全国共收回 171 张 GMP 证书，2017 年全国共收回 157 张 GMP 证书；而 2018 年已经过去了 6 个月，据有关统计，2018 年 1 月 1 日至 6 月 30 日（以公布计）全国共收回 105 张（97 家）GMP 证书，也就是说每两天就会收回 1 张，以此推断 2018 年全年收证情况会远远大于前三年每年收证的量，虽然从总量上还无法和往年进行直观比较，但是进入 5 月份飞行检查的力度明显在加大，收回通报屡见报端（表 2-2）。

2018 年上半年全国共收回 105 张（97 家）GMP 证书，各省企业被收回证书情况：安徽 18 张（16 家），四川 13 张（家），山东、吉林分别 9 张，重庆（4 家）、江西、山西（4 家）、湖北分别收回 5 张，广西、甘肃、内蒙（3 家）分别收回 4 张，河北、云南分别收回 3 张，海南、湖南、河南、江苏分别收回 2 张，福建、陕西、天津、辽宁、上海、北京、浙江、青海分别收回 1 张，黑龙江、贵州、西藏、宁夏、新疆无证被收回[②]（图 2-1）。

2018 年上半年全国共收回 105 张（97 家）GMP 证书中，各类别占比：中药饮片收回 53 张，占总量的 50%；口服制剂收回 34 张，占总量的 32%；原料药收回 12 张，占总量的 11%；注射剂收回 4 张，占总量的 4%；外用药收回 2 张，占总量的 2%。2018 年上半年全国共收回 105 张（97 家）GMP 证

① 张萍，李明华，石岩，等. 2017 年国家中药饮片专项抽验质量概况 [J]. 中国药事，2018，32（10）：1330-1335.
② http://www.kmzyw.com.cn/news/20180710/1531236297000.8769.html

书，国家药品监督管理局与各省市收回的数量占比：国家药品监督管理局收回 33 张（30 家），占总量的29%（以张计）^①。

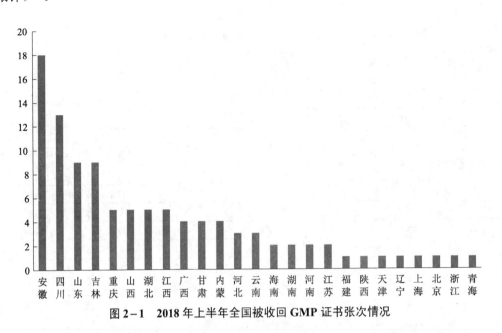

图 2-1　2018 年上半年全国被收回 GMP 证书张次情况

表 2-2　2015、2016、2017 年各省收回 GMP 证书数量（张）汇总对比表如下：

序号	省份	2015 年药品生产企业数量（家）（含中药饮片和医用）	2015 年收回药品 GMP 数量（张）	2016 年收回药品 GMP 数量（张）	2017 年收回药品 GMP 数量（张）
1	北京	261	0	3	1
2	天津	127	0	2	2
3	河北	345	1	15	4
4	山西	150	0	2	2
5	内蒙古	96	1	1	3
6	辽宁	256	5	8	10
7	吉林	342	18	20	13
8	黑龙江	215	4	6	0
9	上海	196	0	2	2
10	江苏	474	0	1	6
11	浙江	441	1	2	4
12	安徽	320	14	22	10
13	福建	134	3	3	2
14	江西	194	3	6	3
15	山东	406	13	7	10
16	河南	303	1	5	11
17	湖北	303	11	11	3
18	湖南	218	4	4	4
19	广东	603	16	9	16
20	广西	131	12	15	12

① http://www.kmzyw.com.cn/news/20180710/1531236297000.8769.html

续表

序号	省份	2015 年药品生产企业数量（家）（含中药饮片和医用）	2015 年收回药品 GMP 数量（张）	2016 年收回药品 GMP 数量（张）	2017 年收回药品 GMP 数量（张）
21	海南	89	3	4	2
22	重庆	121	2	1	7
23	四川	453	4	3	1
24	贵州	167	1	1	1
25	云南	208	0	3	2
26	西藏	21	0	0	0
27	陕西	217	9	5	6
28	甘肃	208	12	5	11
29	青海	53	1	0	5
30	宁夏	23	1	0	4
31	新疆	74	0	5	0
	合计	7151	140	171	157

数据来源：康美中药网

单就中药饮片行业来看，截至 2018 年 6 月 1 日，中药饮片行业被收回的 GMP 证书已经有 45 张。如果同此前几年中药饮片行业 GMP 证书被收回的情况做一个对比，或许情况会更加明显：2014 年，全国共收回了 20 张中药饮片 GMP 证书，随之而来的 2015 年对于中药饮片行业来说是一场毫无疑问的风暴，共收回 GMP 证书 82 张。此后两年虽然数量仍然很高，但整体来说已呈下降之势，2016 全年为 78 张，2017 全年则为 56 张。但到了 2018 年，6 个月的时间 53 张证书，意味着平均每星期就有两张证书被收回，而从总数量来看，甚至已经接近了 2017 年全年的水平[①]。

5. 行业标准提升，出口药材质量持续好转

2017 年，我国出口药材整体质量继续提升。我国中药材十大出口品种为：人参、枸杞子、肉桂、红枣、茯苓、冬虫夏草、半夏、当归、党参、西洋参，以药食两用品种为主；出口额同比增长 14.08%，占我国中药材出口总额的 44%。全年中药材因质量问题被日本、美国、欧盟和韩国扣留和退回 44 次，相比 2016 年的 56 次、2015 年的 103 次大幅减少。其中，人参因《中国药典》2015 年版中增加了农残限量规定，出口质量改善尤为明显。2015 年人参出口退回或扣留次数为 15 次，2016 年下降至 9 次，到 2017 年全年无扣留和退回情况（含人参粉和人参提取物）。干枣因《中国药典》2015 年版中添加不安全添加物、色素和糖精等要求，被扣留和退回情况也大有好转，2016 年 14 次，2017 年下降到 3 次。2017 年，出口中药材因农药残留被退回次数有所下降，从 2015 年的 31 次下降到 21 次。需要注意的是枸杞子，2017 年被退回 10 次之多，亟待建立无公害种植技术体系来保障枸杞子药材质量[②]。

二、中药质量存在的问题[③,④]

随着国家药品监督管理局加强对中药的监管力度，中药饮片的质量得到了较大的提升。但也要清醒

---

① https://www.cn-healthcare.com/article/20180603/content-504079.html.

② 2017 中药材流通市场分析报告.

③ 张萍，李明华，石岩，等. 2017 年国家中药饮片专项抽验质量概况 [J]. 中国药事，2018，32（10）：1330-1335.

④ 刘学平，王春艳，高珣，等. 我国中药饮片质量问题及强化监管的对策 [J]. 实用药物与临床，2018，21（09）：1081-1084.

地看到仍然存在着不少不容忽视的质量问题。

1. 伪品冒充正品或掺伪问题

对于有些正品药材，因其来源较少、资源紧缺等原因，以伪品冒充正品或正品中掺入伪品，如砂仁中发现以近缘物种果实或种子团冒充砂仁的情况，伪品可能为长序砂仁、疣果砂仁、红豆蔻。另外，也有进口砂仁替代使用的情况，主要以引种至东南亚种植的阳春砂和国外生长的砂仁品种为主；松香掺杂在含树脂的中药饮片中，如在沉香、没药、乳香等药材中检出松香酸，提示上述药材中掺入了松香；鸡内金内掺杂鸭内金、水防风冒充防风、湖北贝母冒充浙贝母或川贝母、水半夏冒充半夏；白及中混有小白及、水白及等，性状上难以有效鉴别。

2. 染色问题

近年来，在药品抽检中经常发现有用色素或染料给中药饮片染色的现象。如在中药材或中药饮片中检出胭脂红、酸性红 73、日落黄、柠檬黄、808 猩红、金橙Ⅱ和金胺 O 等色素或染料，提示存在中药饮片染色现象。如红花检出酸性红 73、胭脂红、柠檬黄、金橙Ⅱ或日落黄；五味子检出胭脂红或酸性红 73；黄柏检出金胺 O；黄连检出金胺 O；延胡索检出金胺 O；9 批次朱砂检出 808 猩红。

3. 增重问题

药品抽检中发现，部分中药饮片用无机盐、金属、沙子等物质增重的现象，如用硫酸镁、食盐、白矾、硼砂等浸泡或掺入砂仁、白豆蔻、黄连等中药。此外，还有海金砂、车前子、莱菔子等掺入外形相似的泥沙粒；天花粉、白芷、茯苓等掺入面粉；地龙、蝉蜕、海马等掺入泥沙等。

4. 饮片炮制不规范问题

发现存在未按规定炮制工艺生产饮片的问题。如党参饮片未按药典标准规定加工为厚片或段，而是样品长度均大于 2cm，有的党参样品长至 6cm；制草乌为草乌的炮制加工品，其炮制系将双酯型生物碱转化为单酯型生物碱的过程，从而达到减毒增效的目的，而制草乌中单酯型生物碱的含量超限，间接反映了炮制过度；制远志系经甘草煮水炮制而成，经检验发现样品中未检出甘草辅料中的成分，说明炮制工艺不规范；白术样品中发现表面有白色晶体状物质（蔗糖），可能存在白糖+麦麸替代蜂蜜+麦麸炮制白术的情况。

5. 劣质中药饮片问题

在 2017 年国抽工作中，发现有较多饮片其所含化学成分的含量不合格，个别饮片疑似经提取后药渣入药。如远志中 3，6′-二芥子酰基蔗糖的含量偏低，不合格率较高；八角茴香中莽草酸及反式茴香脑的含量不合格，主要原因可能是掺入干枝八角或产地加工、储存不当；知母饮片中部分芒果苷的含量不合格，主要因为知母样品中芒果苷与新芒果苷等双苯吡酮类成分存在相互转化的现象，加工方法不同，影响两种成分的含量变化；党参中部分党参炔苷含量不合格，系因党参饮片经硫黄熏蒸后导致党参炔苷含量降低；白术饮片中挥发油测定不合格率为 26%，说明该类饮片中挥发油不稳定，存贮中应注意密闭、遮光。

6. 有害残留物质超标问题

（1）硫黄熏蒸现象依然存在

近年来，除了采用硫黄进行熏蒸中药饮片，还出现了采用焦亚硫酸钠、亚硫酸钠等闷润、浸泡药材或饮片的方法，其原理与硫黄熏蒸大同小异。在 2017 年的国抽工作中，发现白术、党参、知母、白及等样品中的二氧化硫残留量超标，说明硫黄熏蒸情况仍然存在。但也要看到，随着国家局严格的监督检查和中药饮片抽检工作的持续开展，硫黄熏蒸情况有所好转，无硫加工方式积极推进，逐步出现了无硫熏饮片的销售好于硫熏饮片的现象，硫熏饮片的市场状况正在得到有效扭转。

（2）黄曲霉毒素超标

黄曲霉毒素是二氢呋喃香豆素的衍生物，是毒性最大、对人类健康危害极为突出的一类霉菌毒素。远志饮片（包括远志、制远志、蜜远志、炙远志）中发现黄曲霉毒素超标严重，不合格率达 12%。经分析发现产地加工过程（去木心）增加了黄曲霉感染的风险，流通及使用过程中保存环境的温湿度不符合条件，也是黄曲霉易染和超标的原因。

（3）农药残留超标严重

中药材从野生变为种植的过程中，参考了农业种植积累的经验，农药的使用也非常普遍，因不规范的种植而导致农药残留超标现象较为普遍，特别是一些种植基地还在使用一些禁用农药。在此次人参饮片农药残留检测中，发现五氯硝基苯及六氯苯残留量超标严重，较高的不合格率提示人参饮片的质量要从种植源头抓起，加强人参种植过程中农药使用的指导和合理监管，大力推进规范化种植的同时，加强人参产品农残检测，引导行业正确、有序地发展。另外，白术样品中也检出毒死蜱等 8 种农药，其中五氯硝基苯、毒死蜱、氟虫腈超限，该类农药系国家禁限用农药；党参饮片中检出多效唑成分，此成分系植物生长调节剂党参壮根灵的主成分之一。

7. 未按期采收问题

未到采收期就提前抢青采摘和收购，或过了采收期采集药材。如砂仁中存在未成熟、成熟和过成熟样品，不同采收期的果实混杂在一起导致样品质量均一性较差；丁香饮片中乙酸丁香酚酯含量在花蕾前期最高，花蕾中期次之，花蕾后期最低，此次抽验检出 34 批丁香中该成分含量偏低，提示样品采收期滞后，品质相对较差，应严格规范采收期；肉桂实际采收期与标准规定的采收期不符，应该进一步核实采收期问题。以上这些问题不仅造成资源浪费，而且严重影响中药材的产量和质量。为此，严格并规范中药材采收期实为必要。

8. 微生物污染问题

中药饮片由中药材加工、炮制而成，其微生物污染情况少有关注，尤其是临床配伍用的饮片。近年来，世界卫生组织和多个国家和地区的药典对天然药（或植物药）制定了微生物检查方法和限度标准，并作为对这类药物的安全性控制项目。相比之下，我国在微生物控制标准体系和检测要求方面还相对薄弱，存在质量控制的短板。为此，国家药典委员会自 2013 年起相继设立了中药饮片微生物污染控制研究相关专项课题，基于研究结果及国外对植物药的微生物污染控制情况，拟研究制定中药饮片微生物污染控制的相关措施。此次发现砂仁饮片中普遍存在微生物污染情况，可检出芽孢杆菌属或类芽孢杆菌属等耐热菌，肉桂饮片中也检出需氧菌、霉菌和酵母菌、耐胆盐革兰阴性菌、芽孢杆菌等。因此，为保障中药饮片临床使用安全，应进一步加强生产管理，强化饮片企业 GMP 的实施，确保饮片的微生物污染在可接受的水平内。

第二节　中药质量热点问题分析

一、中药经典名方的质量与安全性[①]

传统中药方的使用是中医防病治病的重要手段。经过长期临床实践检验和经验积累，疗效差以及安

---

① 梁爱华，韩佳寅，陈士林，等. 中药经典名方的质量与安全性考量 [J]. 中国食品药品监管，2018（06）：4−10.

全性不好的药方逐渐被淘汰，而疗效确切和相对安全的经典药方则被沿用至今。为了使经典名方能够更好地服务患者，2008 年原国家食品药品监督管理局发布了《关于印发中药注册管理补充规定的通知》，提出来源于古代经典名方的中药复方制剂，在符合相关要求的条件下"可仅提供药学和非临床安全性研究资料，并直接申报生产"。2016 年通过的《中华人民共和国中医药法》规定："生产符合国家规定条件的来源于古代经典名方的中药复方制剂，在申请药品批准文号时可以仅提供非临床安全性研究资料"。2017 年原国家食品药品监督管理总局发布了"公开征求《中药经典名方复方制剂简化注册审批管理规定（征求意见稿）》及申报资料要求（征求意见稿）意见"，对经典名方复方制剂简化注册审批管理的具体要求和规定征求意见。2018 年 4 月，国家中医药管理局会同国家药品监督管理局公布了第一批《古代经典名方目录》。2018 年 6 月，国家药品监督管理局发布了《古代经典名方中药复方制剂简化注册审批管理规定的公告》（2018 年第 27 号），明确了"对满足规定要求的经典名方制剂申请上市，可仅提供药学及非临床安全性研究资料，免报药效学研究及临床试验资料"。中药经典名方简化注册审批的办法有利于推动传统中医药的发展（表 2-3）。

表 2-3　中药经典名方复方制剂有关政策

序号	发布时间	文件名称	核心内容
1	2008-1-7	《中药注册管理补充规定》	
2	2015-8-18	《关于改革药品医疗器械审评审批制度的意见》44 号文	简化来源于古代经典名方的复方制剂的审批
3	2016-2-26	《中医药发展战略规划纲要（2016—2030 年)》	鼓励基于经典名方、医疗机构中药制剂等的中药新药开发
4	2016-12-25	《中华人民共和国中医药法》	第三十条："生产符合国家规定条件的来源于古代经典名方的中药复方制剂，在申请药品批准文号时，可以仅提供非临床安全性研究资料"
5	2017-3-8	《古代经典名方目录制定的遴选范围与遴选原则》	提出 4 大遴选原则
6	2017-10-8	《关于深化审评审批制度改革鼓励药品医疗器械创新的意见》	第十三条：经典名方类中药，按照简化标准审评审批
7	2017-10-9	《中药经典名方复方制剂简化注册审批管理规定（征求意见稿)》	
8	2018-6-1	《古代经典名方中药复方制剂简化注册审批管理规定的公告》（2018 年第 27 号）	对满足规定要求的经典名方制剂申请上市，可仅提供药学及非临床安全性研究资料，免报药效学研究及临床试验资料

资料来源：赛柏蓝张自然博士整理

1. 经典名方定义

官方最早对经典名方注册管理和定义有明确提出的，始见于 2008 年原国家食品药品监督管理局发布的《中药注册管理补充规定》，该规定中第七条明确"来源于古代经典名方的中药复方制剂，是指目前仍广泛应用、疗效确切、具有明显特色与优势的清代及清代以前医籍所记载的方剂。"《中药注册管理补充规定》将民国时期和 1949 年以后的方剂排除在外，明确为清代及清代以前医籍。

2. 中药经典名方简化注册审批的安全性

中药经典名方来源于古代医籍记载，具有很长时间的临床应用基础，安全性和有效性已基本得到了实践的证实，对其实施简化注册管理方法是合理的。为了避免经典名方简化注册审批带来的安全性问题，国家药品监督管理局在制定规定时对药方选择、制备方法、给药途径、用药剂量、功能主治表述、适用人群、生产企业资质等多方面进行了限定。另外，每个经典名方制剂均需开展遵循《药物非临床研究质量管理规范》（GLP）的非临床安全性研究，系统、客观、全面地评价中药的安全性，以保证临床用药安全。

《古代经典名方目录》是经过国家药品监督管理局和国家中医药管理局组织专家组，对清代及清代以前有代表性的经典古医籍（1911 年前出版）进行深入的文献研究和广泛的现代临床应用调研后严格遴选的。入选的经典名方均出自古代经典医籍或有代表性的古医籍，为各代医家长期使用并沿用至今，且在现代临床仍然广泛应用，有较多现代临床研究报道，并在前期问卷调查中得到临床专家的普遍认可。在公布的第一批 100 首名方中，出处涉及 37 本古代医籍，跨越 6 个朝代：汉代 28 首，唐代 5 首，宋代 11 首，金代 11 首，明代 17 首，清代 28 首；4 种剂型：膏剂 1 首，散剂 3 首，煮散剂 23 首，汤剂 73 首；涵盖 15 种传统方剂的功能主治（解表 3 首，泻下 4 首，和解 5 首，清热 17 首，温里 7 首，补益 14 首，祛痰 4 首，祛湿 11 首，固涩 1 首，开窍 1 首，理气 13 首，理血 6 首，治风 6 首，治燥 5 首，痈疡 3 首）[①]。

3. 中药经典名方制剂的质量控制

中药经典名方制剂简化注册的药学研究中对制剂的研制有严格要求，包括"经典名方物质基准"研制与制剂研制两个阶段。首先，要按照《古代经典名方目录》公布的处方和制法研制"经典名方物质基准"；其次，根据"经典名方物质基准"开展经典名方制剂的研究，保证二者关键质量属性一致。经典名方制剂药品标准的制定，应与"经典名方物质基准"作对比研究，开展中药材、中药饮片、中间体、"经典名方物质基准"及中药制剂的质量概貌研究，建立相应的质量评价指标和评价方法（表 2−4）。

表 2−4 经典名方质量评价项目

评价对象	评价项目	量值传递评价项目
中药材	基原、药用部位、产地、采收时间、产地加工、性状、有效/指标成分含量、水分、杂质、农残、重金属和有害元素、真菌毒素等外源污染限量	出膏率、有效（或指标）成分的含量测定、指纹或特征图谱
中药饮片	药材来源、基原、性状、有效/指标成分含量、水分、杂质、农残、重金属和有害元素、真菌毒素等外源污染限量	
标准煎液	性状、鉴别、水分、含量、指纹图谱或特征图谱、检查、其他项目	
制剂	外观性状、鉴别、水分、溶化性/澄清度、含量、指纹图谱或特征图谱、检查以及制剂通则的有关要求	

二、中药资源评估[②]

2017 年 12 月 26 日，原国家食品药品监督管理总局颁布了《中药资源评估技术指导原则》，旨在让中药生产企业树立起"生产中成药、饮片等，应以保障中药资源产量和质量为前提"的理念，并且最终达到促进中药资源可持续利用的战略意义。可以预见，中药资源评估作为一种崭新的资源管理手段，将对改变当前我国药材资源匮乏、中药材质量不均一、安全性受到挑战的总体形势产生深远的影响。

1.《中药资源评估技术指导原则》的基本要求

《中药资源评估技术指导原则》中明确要求建立药材资源的供给和消耗平衡。对于中药工业生

---

① 兰青山，肖苏萍，黄璐欣，等. 谈经典名方现阶段政策法规之启示 [J]. 中国现代中药，2018，20（07）：780−784.

② 张泽坤，张小波，杨光，等. 中药资源评估方法探讨 [J]. 中国中药杂志，2018，43（15）：3223−3227.

产企业而言，单位年限内中药资源的消耗量与可获得量之间平衡，才是确保新药开发、药材安全和优质，以及中药生产全程可追溯的重要抓手。因此，以中药工业生产企业为主体开展的药材资源评估是我国中药资源评估中最核心、最长期的任务，也是《中药资源评估技术指导原则》中所要求的关键内容。

中药资源评估的范围涉及用于生产中成药、中药饮片等产品的药用动、植物和药用矿物资源。对于复方中成药，处方中所含每一药味均需单独进行资源评估。评估的主体是药品上市许可持有人或生产企业（中药工业生产使用来源于种植养殖或野生的药材都需要开展中药资源评估，也包括使用来源于进口的药材）。

2. 中药资源评估的潜在风险

潜在风险是指未来可能造成中药资源数量匮乏或中药材质量安全问题的隐患和风险，可从人工繁育能力、生长周期、分布区域、濒危等级、特殊价值等方面分析。

（1）人工繁育能力

企业应当说明所使用中药材是否为可再生资源，以及再生的限制条件（如人工繁殖是否存在障碍、特殊生境需求等）是否存在。对人工繁育能力的评价可划分为 5 个等级，各等级评价内容和分值如表 2－5 所示（不可进行人工繁育或该类中药材生长条件或繁育机制尚不完善的，如冬虫夏草等，需特殊说明）。

（2）生长周期

企业应当说明所使用中药资源（植物类）从种子形态繁育至生长出繁殖器官所需时间，以及生产加工达到符合药品标准的中药材所需时间，可以采用实测数据或引用文献数据。对生长周期的评价可划分为 3 个等级，各等级评价内容和分值见表 2－5 ［如生长周期在 5 年以上（含 5 年），导致产量、质量波动大，诸如重楼、厚朴、人参、红景天等，需特殊说明］。

（3）分布区域

企业应当以中药材的道地性和质量品质变异为评价基准和出发点，分析说明所使用中药材的分布范围、方式，可以采用实测数据或引用文献数据。对分布方式的评价可划分 3 个等级，分布范围可划分 4 个等级，各等级评价内容和分值参见表 2－5 （对生境有特殊需求，分布较窄，产量难以扩大的中药资源，如雪莲等，需特殊说明）。

（4）濒危等级

企业应当说明所使用中药资源是否被列为保护对象，以及是否收录在国家或国际珍稀濒危保护名录中。对濒危等级的评价可划分为 4 个等级，各等级评价内容和分值参见表 2－5 （若评估对象是野生珍稀濒危资源，该类药材已经出现资源濒危问题，或已收入野生珍稀濒危资源名录，如新疆紫草，因对生境要求复杂，同时其自身具有自交不亲和、果实种子败育率高、种子发芽率低、移栽定植率低等特点，近年因过度采摘，已被列为国家二级保护植物的类似中药资源，需特殊说明）。

（5）特殊价值

企业应当说明所使用中药资源是否在区域生态系统和生物多样性中的存在特殊作用和价值。如甘草、麻黄对防风固沙具有重要生态价值，过度采挖可能导致土壤沙化等。对特殊价值的评价可划分为 3 个等级，各等级评价内容和分值参见表 2－5 。

（6）潜在风险指标权重的划定

由于潜在风险评价过程中以定性指标为主，各指标的打分主要依靠专家经验或文献查找，主观性较大，因此对比各类分析方法，德尔菲专家咨询法结合层次分析法是目前最适合潜在风险评价的分析方法。通过成立项目评估小组，邀请专家（从事中药资源管理、中药资源生态学等研究领域）对潜在风险指标权重进行估值，估值结果用统计分析软件进行数据录入和统计分析。假设某中药资源潜在风险评分指标体系见表2-5。

表2-5　中药资源潜在风险评分指标体系

风险指标	具体评分项	潜在风险评分值
人工繁育能力	①繁殖能力强，有性繁殖和无性繁殖均可（分值 0 分）；②主要依靠无性繁殖（分值 5 分）；③主要为依靠有性繁殖的草本植物（分值 10 分）；④主要为依靠有性繁殖的木本或寄生植物（分值 15 分）；⑤经调查，自然繁育能力极低的植物（分值 20 分）	满分20分
生长周期	①1 年内药用部分可供利用（分值 0 分）；②生长 2~3 年药用部分可供利用（分值 10 分）；③生长 3 年以上药用部分才可供利用（分值 20 分）	满分20分
分布方式	①分布区域内有较大面积成片分布（分值 0 分）；②在分布区呈现小片段分布（分值 10 分）；③在分布区域内呈现孤立或零星点状分布（分值 20 分）	满分20分
分布范围	①全国广泛分布，分布省份个数≥17（分值 0 分）；②17＞分布省份个数≥6（分值 4 分）；③6＞分布省份个数≥3（分值 7 分）；④分布于 1 个或相邻 2 个省份的局部山地，生境特殊（分值 10 分）	满分10分
濒危等级	①不仅可满足市场需要，还有富余（分值 0 分）；②可满足市场，达到供需平衡（分值 6 分）；③达到三级濒危，资源量不能满足市场需要（分值 13 分）；④二级濒危以上（分值 20 分）	满分20分
特殊价值	①没有特殊价值，应用量不大（分值 0 分）；②有特殊价值，供应量略有不足（分值 5 分）；③特殊价值多，应用量大，供不应求（分值 10 分）	满分10分
风险评分	分值加总	100 分

三、中药注射剂上市后再评价

中药注射剂作为传统医药理论与现代生产工艺相结合的产物，突破了中药传统的给药方式，是中药现代化的重要产物。与其他中药剂型相比，注射剂具有生物利用度高、疗效确切、作用迅速的特点。中药注射剂在抢救昏迷、不能口服的重症患者和急救等方面，一直发挥着独特作用。但近年来中药注射剂的不良反应，成为全社会关注的焦点。鉴于中药注射剂不良反应的严重性，中药注射剂上市后再评价的首要工作是安全性评价。2009 年国家启动中药注射剂安全性再评价后，许多中药注射剂的不良反应问题得到一定程度的解决，但中药注射剂存在的不良反应、质量控制、作用机制等问题，严重影响中药注射剂的临床使用。为此，2017 年 10 月 8 日，中共中央办公厅、国务院办公厅印发了《关于深化审评审批制度改革鼓励药品医疗器械创新的意见》（以下简称《意见》）明确指出，未来将严格药品注射剂的审评审批。此外，《意见》还指出，将开展上市药品注射剂再评价，主要开展产品成分、作用机制和临床疗效研究，评估其安全性、有效性和质量可控性。因此，中药注射剂作为注射剂中的一个主要种类，必然在再评价之列。中药注射剂在中药大品种中占据着重要位置，《中药大品种科技竞争力报告（2017 版）》显示：科技竞争力 TOP100 的中成药大品种中就有中药注射剂 26 种。中药注射剂作为一种在临床上使用几十年的中药品种，必然有其临床应用价值。要做到正确使用，必须在整个医学发展的大背景下，在安全性、质量控制研究的基础上，充分利用系统生物学、生物信息学、网络药理学、计算机智能技术，结合分子生物学等技术，研究中药注射剂多成分的作用机制，明确其药效成分，明确其适应证的作用机制，在宏观的辨证论治与微观的分子诊断之间建立连接的桥梁，才能为临床医生提供准确使用的科学依据，真正做到中药注射剂的精准应用、精准疗效。

第三节　提高中药材及中药饮片质量与安全性的建议

一、第四次中药资源普查工作全面实施

全国中药资源普查是全面获取我国药用资源信息的重要手段，对中药行业掌握真实中药资源数据，发展壮大中药产业，增强国际竞争力具有带动作用。开展全国中药资源普查，全面掌握中药资源本底情况，是制定实施国家发展战略与规划、优化中医药产业布局和各类资源配置的重要依据，是国家基本药物制度顺利实施和全民医疗服务的重要保障条件，有助于推进生物多样性保护、资源节约型和环境友好型社会建设，有助于提高中药资源信息对政府、企业和公众的服务能力[①]。《"十三五"中医药科技创新专项规划》指出，针对中药产业发展的现实需求，加强基础研究、关键共性技术、产品创制及集成示范应用全产业链科技创新，打造以中药资源为核心的"大品种、大产业"的中药材产业发展新格局，促进中药材产业全面提质增效，促进区域经济发展和加速农民脱贫，应当以中药资源普查及种质资源保护作为重点任务之一。以第四次全国中药资源普查试点工作和动态监测为基础，全面提升中药资源信息化水平及种质资源保护能力。强化中药材种质资源的选育评价、科学种植等工作，有效促进中药材质量整体水平的稳步提升。

专栏 2-4　中药资源普查及种质资源保护

1. 全国中药资源普查试点工作成果转化及相关技术升级。构建和完善全国中药资源普查数据库及中药资源动态监测数据；建立重点区域常态管理，对海量普查数据进行深度挖掘，全面掌握中药资源信息及变化规律；建立 600 种常用中药材鉴别数字化模型；完成基于第四次全国中药资源普查的 200 种中药资源的质量区划研究；开发区域性野生中药资源低空遥感监测模型，形成中药资源动态监测技术标准，建立一批中药资源动态观测站，全面提升中药资源普查和动态监测技术水平。

2. 中药种质资源保护及评价。综合开发符合中药资源特色的濒危野生药用动植物保护区、保护园、野生抚育、野生变家种种植（养殖）及种质资源库（圃）等种质资源保护的关键技术；建设濒危野生药用动植物保护区、保护小区与种质圃；开展中药资源种质经济性、抗逆性和适应性的精准评价与种质创新，中药种质的分子标记数据库构建等关键技术研究。开展 20～30 种资源紧缺、濒危野生中药材的人工快繁研究；制定 20～30 种资源紧缺、濒危野生中药材采种规范。开展 5～10 种重点中药材生物技术种质资源保护的研究。

3. 中药材道地性研究。围绕中药功效成分及生物活性，从遗传和环境交互作用的角度，重点突破多维度、多尺度研究中药材道地性的关键技术，从生态因子、基因调控与药效成分等有效性的综合关联角度，阐释中药材道地性成因的现代科学基础，为中药材产业与规范化种植等奠定基础。

4. 中药资源可持续利用理论研究。围绕中药资源可持续利用，从遗传、生态、栽培等方面结合现代生物信息学等交叉学科，研究中药资源遗传基础、可持续利用关键技术，阐明中药资源保护与合理利

---

① 黄璐琦，孙丽英，张小波，等. 全国中药资源普查（试点）工作进展情况简介 [J]. 中国中药杂志，2017，42（22）：4256-4261.

用的科学基础，促进中药资源合理利用。

第四次全国中药资源普查为解决中药资源质量问题提供了途径。通过推动开展第四次中药资源的普查工作，着力摸清全国中药资源的家底，建设中药材资源的动态监测网络，构建中药种子资源的保护体系，切实加强对中药材主要产区资源的监测和保护，提升中药材资源保护的能力和水平。中药资源普查主要从三个方面服务中药质量安全：一是通过构建中药材种子种苗繁育基地和国药种业股份有限公司组成的种子种苗繁育体系解决中药种源问题；二是通过 28 个省级中心和 65 个监测站组成的中药资源动态监测系统解决中药材流通问题；三是通过建立 CNAS 认证的检测机构、全国中药材种子种苗标准化技术委员会、中药材商品规格等级标准研究技术中心等，构建形成中药资源的第三方检测与认证体系。通过第三方认证体系进一步推动中药行业的质量提升。

专栏 2-5　基于全国中药资源普查的中药基本药物供应预警方法探讨——复方丹参片预警实例[①]

中药和中药饮片是基本药物目录的重要组成，是我国基本药物制度中医药特色的集中体现。然而以"安全、必需、有效、价廉"著称的基本药物，常常出现供不应求的情况。通常认为中成药多为复方组成，药味多样，相互之间价格可以互补，加之中药价格是波动的，短期上涨也会回落，所以短缺情况不十分严重。但中药价格暴涨暴跌现象普遍，由此造成的厂家停止中成药生产的情况时有发生，短期上涨对投料质量的影响也不容忽视。

正在进行的全国中药资源普查试点为建立中药基本药物供应预警提供了有力支撑。全国中药资源普查试点的目的是摸清代表区域基本药物中药原料资源的分布、数量等基本情况，并且探索建立对中药材价格、质量、产量、流通量等的动态信息监测和技术服务体系。

依据全国中药资源普查试点成果和动态监测体系，可以在基本药物供应出现问题之前或初期进行处理。基本药物预警方法拆分为 4 个连续的步骤，一是建立资源变化与中药基本药物的关联，二是对预警范围设置和征兆的识别，三是对预警征兆判断分析，四是采取预警措施。

1　复方丹参片预警实例

1.1　复方丹参片资源变化与价格关联

复方丹参片：丹参 450g、三七 141g、冰片 8g，制成 1000 片，60 片/瓶，每瓶价格 7.2 元，执行文件国家发展改革委关于公布国家基本药物零售指导价格的通知（发改价格〔2009〕2489 号，2009 年 9 月 28 日）。Y/P 计算公式如下：

$$Y/P=[(j1×n1+j^2×n^2+j^3×n^3)×60/1000]/P$$

1.2　预警线和 Y/P 值

此处按照 10%～30%，设置复方丹参片的预警线值，并且绘制 2009 年 1 月 1 日以来的 Y/P 值曲线。

由图 1 可知，复方丹参片在 2009 年初，成本价在零售价格的 10% 左右，接近正常值的底限，2009 年间 Y/P 值开始攀升到接近 30% 正常值的上限，2010 年 3 月开始 Y/P 值突破 30%，并一度上升到 70% 左右，2011 年 12 月起 Y/P 值再一次上升并一度超过 100%。

① 杨光，王永炎，陆建伟，等. 基于全国中药资源普查的中药基本药物供应预警方法探讨 [J]. 中草药，2015，46（01）：7-10.

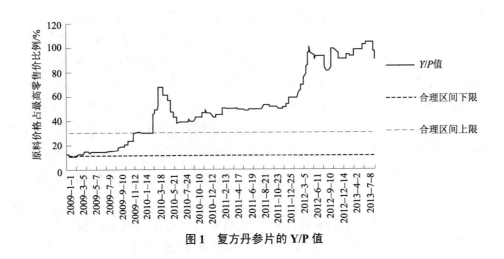

图1　复方丹参片的 Y/P 值

1.3　警情分析

复方丹参片的 *Y/P* 值变化主要是由丹参、三七和冰片的价格决定的。如图 2 所示，丹参、冰片在复方丹参原料成本中的比例下降，三七在成本中的比例不断攀升，从 60%上升到 90%以上。三七所占比例的上升主要是因三七价格攀升引起的。

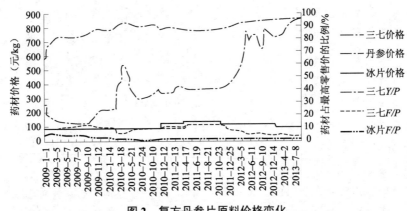

图2　复方丹参片原料价格变化

三七价格上升的原因主要是由自然灾害、需求增加、游资炒作等多个因素引起的，其中炒作因素占据了不小的比例。在去除炒作因素后三七价格将有所回落，但是回落幅度有限。据调查，三七种植周期为 3 年，平均每年投入为 1 万元左右，正常产量为 150kg，每千克的成本为 70 元左右。但由于三七种植周期较长、种植过程存在问题较多、种植风险较大，如果种植利润低于预期，药农种植积极性受影响。如果药农以三七种植平均每年利润为 75000 元/公顷计算，三七的价格会维持在 300 元/千克，复方丹参片的 *Y/P* 值依然超出了 30%预警上限。因此为了避免复方丹参片的紧缺情况，必须采用长效的价格调整机制。

1.4　措施

将复方丹参片预警信息反映给基本药物价格主管部门、基本药物管理部门、中医药管理部门，针对 *Y/P* 值异常可能引起的药品质量下降和药品短缺问题进行预警，建议相关部门采取价格补贴、提价等措施消除质量下降和短缺的隐患。

二、推进中药的标准化行动，建立适合中药特色的质量标准

2017 年 6 月 12 日，科技部和原国家中医药管理局共同印发《"十三五"中医药科技创新专项规划》，提出实施中医药标准化行动，建立系统完善、适应发展需求的中医药标准体系，抢占国际标准竞争高地，把握中医药国际标准制定中的主导权与话语权；推进中医药大科学计划实施，加快名优中成药的国际化注册，促进中医药服务和产品进入国际医药和保健主流市场，推动中医药在"一带一路"沿线各国的科技合作和应用，打造中国标准和中国品牌，促进中医药走向世界。其中，把加强技术方法创新，提升中药质量标准研究水平，研究制定一批国际、国内认可的中药国际标准、国家标准、行业标准。推动常用大宗中药材以及与国际注册中成药产品密切相关的中药材品种的质量标准进入《美国药典》和《欧盟药典》作为重点任务。

1. 中药标准化项目实施，是保障中药质量和安全的关键

中药的标准化问题始终是保障中药质量和安全的关键，也是各界人士积极推进的工作之一。2015年，是中医药标准化改革之年，国务院印发《深化标准化工作改革方案的通知》（国发〔2015〕13号），将行业标准和地方标准定位为推荐标准，明确了政府从公共产品服务的角度制定相关标准，更关注基本保障，尊重市场的选择行为。同时，大力推动团体标准，依靠市场机制，避开复杂的政府审批程序，大大提升了可操作性。标准化工作的改革，带动了中药材种子种苗、中药材、中药饮片和中成药等标准的研究和制定。

中药质量标准提升研究。加强中药质量标准的基础研究，突破中药药效指标成分确认、中药质量评价分析方法、中药毒性成分微量分析等关键技术，提高质量标准整体研究水平，开展 100～150 种常用中药材及饮片、100 个大品种中成药的现代质量标准研究，健全完善中药质量标准体系，建立具有整体性、科学性和实用性的现代中药质量标准方法学体系。力争 50 项示范性中药质量标准进入国家药典，100 项成为行业标准。

中药质量标准国际化研究。选择 50 种国际认可度高、出口份额大、拟开展国际注册的中成药产品原料药材，按照符合国际主流药典和国际标准化组织［《美国药典》、《欧盟药典》、国际标准化组织（ISO）等］的相关技术要求，制定质量标准专论，被《美国药典》《欧盟药典》等国际主流药典和 ISO收录。同时，选择 20～30 种拟开展欧盟传统药物注册的中成药产品原料药材，撰写其安全性和有效性专论，通过欧盟药监局（EMA）专家委员会的评审，进入欧盟药监局草药专论目录。

专栏 2-6

目前，由中国中医科学院中药资源中心和中国农业大学吉林特产研究所共同主持制定了首个 ISO中药国际标准–人参种子种苗国际标准（ISO 17217–1:2014 Traditional Chinese medicine-Ginseng seeds and seedings–Part 1: Panax ginseng C.A. Meyer）于 2014 年 4 月正式出版，为中药在国际上的地位加码，同时也为中药标准国际化提供了示范性作用；作为出版国际标准中唯一使用 "TCM" 名称的国际标准；由中国中医科学院中药资源中心主持制定的《中医药–中药材重金属限量》国际标准（ISO 18664：2005 Traditional Chinese Medicine-Determination of heavy metals in herbal medicines used in Traditional Chinese Medicine）2015 年 7 月正式颁布，作为首个植物类传统药材的重金属国际标准，打破了中药国际贸易技术壁垒，不仅为中药材国际贸易挽回了巨大的经济损失，更能从思想上改变人们对中药材重金属超标的认识和理解，对维护中医药的国际形象具有重要意义。此外，27 项道地药材标

准，8 项普查类标准即将作为团体标准颁布。由中药资源中心牵头组织制定的道地药材标准通则及茅山苍术道地药材标准，热河黄芩、亳白芍、多伦赤芍等 27 项道地药材标准及药用植物资源调查技术规范等共计 35 项标准已通过委员会专家审核，即将作为团体标准颁布。41 项道地药材特色栽培技术规范及 41 项道地药材产地加工技术规范完成行业专家函审。岷县当归、昭通天麻等 41 种道地药材特色栽培技术规范及产地加工技术规范已提交至中药材种子（种苗）标准化技术委员会，目前已完成行业专家函审。

2. 中药材商品规格等级标准逐步推行

2015 年中国中医科学院中药资源中心"中药材商品规格等级标准研讨会暨中药材商品规格等级标准研究技术中心（联盟）成立大会"在黑龙江加格达奇召开，会议宣布中药材商品规格等级标准研究技术中心（联盟）正式成立，预示着我国中药材商品规格等级标准工作迈出关键性一步。

中药材商品规格等级标准研究技术中心（以下简称"联盟"）是我国首次以中药材规格等级成立的研究机构。主要负责起草 200 种常用中药材商品规格等级标准，积极推动我国中药材商品的规范化和优质化发展，提高产业标准化水平。其目的是制定适应市场需求的中药材商品规格等级标准，为中药材的市场流通提供定价依据，以保障中药材商品的按质论价、优质优价和公平交易。

众所周知，中药的质量决定中药材的价格，而药材的质量的优劣多以药典检测项下"含量"为依据。联盟跳出了含量决定药材质量的固有模式，不单以药材质量检验为考察方向，以实地考察为主要研究方向，并遵循产地、市场的现状进行规格等级标准制定。其标准的制定对中药材生产、管理和中药经济研究具有参考意义。

三、促进优质中药材的生态种植：中药生态农业[①]

中药材是中医药事业传承和发展的物质基础，是关系国计民生的战略性资源，要保障我国中医药产业健康持续发展，需大力倡导生态发展理念，采用模仿野生生境的生态种植方式，从源头上提升中药材的质量和安全。生态农业是现代化高效农业、也是环境友好型农业，是指在保护、改善农业生态环境的前提下，遵循生态学、生态经济学规律，运用系统工程方法和现代科学技术，集约化经营的农业发展模式。

2015 年，国务院《关于加大改革创新力度加快农业现代化建设的若干意见》要求"必须尽快从主要追求产量和依赖资源消耗的粗放经营转到数量质量效益并重""走产出高效、产品安全、资源节约、环境友好的现代农业发展道路"。2016 年，国务院《关于落实发展新理念加快农业现代化实现全面小康目标的若干意见》指出"在资源环境约束趋紧背景下，如何加快转变农业发展方式，确保粮食等重要农产品有效供给，实现绿色发展和资源永续利用，是必须破解的现实难题"。而实现资源与环境友好的绿色发展和资源永续利用的本质，就是大力发展现代生态农业。《"十三五"中医药科技创新专项规划》指出，针对中药材种植（养殖）中存在的瓶颈问题，开展中药材生态种植研究。开展 50 种代表性道地药材品质形成因子和药效成分形成规律研究，开发 50 项精细农业耕作、测土配方施肥、仿生栽培、病虫草害绿色防治等生态种植技术，建立 20 种以上道地药材的生态种植技术体系或模式；突破人参、三七等中药材的连作障碍；开发中药材硫黄熏蒸替代、产地趁鲜切制及机械化生产加工技术；建立中药材农药残留、重金属、真菌毒素及其他外源性有害物质残留数据库；建立 50 种药食两用中药材的安全性质量控制标准与优质高效种植技术体系。

---

① 郭兰萍，王铁霖，杨婉珍，等. 生态农业——中药农业的必由之路 [J]. 中国中药杂志，2017，42（02）：231-238.

1. 中药材具有独特的品质特征

与农业生产不同，农业生产主要追求产量，而中药材更加重视中药材品质，而不是产量。药材中植物次生代谢产物含量的多少决定了中药材品质的优劣。研究表明，在一定条件下，药用植物的初生生长和次生生长是矛盾的。如大量施肥通常会提高中药材的产量，但却会造成其次生代谢产物积累的减少，并因此影响质量。因此，从质量角度考虑，很多中药材在生产过程中不应使用化肥。次生代谢产物积累在药用植物与生境的关系中充当着重要的角色。许多药用植物在受到各种物理化学的环境胁迫，尤其是病原微生物的侵染及昆虫或动物的吃食后，都会大量产生并积累次生代谢产物以增强自身的免疫力和抵抗力。可见，可以通过适度的生态种植技术减少病虫害，将药用植物病虫害控制在安全线以内，这不仅符合了生态种植的要求，也可以提高中药材品质，不使用农药减少病虫害，也是对环境的一种保护。

2. 中药农业生产中独特的生境要求

中药材生产多在山区和欠发达地区，或者即使在丘陵或平原地带，由于中药材通常是多年生的，为了避免中药材与粮食争夺土地资源，中药材也多栽培在山坡或贫瘠的土地上，生产基地基础设施薄弱，小规模分散经营占主体地位。近些年，由于企业或农场的参与，一些中药材生产规模有很大提升。但受连作障碍、病虫害等干扰，相对于农业，多数中药材种植规模都较小。即基于地缘经济及小农经济的中药农业，在基于精细耕作生态种植，或适合相对粗放管理的中药材野生抚育或仿野生栽培的方面均具有常规农业所不具有的优势。

3. 中药农业具有独特的应用及市场特性

由于农村劳动力转移和生产成本大幅上升，造成农业生产成本逐年提高，我国农业生产效益低的问题日益严重。加上发达国家对农业的补贴，导致我国农产品在国内外市场上面临巨大竞争力，使得农业生态种植活动的开展举步维艰。而中药材不同，多数中药材的原产地都在中国，其生产、加工及使用的理论、方法、技术基本都掌握在我国劳动人民手中，中药材基本不存在由国际市场带来的竞争压力。在中药材生产中，通过开展生态种植，由于劳动投入增加可能造成的成本增加，或由于不使用化肥造成的产量降低，完全可以通过品质提升带来的价值提升抵消掉，与此同时，基于精细耕作的生态农业需要较大的人力投入既解决农业剩余劳动力在农业内部就业、增加农民收入的有效途径，更可能促进中药生态农业的发展。

四、开展中药资源评估，践行绿色发展新理念[1][2]

2017 年 12 月 26 日，原国家食品药品监督管理总局颁布了《中药资源评估技术指导原则》，旨在让中药生产企业树立起"生产中成药、饮片等，应以保障中药资源产量和质量为前提"的理念，并且最终达到促进中药资源可持续利用的战略意义。可以预见，中药资源评估作为一种崭新的资源管理手段，将对改变当前我国药材资源匮乏，中药材质量不均一、安全性受到挑战的总体形势产生深远的影响。

1. 栽培品可持续获得性评估

针对来源于栽培品的，企业应当提供产地基本信息及未来发展规划（精确到县）、生产组织方式（自建基地或合作基地）、区域质量特征等信息，并说明种植养殖基地是否符合中药材生产质量管理规范要求。其产地范围内所有种植基地基本信息可查询中药资源普查各区县填报至"全国中药资源普查数据库"中的栽培信息；基地范围和年产量，可由企业提供数据。

① 张泽坤，张小波，杨光，等. 中药资源评估方法探讨 [J]. 中国中药杂志，2018，43（15）：3223-3227.
② 金安琪，杨光，黄璐琦，等. 中药资源评估的理念设计 [J]. 中成药，2018，40（11）：2583-2586.

2. 野生品可持续获得性评估

对于全部或部分来源于野生品的，企业应当明确并固定中药材基原、年产量、来源区域（经纬度）、采收时间（某月至某月）、获取方式（自采、收购、其他）、加工方法、限制措施（有无围栏、其他）、说明 5 年抚育措施、稳定质量的措施、再生情况等。可利用地理信息系统、遥感、全球定位系统等空间信息技术，辅助进行野生药用资源的适生范围和储量的估算。

3. 稳定质量的措施评估

稳定中药材质量，保证质量均一性是《中药资源评估技术指导原则》（以下简称《原则》）的重要目标，影响中药材质量的因素众多。《原则》中要求"应当明确并固定中药材基原、来源区域、采收时间、加工方法等。来源于人工种植养殖的，还应当说明种植养殖符合中药材生产质量管理规范要求的措施"。由于产地对质量的影响巨大，因此，对企业提出了固定产地的要求。固定产地并非要求企业一定固定在某一块地，而是要求药品上市许可持有人或生产企业的基地必须固定在某一地域内，因为在这一地域内中药质量变异较小，相对均一 [而地域的界定根据中药材种类、质量特性及随生境的变化规律而不同，需要不同的技术方法进行区划研究，通常在传统方法基础上结合统计分析、地理信息系统（GIS）、遥感分析（RS）等现代技术手段]。

开展中药资源评估、践行绿色发展新理念既为中药资源的可持续发展提供了良好环境，也给中药资源的长远发展提出了更高要求。从个人健康角度出发，中药资源评估是一次从源头上保障中药质量和安全性的有效方法，中药质量的稳定和均一是广大患者及家属最为关切的问题，相信在不久的将来，人们会获得更优质的中药服务。而对于企业来说，中药资源评估可以保证药材原料能够实现较长时间的持续供应，并可为寻找药材原料供应和市场需求二者之间的平衡提供科学的指导，同时也为企业的长期发展做出合理的预判和规划。如在企业开展中药新药研发的过程中，时刻树立中药资源保护意识，对所需原料的基本情况做一个科学、细致的评估，便能在日后的市场竞争中走得更远。从国际上看，一方面，中药资源评估为我国中药农业的绿色发展发起了一份行业内都应达成的共识；另一方面，随着中药材面向国际市场的大门打开，树立起中药材品牌的优势也日渐突出，中药资源评估则可以为打造诚信品牌、树立品牌的知名度打好坚实的基础。只有扎实开展好中药资源的科学评估工作才能让中药在国际上获得更多的尊重和认可。

第三章 中药资源的价格

第一节 中药材价格波动的影响因素分析

在经济学中，商品的价格由价值决定，具体表现为市场对该商品的供给和需求决定价格，当供给和需求相等时，形成均衡价格和均衡数量，但供给和需求的变动都会影响均衡价格。供求理论基本上适用于所有商品，中药材的价格波动也符合供求理论的特征。

在供给不变的情况下，需求增加会使需求曲线向右平移，均衡价格和均衡数量增加，即：需求增加价格上涨；需求减少会使需求曲线向左平移，均衡价格和均衡数量减少，即需求减少价格下降（图3-1）。在图3-1中，既定的供给曲线S和最初的需求曲线D_1相交于E_1点，均衡价格为P_1，均衡数量为Q_1。需求增加，需求曲线向右平移至D_2曲线的位置，均衡价格上升为P_2，均衡数量增加为Q_2。相反，需求减少需求曲线向左平移至D_3曲线的位置，D_3曲线与 S 曲线相交于E_3点，均衡价格下降为P_3，均衡数量减少为Q_3。

在需求不变的情况下，供给增加导致供给曲线向右平移，近而使得均衡价格下降，均衡数量增加，即供给增加价格下降；供给减少导致供给曲线向左平移，均衡价格上升而均衡数量减少，即供给减少价格上涨（图3-2）。在图3-2中，既定的需求曲线 D 和最初的供给曲线S_1相交于E_1点，均衡价格和均衡数量分别为P_1和Q_1。供给增加使供给曲线向右平移至S_2曲线的位置，并与 D 曲线相交于E_2点，均衡价格下降为P_2，均衡数量增加为Q_2。相反，供给减少使供给曲线向左平移至S_3曲线的位置，且与 D 曲线相交于E_3点，均衡价格上升为P_3，均均衡数量减少为Q_3。

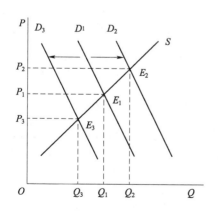

图3-1 需求变动对价格的影响

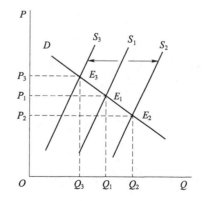

图3-2 供给变动对价格的影响

一、需求因素导致的价格波动

中药材具有药用、食用价值和保健功效，其需求变动受多个因素的影响，如：居民收入水平的提高、保健养生意识的增强、突发的疫情、政策利好等，均是导致价格波动的影响因素。居民收入水平提高和保健意识增强会缓慢持续的影响中药材需求，不会短时间内导致价格的大幅波动。突发疫情能快速推高疫情防治类品种的价格，而政策因素会从宏观层面整体影响中药材价格。

1. 疫情等突发因素引起的价格波动

2003 年"非典"的爆发、2009 年突发的甲型 H1N1 流感都导致了板蓝根、党参、连翘、金银花、当归等疫情防治类中药材价格的暴涨。如板蓝根，在 2009 年之前，价格都在 6 元/千克左右的低位运行，但在 2009 年甲型 H1N1 流感爆发后，价格迅速攀升至 25～26 元/千克，且疫情过后，价格回落至 8 元/千克左右的低位。金银花的价格在 2009 年也从 100 元/千克左右，上涨至 350～360元/千克。

2. 政策利好

中药材是中医药事业传承和发展的物质基础，其保护和发展得到党中央和国务院的高度重视，陆续颁布了《中华人民共和国中医药法》《中医药发展战略规划纲要（2016—2030 年）》《中药材保护和发展规划（2015—2020 年）》等一系列促进中药材及产业发展的法律法规。

2017 年，政府对中医药产业的政策力度不减，相关政策文件连续发布[①]（表 3–1），如《中医药"一带一路"发展规划（2016—2020 年）》《"十三五"中医药科技创新专项规划》《中药材产业扶贫行动计划（2017—2020 年）》等，从技术发展、人才保障、现代化、国际化等方面推动中医药产业发展。在这样的政策背景下，中药产业发展迎来发展机遇。理论上，在其他条件不变的情况下，中药产业的发展，会使得中药材需求曲线向右移动，推动中药价格上涨。

表 3–1　2017 年中医药相关政策文件

发布时间	政策文件	发布单位
2017 – 2 – 10	《中医药"一带一路"发展规划（2016—2020 年）》	国家中医药管理局 国家发展改革委员会
2017 – 3 – 13	《关于促进中医药健康养老服务发展的实施意见》	国家中医药管理局
2017 – 6 – 12	《"十三五"中医药科技创新专项规划》	中华人民共和国科学技术部
2017 – 4 – 4	《中医药传承与创新"百千万"人才工程（岐黄工程）实施方案》	国家中医药管理局
2017 – 8 – 15	《中药材产业扶贫行动计划（2017—2020 年）》	农业部 国家中医药管理局 国务院扶贫办 工业和信息化部 农发行
2017 – 12 – 8	《关于推进中医药健康服务与互联网融合发展的指导意见》	国家中医药管理局

二、供给因素引起的价格波动

常见的会影响中药材价格波动的供给因素有自然灾害、生产成本、种植面积等。中药材具有农副产

---

① 康美药业股份有限公司. 康美·中国中药材价格指数报告（2017）[M]. 广州：华南理工大学出版社，2018.

品属性，自然灾害导致产量减少，供给曲线左移，价格上涨；生产成本增加导致中药材种植面积减少（或数量减少），供给减少价格上涨；种植面积增加，中药材产量上升，供给增加价格下降。

1. 气候因素

我国 2017 年的受灾面积为 18478 千公顷，50%的受灾面积为旱灾、32%的受灾面积为暴雨洪涝、14%的受灾面积为风雹、2%的受灾面积分别为台风、低温冷冻害和雪灾[①]（图3-3）。中药材是农副产品，其产量受气候影响很大，如连翘等春季开花，药用部位为果实的中药材，产量易受"倒春寒"气候的影响；百合、莲子、枳壳等主产于南方的中药材，产量易受洪涝灾害的影响。

草果主产于广西、云南、贵州等地，2016 年遭遇低温冻害减产，从 50 元价格步步高升至 110 元，到 2017 年仍处于上涨状态；连翘在历史上多次受倒春寒天气而涨价，有行情记载的年份有 2001 年、2003 年、2006 年、2010 年和 2013 年，基本上每次发生"倒春寒"天气，连翘价格都会上涨。

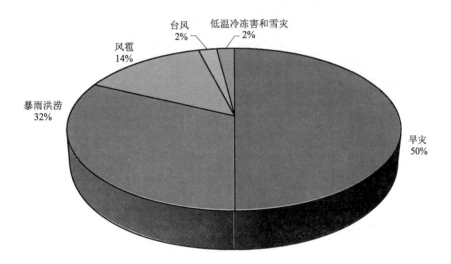

图3-3　2017 年全国主要气象灾害受灾面积占总受灾面积比例（单位：%）

2. 生产成本

地租、人力成本、种子种苗价格是影响中药材价格的主要生产成本，其中野生药材的价格主要受人力成本的影响。2009~2013 年三七价格持续上涨，一方面是市场供给不足所致，另一方面在价格上涨过程中地租和种子种苗价格的上涨推动三七价格进一步上涨。地龙、通草、天葵子、金银花等采收需耗费大量人力的药材，人力成本是影响价格的重要因素，如通草在采收过程中收割、剥皮、抽髓、晾晒等，工序繁琐，若价格不高，药农没有采收积极性，导致供给减少，2013 年 1 月至 2014 年 11 月，通草价格从最初的每千克 175 元上涨至 345 元，涨幅达 97.14%，2013 年前通草价格不高（每千克约 170元），且 2012 年通草产地出现旱灾和洪涝导致产量减少，因此 2013 年通草价格上涨。

3. 种植面积

第三次全国中药资源普查的结果为我国 98%以上中药资源为野生资源，但 2011 年开展的第四次中药资源普查试点工作发现大量野生资源已遭到破坏，300 多种常用中药材进行人工栽培或养殖[②]。种植面积是影响栽培药材供给的最主要的因素，2014~2015 年三七和玛卡价格暴跌都是由于种植面积过大

---

① 中国气象局科技与气候变化司. 2017 年中国气候公报. http://www.cma.gov.cn/root7/auto13139/201801/t20180117_460484.html
② 阙灵，杨光，缪剑华，等. 中药资源前地保护的现状及展望［J］. 中国中药杂志，2016，41（20）：3703-3708.

所致。三七和玛卡都是受前期高价影响，种植户盲目扩大种植面积，导致到采收期产量大增，而中药材的药用属性决定其需求量的稳定性，市场上三七和玛卡供过于求，价格持续下降。

专栏 3-1　需求的价格弹性

需求的价格弹性是指在一定时期内一种商品的需求量变动对于该商品的价格变动的反应程度。或者说，是在一定时期内当一种商品的价格变化百分之一时所引起的该商品的需求量变化的百分比。其公式为：

$$e_d = -\frac{\Delta Q}{\Delta P} \cdot \frac{P}{Q}$$

在商品的价格变化 1%的前提下，需求量变化率可能大于 1%，这时有 $e_d > 1$；需求量的变化率也可能小于 1%，这时有 $e_d < 1$；需求量的变化率也可能恰好等于 1%，这时有 $e_d = 1$。进一步讲，由于 $e_d > 1$ 表示需求量的变动率大于价格的变动率，即需求量对于价格变动的反应是比较敏感的，所以 $e_d > 1$ 被称为富有弹性。由于 $e_d < 1$ 表示需求量的变动率小于价格的变动率，即需求量对于价格变动的反应欠敏感，所以，$e_d < 1$ 被称为缺乏弹性。$e_d = 1$ 是一种巧合的情况，它表示需求量和价格的变动率刚好相等。$e_d = 1$ 被称为单一弹性或单位弹性。以上三种类型的需求的价格弹性分为下图中的（a）（b）和（c）所示。

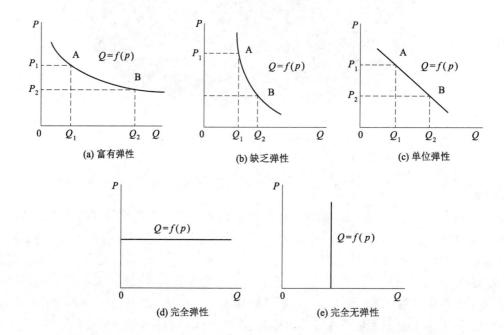

再看图（d）和图（e）。图（d）中需求曲线为一条水平线。水平的需求曲线表示在既定的价格水平（如图中的 $P = 3$）需求量是无限的。从需求的价格弹性的角度看，对于水平的需求曲线来说，只要价格有一个微小的上升，就会使无穷大的需求量一下子减少为零。也就是说，相对无穷小的价格变化率，需求量的变化率是无穷大的，即有 $e_d = \infty$，这种情况被称为完全弹性。图（e）中的需求曲线是一条垂直线。垂直的需求曲线表示相对于任何价格时评需求量都是固定不变的（如图中总是有 $Q = 30$）。从需求的价格弹性角度看，对于垂直的需求曲线来说，无论价格如何变化，需求量的变化量总是为零，即有 $e_d = 0$，这种情况称为完全无弹性。

中药材具有农副产品属性，又是关系到居民用药安全的特殊产品，其年需求量基本稳定，价格变化

1%需求量的变化率小于 1%，因此中药材的需求价格弹性为 $e_d < 1$。

　　资料来源：《西方经济学（微观部分）》

第二节　2017 年中药资源价格的整体回顾

一、从中药资源价格总指数看 2017 年中药材价格整体变化

　　价格指数是反映不同时期商品价格水平变化方向、趋势和程度的经济指标，是经济指数的一种，通常以报告期和基期相对比的相对数来表示，表示在给定的时间段里，一组商品平均价格的变化。价格指数按其所包含范围的不同分为：①个体指数，反映某一种商品价格水平升降程度的指数；②类指数，即分类商品价格指数，反映某一类商品价格水平升降程度的指数；③总指数，反映全部商品价格总水平升降程度的指数。

　　由于中药资源行业没有官方统计的价格指数，现有的价格指数为官方授权企业编制或企业自行编制，因此在本节我们选择用康美·中国中药材价格指数和中药材天地网综合 200 指数来反映 2017 年中药资源价格的整体变化。选择这两个指数的原因如下：①康美·中国中药材价格指数是国家发展改革委员会 2012 年部署编制的 12 个国家级重要商品价格指数中，首个全国性的中药材价格指数。中药材天地网综合 200 指数虽然是民营企业编制的价格指数，但是我国编制最早的几个中药材价格指数之一；②康美·中国中药材价格指数和中药材天地网综合 200 指数的所选的代表品差异较大，用两个指数的变化反映中药资源价格的整体变化更全面、客观。

1. 康美·中国中药材价格指数

　　2016 年和 2017 年上半年康美·中国中药材价格指数的走势基本一致，但下半年却呈现相反的趋势，2016 年下半年价格指数持续走高而 2017 年下半年价格指数趋于平稳且略有下降。整体上，2017 年康美中国中药材价格指数运行平稳，略有上涨，从 2017 年 1 月的 1229.59 点到年末上涨至 1271.94 点，涨幅为 3.44%（图 3-4）。从图 3-4 可看出，2017 年价格指数的数值始终大于 2016 年价格指数的数值，表明尽管 2017 年价格持续略有下降，但在整体上 2017 年中药材价格高于 2016 年中药材的价格。

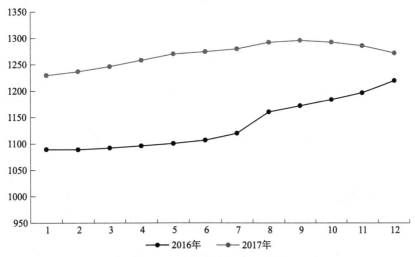

图 3-4　2016～2017 年康美中国中药材价格指数波动趋势

2. 中药材综合 200 价格指数

中药材综合 200 价格指数 2016 年的走势与康美中国中药材价格指数基本一致，但 2017 年两个指数呈现出完全相反的波动趋势。从中药材综合 200 价格指数来看，价格指数在年初略有上涨，达到 2577.04 点后开始持续下跌，到 2017 年年 12 月 31 日滑落至 2358.41 点，全年跌幅为 8.54%（图 3-5）。2017 年中药材综合 200 价格指数呈下降趋势，但整体仍高于 2016 年平均水平。

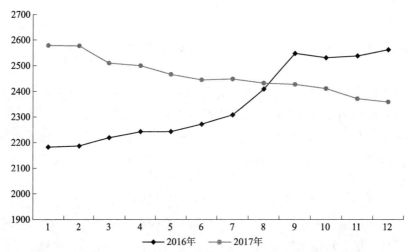

图 3-5　2016～2017 年中药材天地网综合 200 指数波动趋势

二、由部位指数看不同中药资源的价格变动状况

部位指数是指以中药材的药用部位为分类基准，编制类指数，如全草类、根茎类、果实类价格指数等。康美·中国中药材价格指数编制了 12 个部位指数，分别是根及根茎类、果实子仁类、全草类、花及孢子类、叶类、皮类、茎木类、树脂类、动物类、矿物类、菌藻类和其他类价格指数。在 12 个部位指数中，动物类、树脂类、叶类等 7 个部位价格指数值在 2017 年高于中药材价格总指数（图 3-6），矿

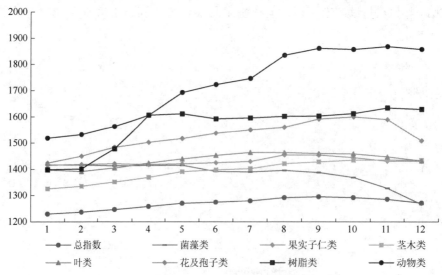

图 3-6　指数值高于中药材价格总指数的部位指数

物类、根及根茎类等 5 个部位价格指数值低中药材价格总指数（图 3-7），其中动物类价格指数的值最高（1902.95 点），皮类价格指数的值最低（988.12）。

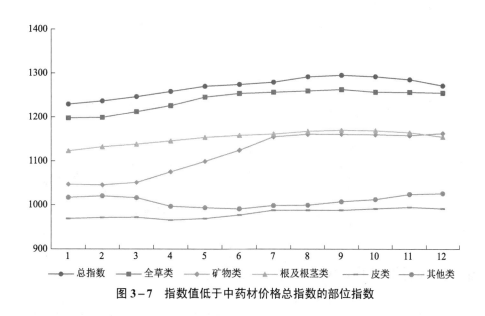

图 3-7　指数值低于中药材价格总指数的部位指数

　　从部位指数与中药材价格总指数的对比中，发现不同种类的中药资源价格指数变动差异很大，也不一定与中药资源价格总指数的变化趋势一致。中药材价格总指数的上涨，并不意味着所有种类的中药材价格均上涨。我国有 12807 种（含种下分类单位）中药资源[①]，而常用中药材仅 300 多种，这些常用大宗中药材的价格波动对中药材价格总指数产生较大影响，而冷僻小品种的价格波动幅度在一般情况下高于常用大宗中药材，但对中药材价格总指数的影响相对较小。

三、由产地类指数看中药资源价格的区域变动情况

　　同一时间不同产地所产药材价格存在差异，特别是价格波动频繁时，不同产地的药材涨跌幅度各不相同。因此根据药材来源，各类中药材价格指数网站也编制了产地指数，如康美·中国中药材价格指数编制了云南、广东、浙江等 30 个产地指数，包括进口指数；中药材天地网编制了西北、华南、西南等 37 个产地类指数。以康美产地指数为例，产地指数走势与中药材价格总指数走势不一定一致，价格变化有很大的地域性，如浙江指数 2017 年走势平稳，指数值远高于中药材价格总指数；江西指数 2017 年的走势与总指数的走势比较一致，指数值也相差不大；甘肃指数的走势则与总指数的走势几乎完全相反，且指数值也低于中药材价格总指数（图 3-8）。

　　各个产地价格指数走势差异较大，中药材价格波动具有地域性，一方面中是各产地价格指数所选代表品不尽相同，各品种药材价格波动存在差异，如：2017 年天葵子价格从每千克 40 元上涨至 60 元，而金樱子价格从每千克 20 元下跌至 12 元；另一方面中药材讲究道地性，同一种药材道地产区所产的价格总是高于其他产区，如规格为统货的枸杞子，2017 年 6 月宁夏所产为每千克 50 元，河北所产为每千克 40 元，新疆所产为每千克 45 元。

　　① 张惠源，赵润怀，袁昌齐，等. 我国的中药资源种类 [J]. 中国中药杂志，1995，20（7）：387-390.

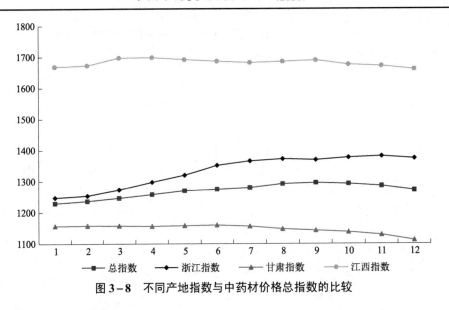

图 3-8　不同产地指数与中药材价格总指数的比较

四、从单品种药材价格看具体品种价格波动

根据商务部市场秩序司发布的《中药材市场流通分析报告（2017 年）》，中药材交易市场常见流通品种有 741 个，2017 年有 220 个品种价格上涨，334 个品种价格持平，187 个品种价格下跌。与 2016 年相比，2017 年涨价品种数量减少 7.17%，价格持平品种数量减少 11.64%，涨价和持平品种数量合计下降 9.92%，价格下跌品种数增加 48.41%（图 3-9）。

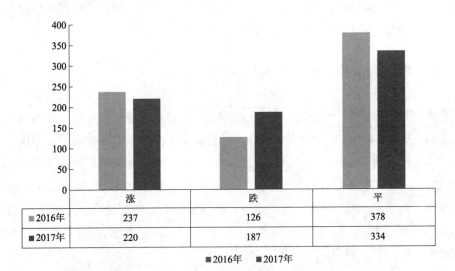

	涨	跌	平
2016年	237	126	378
2017年	220	187	334

■2016年　■2017年

图 3-9　2016-2017 年常见中国药材涨跌品种数量（单位：个）

数据来源：中药材天地网

220 个涨价品种的价格平均涨幅为 24%（2016 年全年涨价品种平均涨幅为 39%），价格涨幅较去年收窄，市场进一步稳定。其中，价格涨幅排名前 20 的品种（表 3-2），平均涨价幅度为 101%，与 2016 年相比涨价幅度大幅降低，涨价品种多以小品种为主，市场、资本和气候对品种影响较大。

表 3-2　2017 年价格涨幅排行前 20 的中药材品种

序号	品种	规格	涨幅（%）
1	马鞭草	统 较广	225
2	合欢花	米 较广	160
3	樟脑	统 较广	155
4	乌梅	生统个 四川	133
5	墨旱莲	全草统 河北	127
6	白扁豆	统 云南	125
7	珍珠	统 浙江	100
8	土木香	统个 河北	86
9	前胡	野生统个 较广	85
10	金果榄	统 西南	82
11	牛黄	天然胆黄 较广	78
12	锁阳	统个 甘肃	75
13	一枝黄花	统 贵州	71
14	密蒙花	统 四川	67
15	煅石膏	统 较广	67
16	山茱萸	3%核新 陕西	67
17	石膏	统 较广	67
18	猪牙皂	统个 较广	67
19	断血流	统 较广	67
20	西青果	统 进口	63

数据来源：中药材天地网

　　187 个价格下跌品种价格平均跌幅为 13%（2016 年平均跌幅为 18%），价格跌幅较去年收窄，整体跌幅不大。其中，跌幅排名前 20 的品种平均跌幅 45%（表 3-3），与去年持平。但大宗品种，如：川芎、板蓝根分别下跌 42%、36%，药食同源品种，如：柠檬、益智仁分别下跌 50%、43%。

表 3-3　2017 年价格跌幅排行前 20 的中药材品种

序号	品种	规格	涨幅（%）
1	甘遂	统 山西	-86
2	蛇床子	统 较广	-66
3	韭菜子	统 较广	-60
4	橘核	统 较广	-56
5	柠檬	统片 四川	-50
6	半枝莲	头茬全草 河南	-45
7	金樱子	统个 江西	-45
8	益智	统 海南	-43
9	莲子	红统个 山东	-42

续表

序号	品种	规格	涨幅（%）
10	川芎	晒统个　四川	−42
11	鸦胆子	统　广西	−42
12	夏天无	统　江西	−39
13	胡椒	统白椒	−38
14	菟丝子	统　内蒙	−38
15	路路通	去柄统　较广	−38
16	龙葵	全草　河北	−38
17	栀子	青统　江西	−37
18	板蓝根	统个　黑龙江	−36
19	荜茇	统　进口	−35
20	夏枯草	家种不带球全草　河南	−33

数据来源：中药材天地网

第三节　重点品种价格波动分析

　　2017 年商务部重点监测 48 个中药材的价格波动，与 2016 年相比新增了苦参、肉苁蓉、葛根、铁皮石斛作为监测品种，剔除了猪苓（附录一）。在监测的 48 个品种中，有 15 个品种的价格上涨，15 个品种价格下跌，5 个品种价格持平（附录二），这一监测结果也与中药材价格指数 2017 年的走势吻合。在监测的 48 个中品种中，分别选择价格上涨和下跌最大的五个品种（图 3−10），对其价格影响因素、波动周期等进行分析中，并通过历史价格波动对其未来价格波动进行预测。

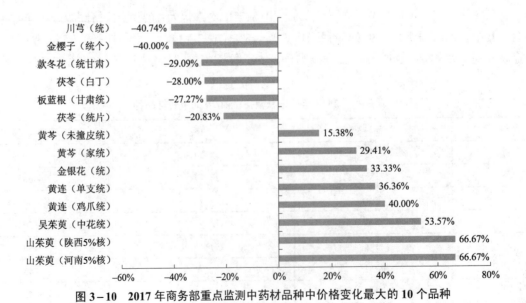

图 3−10　2017 年商务部重点监测中药材品种中价格变化最大的 10 个品种

一、价格下跌的 5 个品种

1. 川芎

川芎为伞形科植物川芎 *Ligusticum chuanxiong* Hort. 的干燥根茎，性辛、温，具有活血行气、祛风止痛的功效，为川产道地药材。2010～2017 年川芎的价格波动大致可分为三个阶段：第一阶段为 2010 年 1 月至 2012 年 5 月，川芎价格先上涨后下跌；第二阶段为 2012 年 6 月至 2016 年 4 月，川芎价格波动较为稳定，处于持续低迷状态；第三阶段为 2016 年 5 月至 2017 年 12，这一阶段川芎的价格也表现为先上涨后下跌（图 3-11）。

川芎是大宗常用中药材，其年需求量基本稳定，价格波动主要受市场供给的影响。2010 年川芎价格上涨至近 3 年的价格高点 34 元/kg，随后又快速下跌至近 3 年的价格最低点 10.5 元/kg。2009 年四川地区年初受春旱影响，7 月中旬受强降暴雨袭击，9 月受暴雪袭击，导致以四川为主产地的川芎产量骤减，到 2010 年川芎价格持续上涨。受到 2010 年价格上涨影响，川芎种植面积增加，而川芎的生长周期较短（280～290 天），供给能较快补上市场缺口，川芎价格下跌。2010 年价格上涨后，川芎种植面积大幅增加，市场上川芎的库存丰富，2012～2016 年川芎价格持续低迷。受价格低迷的影响，种植户减少种植面积，待库存消耗完，而川芎又供给不上，因此 2016 年川芎价格上涨，农户积极性提高，种植面积增加，从而供给增加，导致 2017 年川芎市场价格下跌。

目前川芎的种植面积依然较大，可能价格会持续低迷一段时间。

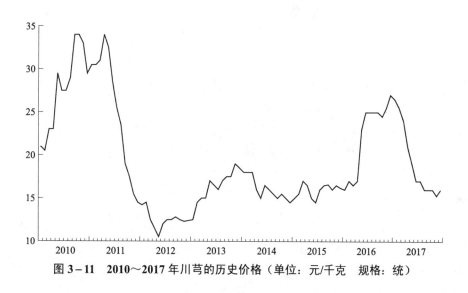

图 3-11　2010～2017 年川芎的历史价格（单位：元/千克　规格：统）

2. 金樱子

金樱子为蔷薇科植物金樱子 *Rosa laevigata* Michx 的干燥成熟果实，性酸、甘、涩、平，具有固精缩尿、固崩止带、涩肠止泻的功效。2010～2016 年，金樱子价格整体呈上涨趋势，期间有两次价格波动（图 3-12）。第一次为 2010 年 7 月至 2011 年 11 月，金樱子价格从 5 元/千克上涨至 8.5 元/千克，并在这一价位维持一段时间后又跌回至 5 元/千克。第二次为 2012 年 11 月至 2015 年 11 月，金樱子价格缓慢上涨至 14 元/千克，随后跌落至 8.5 元/千克。值得注意的是从 2016 年 10 月开始，金樱子价格急速上涨，不到 2 个月时间便涨至 21 元/千克，随后开始下跌，到 2017 年 12 月，已经跌至 12 元/千克，但与 2010 年的价格相比，仍处于价格高位。

金樱子为药食同源品种，在药材市场上为常销中小品种，虽然有悠久的药用历史，但药用需求量有限。随着保健品需求的增加，一些保健品厂和饮料食品加工企业以其为原料生产出糖浆、果汁、果干、药酒等保健食品与饮料，使得金樱子的用量越来越大。作为生产保健品和食品的原料，主要以鲜货为主，因此市场上对其鲜货的需求逐渐高于干品。

从供给方面，金樱子以野生品为主，家种较少，供给量一方面受天气影响，另一方面低迷的价格会使药农失去采收的积极性，从而导致产量减少。金樱子的产新时间为 9～11 月，2016 年 11 月本应是金樱子产新价格有所回落的时候，却出现价格大幅上涨，一方面金樱子虽然分布广泛，但其主要产区湖北在 2016 年先是夏季高温干旱，而后在金樱子采收期又连续阴雨，导致湖北产量大幅减少；另一方面，2015 年金樱子价格不高，药农采收积极性下降，导致 16 年产新量减少。随着金樱子价格走高，农户采收积极性提升，且江西、陕西、贵州等其他地产的供给量增加，因此价格出现回落。2017 年金樱子价格下跌，应该是对 2016 年价格虚高的回调，但野生药材的逐渐减少和人力成本的提升，金樱子价格未来应该会保持稳中小幅上涨的趋势。

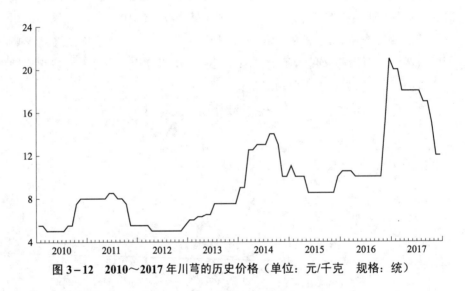

图 3－12　2010～2017 年川芎的历史价格（单位：元/千克　规格：统）

3. 款冬花

款冬花为菊科植物款冬 *Tussilago farfara* L.的干燥花蕾，性辛、微苦、温，具有润肺下气、止咳化痰的功效。2010～2016 年款冬花价格经历了平稳运行（2010 年 1 月至 2011 年 11 月）－价格下跌（2011 年 12 月至 2012 年 9 月）－平稳运行（2012 年 10 月至 2015 年 10 月）－价格上涨（2015 年 11月～2016 年 12 月）四个阶段（图 3－13）。

从需求角度，款冬花是家种三类中药材品种之一，主要栽培于甘肃、内蒙古、河北等地，是治疗伤风咳嗽等上呼吸道疾病的中药配方药材，属于疫情类储备药材之一，年需求量较为固定。从供给角度，款冬花的生长周期为一年，这种生长的短周期导致款冬花一旦受到高价刺激，产区恢复种植的速度快，同时款冬花受天气影响较大，怕涝怕旱，具有一定的连作障碍。2016 年款冬花价格上涨，一方面由于2012～2015 年款冬花价格低迷，产区种植面积减少，导致市场库存消耗殆尽；另一方面 2016 年甘肃大旱，导致其产新量大幅减少。两个因素导致款冬花供不应求，2016 年价格大幅上涨。随着 2016 年价格上涨，种植面积增加，2017 年款冬花产量增加，价格下降。

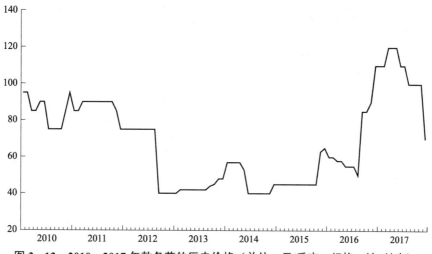

图 3-13 2010～2017 年款冬花的历史价格（单位：元/千克 规格：统 甘肃）

4. 茯苓

茯苓为多孔菌科真菌茯苓 *Poria cocos*（Schw.）Wolf 的干燥菌根，性甘、淡、平，具有利水渗湿、健脾、宁心的功效。2010～2017 年茯苓价格波动较大（图 3-14），2010 年 1 月至 2011 年 8 月期间，茯苓价格经历了从 12.5 元/千克上涨至 26 元/千克，又下跌至 13.5 元/千克过程。2011 年 12 月至 2015 年 7 月期间，茯苓价格持续缓慢上涨至 25 元/千克后，曾快速下跌又迅速涨回至 26 元/千克，达到近 5 年的价格最高点。2015 年 8 月至 2016 年 12 月期间，茯苓价格表现为先下降至 18 元/千克，后又上涨至 24 元/千克。2017 年，茯苓价格从 24 元/千克下跌至 19 元/千克，跌幅 28.83%。

茯苓属大宗中药材，也是药食同源的品种，市场供给以家种为主，其价格波动主要受供给的影响。2010～2011 年期间茯苓价格上涨，导致栽培面积增加，进而增加了市场供给量，因此 2013 年茯苓价格较低。2013～2017 年期间茯苓价格在 18～26 元之间震荡。茯苓栽培面积广泛，云南、广西、贵州、湖南等地均有栽培，其价格波动应该与资本介入炒作无关。随着茯苓菌种种植技术和疾控技术不断突破，其产出相对稳定，受气候干扰较少，再加上目前外贸茯苓需求量有下滑趋势，在无明显需求拉动的情况下价格进一步上涨的可能小。

值得注意是，茯苓的种植需砍伐松木，但现在大部分的茯苓种植老产区都有封山育林和限制性砍伐措施，成本地提高可能会带来茯苓价格的上涨。

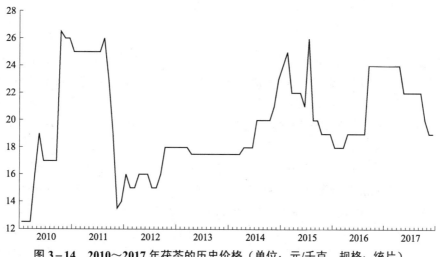

图 3-14 2010～2017 年茯苓的历史价格（单位：元/千克 规格：统片）

5. 板蓝根

板蓝根为十字花科植物菘蓝 *Lsatis indigotica* Fort 的干燥根，性苦、寒，具有清热解毒、凉血利咽的功效。2010～2017 年板蓝根价格经历了两个阶段（图 3-15），第一阶段是 2010 年 1 月至 2011 年 1月，板蓝根价格持续下跌，从 28 元/千克跌至 11 元/千克，跌幅 60.71%；第二阶段为 2011 年 2 月至 2016 年 11 月，板蓝根价格在 10 元/千克左右震荡。2017 年板蓝根价格进一步下跌，由年初的 12 元/千克到年底跌至 7.5 元/千克，跌幅 37.5%。

板蓝根是常用大宗中药材品种，常作为治疗流感及肝炎等疾病中成药的原料，为典型的疫情概念品种，其价格易受疫情影响而上涨，但板蓝根的生长周期短（5～6 个月），产能恢复快，使得每次涨价周期持续时间不长。2009 年 3 月，发现甲型 H1N1 流感，同年 4 月开始，疫情逐步蔓延全球。板蓝根需求增大，价格迅速上升到 2010 年的 27 元/千克。受 2009 年和 2010 年高价刺激，药农种植积极性提高，2010 年、2011 年连续两年的扩种，板蓝根价格回落，最低跌至 8.5 元/千克，此后价格在 8.5 元/千克至 11 元/千克间横盘震荡五年多。

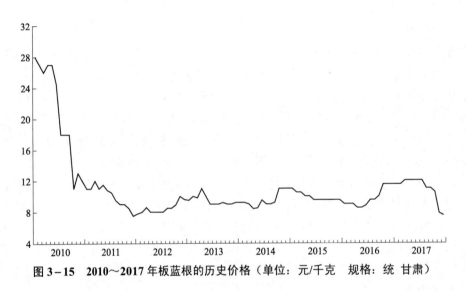

图 3-15　2010～2017 年板蓝根的历史价格（单位：元/千克　规格：统 甘肃）

二、价格上涨的 5 个品种

1. 黄芩

黄芩为唇形科植物黄芩 *Scutellaria baicalensis* Georgi 的干燥根，性苦、寒，具有清热燥湿、泻火解毒、止血、安胎的功效。2010～2017 年黄芩价格波动可分为三个阶段（图 3-16）：2010 年 1 月至 2011 年 9 月黄芩价格持续上涨，从 14 元/kg 上涨至 24 元/千克，涨幅 71.43%；第二阶段为 2011 年 10 月至 2016 年 3 月，黄芩价格持续下跌，从 24 元/千克跌至 13 元/千克；第三阶段为 2016 年 4 月至 2017 年 12月，黄芩价格从 14 元/千克上涨至 21 元/千克。

从需求角度，黄芩是常用大宗中药材，年需求量超过 1.5 万吨。《全国中成药产品目录》收载的 66种蜜丸中有 45 种蜜丸的配伍中用到黄芩；64 种片剂有 46 种用黄芩；36 种水丸有 25 种用黄芩。黄芩与板蓝根相似，价格还会受疫情影响，但黄芩的生长周期为 2～3 年，因此价格上涨及回落较慢。从供给角度，市场上野生黄芩和家种黄芩均有，但以家种品种为主，在陕西、山西、甘肃、山东、河北等地均有广泛种植。2003 年爆发的"非典"使黄芩价格大涨，受价格上涨影响，药农大幅扩大黄芩种植面积，导致 2005 年后黄芩价格持续低迷。黄芩的主产区山西、陕西、山东等地本身是中药材种植大省，黄芩价格低迷农户多改种其他品种，黄芩种植面积减少。黄芩产新量减少，再加上 2009 年的甲型 H1N1 流感进一步消耗黄芩库存，因此在 2010 年中旬黄芩开始上涨。黄芩价格波动具有一定的规律性，整体表现为：价格上涨－种植面积增加－价格下跌－种植面积减少，如此反复。

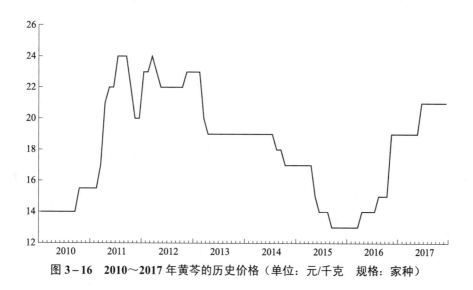

图 3-16　2010～2017 年黄芩的历史价格（单位：元/千克　规格：家种）

2. 金银花

金银花为忍冬科植物忍冬 *Lonicera japonica* Thunb.的干燥花蕾或带初开的花，性甘、寒，具有清热解毒，疏散风热的功效。2010 年 1 月至 2012 年 5 月，金银花价格持续下跌，从 340 元/千克下跌至 65 元/千克，跌幅 88.88%。2012 年 6 月至 2016 年 12 月，金银花价在 80 元/千克左右震荡。2017 年 1 月至 2017 年 12 月，金银花价格从 90 元/千克上涨至 120 元/千克，涨幅 33.33%（图 3-17）。

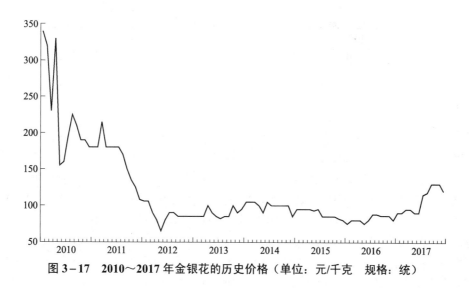

图 3-17　2010～2017 年金银花的历史价格（单位：元/千克　规格：统）

金银花是常用大宗中药材品种和疫情防治类品种，其价格波动易受突发疫情影响，且生长周期短，其价格波动趋势与板蓝根相似。受 2009 年甲型 HIN1 流感影响，2009 年金银花价格暴涨，从而带来种植面积大幅增加，疫情过后金银花需求量减少而产量增加，导致价格下跌。从供给角度，金银花以家种为主，人工成本是金银花生产中投入最大的支出项。2012～2016 年持续低迷的价格和不断上涨的人工成本，导致金银花的种植减少，随着库存的消耗和产新量的减少，市场上金银花供不应求，2017 年价格小幅上涨。

3. 黄连

黄连为毛茛科植物黄连 *Coptis chinensis* Franch.、三角叶黄连 *Coptis deltoidea* C.Y.Cheng et Hsiao 或云连 *Coptis teeta* Wall.的干燥根茎，性苦、寒，具有清热燥湿，泻火解毒的功效。从图 3-18 看，单支黄连和鸡爪黄连的价格走势基本一致，对其价格波动描述以单支黄连为例。2010 年 1 月至 2011 年 5 月，黄连价格从 80 元/千克上涨至 115 元/千克，涨幅 43.75%。随后价格开始下跌，并在 80 元/千克左右震荡 2 年后，缓慢上涨至 98 元/千克，随后开始持续下跌，到 2016 年 2 月价格跌已至 66 元/千克（近五年最低点）。2016～2017 年黄连价格持续上涨，到 2017 年 12 月涨至 145 元/千克。

从需求角度，黄连是四十种常用大宗中药材之一，易于储存，市场需求稳定，限制抗生素使用的《抗菌药物临床应用管理办法》颁布后，具有中药抗生素美称的黄连需求小幅上涨。从供给方面，黄连以家种为主，生长周期在 5～6 年，其生产一旦被破坏，难以在短期内恢复。2016～2017 年黄连价格大幅上涨主要是前几年黄连价格持续低迷，药农种植积极性不高，产新量减少，市场供不应求导致的价格上涨。

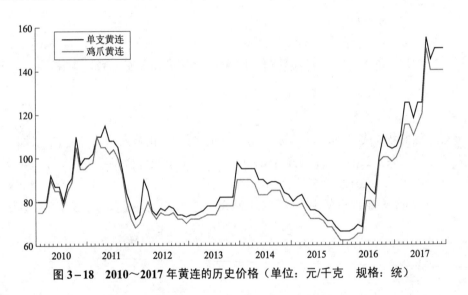

图 3-18　2010～2017 年黄连的历史价格（单位：元/千克　规格：统）

4. 吴茱萸

吴茱萸为芸香科植物吴茱萸 *Euodia rutaecarpa*（Juss.）Benth.、石虎 *Euodia rutaecarpa* （Juss.）Benth. var. *officinalis*（Dode）Huang 或疏毛吴茱萸 *Euodia rutaecarpa*（Juss.）Benth. var. *bodinieri*（Dode）Huang 的干燥近成熟果实，性辛、苦、热，具有散寒止痛，降逆止呕，助阳止泻的功效。2010～2017 年吴茱萸的价格分为两个阶段（图 3-19），第一阶段是 2010～2015 年，吴茱萸价格缓慢上涨，从 19 元/千克上涨至 30 元/千克，涨幅 57.89%；第二阶段为 2016～2017 年，吴茱萸价格从 30 元/千克上涨至 430 元/千克，涨幅 1333.33%。

吴茱萸的价格波动主要受供给影响。2016～2017 年吴茱萸价格大涨主要有三个原因，一是在 2016 年之前，吴茱萸价格低迷持续 10 年之久，其种植面积已大幅调减，很多产地甚至疏于管理田间，导致植株老化、病虫害严重，产出不佳，随着库存的消耗，吴茱萸供需产生缺口，因此价格上涨；二是，2016 年洪涝灾害、极高气温、极低气温等事件频发，吴茱萸是农产品，其产量受气候影响较大，因此 2016 年产新量进一步减少；三是随着价格上涨，而产地供给有限，部分商户囤货居奇，导致市场上流通的货源进一步减少，价格被进一步拉高。价格上涨后，种植户扩大种植面积，但吴茱萸生产周期较长，我们预计吴茱萸的价格还会维持一段时间的高位。

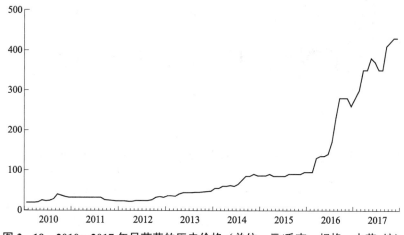

图3-19　2010～2017年吴茱萸的历史价格（单位：元/千克　规格：中花 统）

5. 山茱萸

山茱萸为山茱萸科植物山茱萸 *Cornus officinalis* Sieb. Et Zucc.的干燥成熟果肉，性酸、涩、微温，具有补益肝肾、收涩固脱的功效。河南产山茱萸和陕西产的山茱萸价格走势基本一致，下文对山茱萸价格走势阐述为河南产山茱萸价格。2010～2017年山茱萸价格经历了3次波动（图3-20）：第一次为2010年1月至2012年10月，山茱萸价格从14元/千克上涨至55元/千克，随后又跌落至21元/千克；第二次波动为2012年11月至2015年5月，山茱萸价格从21元/千克小幅上涨至33元/千克后，又跌回至20元/千克；第三次波动为2015年5月至2017年12月，山茱萸的价格从20元/千克一路上涨至45元/千克。

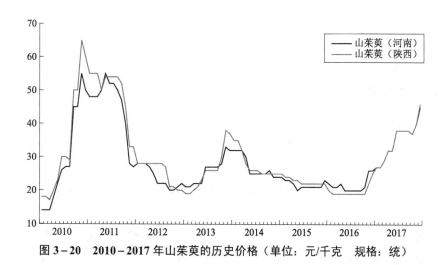

图3-20　2010-2017年山茱萸的历史价格（单位：元/千克　规格：统）

山茱萸一般分布在海拔400～1800m的区域，其中600～1300m的海拔区域比较适宜，主要产于河南、陕西、浙江，其中浙江临岐所产的质量最佳，而河南产区产量最大，占全国的50%以上，其价格波动主要受供给因素影响。山茱萸是近几年价格波动比较频繁的品种之一，历次价格波动均与倒春寒、干旱、虫灾等自然灾害密切相关。2016～2017年这一轮的价格上涨，一方面受前几年低价影响，山茱萸种植面积有所减少，产新量下降；另一方面2017年河南、陕西等地山茱萸受早期霜冻天气影响，大规模减产，导致2017年产新量不高，供需缺口严重。

第四章　中药资源的产量

本章从中药资源发展现状和发展趋势两大方面切入，回顾了 2017 年中药资源产量的相关情况，并探讨了保持中药资源供给的方法。

第一节　中药资源产量的现状

一、中药资源种类和数量丰富

我国是中药资源大国，药用资源种类和数量十分丰富，2000 年版《中华人民共和国药典》收载中药材 534 种，2005 年版收录 586 种，2010 版收录 614 种，2015 版收录 618 种。根据第三次全国中药资源普查，全国药用资源种类达 12807 种。另外，常用中药材有 500 多种，道地药材 200 多种，珍稀濒危品种 280 多种。

二、现有资源量支撑中药材相关产业快速发展

1. 中药资源支持中成药工业增长

中药资源是中医药事业发展的物质基础，丰富的中药资源种类和数量，支撑中药材相关产业快速发展。我国医药产业由化学药品、生物制药、中药三部分构成，中药产业已成为当前我国增长最快的产业之一。根据图 4-1 可知，近 20 年来，我国中成药和化药产量均呈现增长趋势，2011 年以前化药产量基本都高于中成药产量，但是自 2011 年起，中成药产量超过化药，2016 年中成药产量为 374.6 万吨，化药产量为 340.83 万吨。

根据图 4-2 可知，近十年来中成药工业总产值整体呈现增长趋势，2016 年中成药工业总产值增长为 7223 亿元，9 年的复合增长率为 19.40%。这些数据足以说明在当今的经济领域，中医药产业发展态势良好。

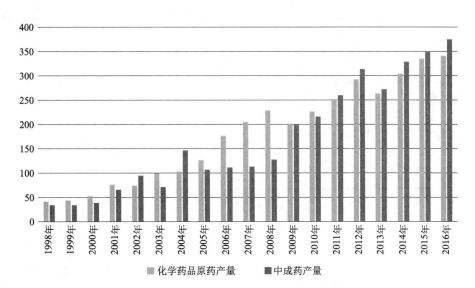

图 4-1　1998～2016 年化学药品原药和中成药原药产量（单位：万吨）

数据来源：国家统计局

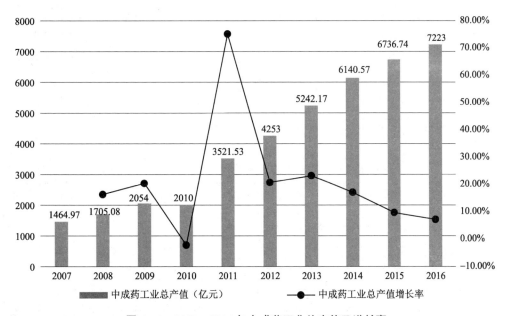

图 4-2　2007～2016 年中成药工业总产值及增长率

数据来源：根据公开资料整理

根据表 4-1 可知，2017 年中成药生产的主营业务收入为 5735.8 亿元，占医药产业主营业务收入的 19.2%，仅次于化学药品制剂制造。中药饮片加工主营业务收入为 2165.3 亿元，同比增长 16.7%，增速超过其他医药产业行业。

表 4-1　2017 年医药产业主营业务收入

行业	主营业务收/亿元	同比/%	比重/%
化学药品原料药制造	4991.7	14.7	16.7
化学药品制剂制造	8340.6	12.9	28.0
中药饮片加工	2165.3	16.7	7.3
中成药生产	5735.8	8.4	19.2
生物药品制造	3311.0	11.8	11.1
卫生材料及医药用品制造	2266.8	13.5	7.6
制药专用设备制造	186.7	7.7	0.6
医疗仪器设备及器械制造	2838.1	10.7	9.5

注：根据网络公开资料整理

2. 中药资源支持大健康产业发展

近些年来我国实施了一系列对中医药行业的扶持政策，包括《中医药发展战略规划纲要（2016—2030 年）》，《中华人民共和国中医药法》等，党的十九大报告特别指出要实施健康中国战略，离不开传统的中医药。在市场、政策和投资的共同作用下，中医药大健康产业进入高速成长期，例如许多企业开始开发添加中药成分的日化品、保健食品等，扩大了中药资源的使用量。

3. 中药资源国际贸易活跃

由表 4-2 可知，2017 年中医药产品的出口额共计 608 亿美元，同比增长 9.4%，进口金额为 558.8 亿美元，同比增长 16.3%。其中中药类出口金额 36.4 亿美元，出口额同比增长 2.1%，进口金额为 15.6 亿美元，增长 26.1%。在中药类产品中，中药材及饮片和保健品出口金额同比减少了 2.2% 和 3.4%，提取物、中成药出口增加了 4.3% 和 11.0%。四种中药类产品的进口额均有所增加，其中，提取物进口金额最多，为 6.1 亿美元，进口增加比重最多的是保健品，同比增加 69.5%。综合来看，我国中药类产品是出口导向型的，国际贸易活动比较活跃。

表 4-2　2017 年中医药产品进出口结构统计

名称	出口金额/亿美元	出口额同比增幅/%	进口金额/亿美元	进口额同比增幅/%
总计	608.0	9.4	558.8	16.3
中药类	36.4	2.1	15.6	26.1
提取物	20.1	4.3	6.1	16.0
中成药	2.5	11.0	3.7	14.4
中药材及饮片	11.4	-2.2	2.6	26.7
保健品	2.4	-3.4	3.2	69.5

注：根据网络公开资料整理

三、中药饮片增速加快，将成为市场主流

1. 首次出现中成药收入下滑，中药饮片将成为市场主流

2017 年，中成药企业的主营业务收入首次出现近十年来的负增长，相比 2016 年的 6697.05 亿元，

2017 年的中成药主营业务收入为 5735.8 亿元，减少了 14.4%。而同时，中药饮片保持了持续快速增长，相比 2016 年的 1956.36 亿元，2017 年中药饮片的主营收入为 2165.3 亿元，增长了 10.7%。在药品政策影响下，未来中成药与中药饮片面临重新的调整与定位。预计在未来 5～10 年内，中药饮片会保持持续快速的增长，而同时期的中成药会进入增长放缓的下行通道中。

2. 中药饮片增长提速，带来市场竞争格局的质变

2017 年规模以上医药企业主营业务收入为 29826.0 亿元，同比增长 12.2%，增速较 2016 年提高 2.3 个百分点。各子行业中，增长最快的是中药饮片加工。中药饮片的快速发展，吸引了大量资本进入饮片市场，加剧了市场的竞争。目前饮片市场处于过度分散的状态，急需大企业、大资本进行市场整合。目前，部分市场已经形成了寡头竞争的格局，未来将进一步向集团规模化、产品多元化、技术核心化和质量标准化的趋势发展。

四、中药材产量保持上升趋势

1. 总体情况

我国中药材的生产有着深厚的基础，20 世纪 50 年代末，在栽培技术、药材品种、生产方式规模有了进一步的改善，当前人工养殖的药材已达到将近常用药材的三分之一。中药材产量持续保持增长趋势，2017 年我国中药材种植面积达到 5045 万亩，较 2016 年（4768 万亩）同比增长 5.81%，中药材产量保持平稳增长，2017 年中药材产量为 424.3 万吨，较 2016 年（400.2 万吨）同比增长 6.02%[①]。

我国中药材种植分布呈现不均衡性，从东北至西南由少增多，但常用药材的蕴藏量仍以北方最多，中药材种植主要集中在吉林、辽宁、河北、宁夏、甘肃、湖北、安徽、湖南、广西、广东、云南等省。国内大宗中草药材种植广泛，可实现人工规模化种植，名贵药材如人参、石斛、三七、雪莲花、川贝母、野山参、冬虫夏草等由于其生长对气候环境要求高、生长周期长，稀缺性明显。

中药材人工种植的重点，集中在种植技术成熟、价格高的药材。如目前已认证的 93 家企业的 59 个品种中，人参、三七各有 5 个认证基地，三七、红花、山茱萸、附子、板蓝根 5 种中药材各有 4 个认证基地；铁皮石斛、金银花、黄连各有 3 个认证基地；银杏叶、麦冬、玄参、川芎、地黄、太子参、五味子、平贝母、黄芪 9 种中药材各 2 个认证基地；山药、头花蓼、龙胆等 39 种中药材各有 1 个认证基地。

2. 部分中药材品种的产量

（1）人参

人参是我国应用历史最久远的名贵药材，被誉为"药中之王"。中国的人参主要分布东北三省，特别是长白山地区，中心产区主要有辽宁桓仁、新宾、清原，吉林抚松、长白、靖宇、临江、江源、集安、敦化、辉南、安图、珲春、汪清、桦甸、蛟河等地区。东北长白山区人参的栽培面积和产量均居世界首位，其产量占全球产量的 70%～80%。野山参对地理环境要求极高，产量较少，价格昂贵，难以满足需求，目前人参种植的主要品种为园参。

我国 20 世纪 60 年代开始着手研究园参野化，进行人工培育野山参。到目前为止，参龄最长的已有 40 年，一般的也有 15～20 年。这些山参无论从外观还是内在质量，都要好于俄罗斯人工培育的山参。

由于老产区吉林宜种土地资源有限，产区逐渐北移，2017 年，国内人参的主产区已迁移到黑龙江

---

① 中药材天地网公开资料。

甚至邻近俄罗斯一带，占比 70%左右，另外，吉林产区占比 25%，辽宁产区占比 5%[①]。

由于市场价格的持续的上涨，2017 年人参新货的产量为 10000 吨左右。人参需求量逐年不断提高，并且我国人参在人参总皂苷以及氨基酸含量上均优于韩国红参。

但由于 2017 年黑龙江、吉林地区严格执行退耕还林、退耕还牧的环保政策及不再发放参土合同等影响，2017 年人参种子价格回落非常大，少有人种植。所以在 2020 年后，人参生产至少会出现 5～6 年的几乎是空白产量期。

（2）三七

三七使用历史悠久，迄今已有 3000 余年，除食用和保健需求外，全国有 1258 家药企以三七为原料，包含中成药品种 323 个，批文 3207 个。国家新版基本药物目录中，有 19 个品种需要三七原料，从关联数量上排名 19 位；但其需求刚性极为明显，地位重要性位居所有中药原料前列。根据《2018－2024 年中国三七市场运营态势与市场发展前景预测报告》显示，我国三七主要分布在云南文山壮族苗族自治州，占全国三七产量的 60%以上（交易量占全国 90%以上），三七是一种生态幅窄的亚热带高山药用植物，对环境条件要求比较苛刻，我国三七产区分布在北纬 23°～24°，东经 104°～107° 的范围。

随着三七需求快速增长，从 2010 年开始，云南三七开始出现用地荒，主产区先后从文山向红河、曲靖，再向周边外延。从目前情况看，到 2020 年前后，云南三七将出现无地可种局面。

2006 年时，由于三七商品价格低谷徘徊多年，产区种植积极性极其低落，三七种子年产量仅 100 吨。但随着三七价格一路飙高，种子产能随之"水涨船高"，并在 2012 年达到其历史最高位——4700 吨的产量，6 年增长了 47 倍。随后又随着三七价格一路下滑，种子产量逐步回落。到 2015 年回落到 960 吨，此后逐年恢复，2017 年产能 2000 吨左右。

目前，云南产地的三七种植模式主要有两种。一是种植户自产自销；二是药企或是大户建立的生产基地，如三七科技、云南白药、天津天士力、黑龙江珍宝岛和苗乡三七等大型企业，均已经建立了自有基地。到 2017 年，三七的生产主体，百亩以下的散户提供了 35%～40%产能；而种植大户、企业基地，产能占比高达 65%以上，牢牢掌握着三七生产和行情的话语权。大健康时代来临，民众日常保健成为三七需求增长的主要源泉；人口老龄化加深，极大推动心脑血管保健用药需求。预测三七的年需求量将保持 8%以上平均速度递增，呈现长期向好局面。

（3）红花

当前我国红花主产区有四个，分别是新疆、云南、甘肃、四川，其中新疆为最大产区。2016 年新疆红花产量 4500 吨以上，约占总份额的 75%，种植面积达 40 万亩左右。云南产区红花主要集中在丽江永胜县；大理自治州的巍山彝族回族自治县、宾川县、弥渡县；怒江自治州泸水县；临沧市的镇康县；楚雄市也有少量分布，2016 年产量在 800～900 吨。甘肃产区分布在玉门花海镇周边、瓜州，2016 年当地红花产量在 500 吨左右。四川产区产量最低，并因产量、土地、劳动力成本缺乏竞争力，产区逐渐消失。

五、中药资源产量利用仍然存在问题

1. 野生资源利用过度，供需矛盾加剧

（1）大部分药材来源于野生资源，部分野生资源濒临灭绝

我国药用资源种类有 1.2 万多种，《中国药典》、道地药材相关的文献、常用中药材相关的文献和濒

---

① 根据中药材天地网发布信息整理。

危物种相关的文献，共收载用量较多的中药材 1000 多种。《中国药典》收载的 600 多种中药材中，85% 以上是道地药材或常用中药材，常用中药材中 80% 以上的为道地药材。目前，1000 多种用量较多的中药材中有 20% 的由于野生资源量较少，已经被列入相关保护名录限制使用。其中，《中国药典》收载的中药材中 10% 的种类资源量较少，道地药材中有 20% 的种类资源量较少，常用中药材中有 25% 的种类资源量较少。常用的中药材有 500 多种，部分用量较多的种类已经通过人工种植（养殖）提高产量、保障原料供给，大部分未开展人工种植（养殖）的药材依然依赖于野生资源供给。

然而，随着中药产业的快速发展，野生中药资源遭到破坏，蕴藏量大幅减少，大量野生中药资源已不成规模，只是零星分布。第三次全国中药资源普查的结果为我国 98% 以上中药资源为野生资源，但 2011 年开展的第四次中药资源普查试点工作发现大量野生资源已遭到破坏，300 多种常用中药材进行人工栽培或养殖[1]。20 世纪 80 年代野生何首乌的产量约 20000 吨，到 90 年代减至 800～1000 吨，且野生何首乌的产量每年递减 15% 左右 。甘草资源总蕴藏量也在不断减少，至 2008 年我国野生甘草总蕴藏量不足 50 万吨。20 世纪 50 年代市场上的黄芪多为野生资源，但现在市场上的黄芪多为人工栽培品，基本没有野生品。野生中药资源锐减不仅破坏了生物的多样性，对生态型药用植物的过度采挖，也导致了生态退化问题。

（2）工业化生产对野生资源需求量急剧增加

《中医药发展"十三五"规划》中预计，到 2020 年中药工业规模以上企业主营业务收入将达到 15823.00 亿元，预计 2015～2020 年中药工业规模以上企业主营业务收入的年均增长率将达 15.00%。2017 年中成药生产的主营业务收入为 5735.8 亿元，占医药产业主营业务收入的 19.2%，中医药产品的出口额共计 608 亿美元，同比增长 9.4%，进口金额为 558.8 亿美元，同比增长 16.3%。由此可见，我国中成药工业化生产对中药资源的需求性不断增加，目前人工种植中药材仍不能满足工业化生产需要，大部分工业化生产对野生中药资源的依赖性较高。

2. 人工繁育过程中的诸多问题急需解决

（1）生产基地分散，规模效应低

我国地域辽阔，地区发展差异大，中药材种植发展存在不平衡现象，且中药材生产多在山区和欠发达地区，生产基地基础设施薄弱，基地之间缺乏便捷的连接通道，基地产品订单率低，缺乏规模效应[2]。有些种植基地虽然位于丘陵或平原地带，但由于中药材通常是多年生的，为了避免中药材与粮食争夺土地资源，中药材也多栽培在山坡或贫瘠的土地上，小规模分散经营占主体地位，为中药材规范化生产带来了极大的困难。

（2）大宗药材和优势品种的种植区划亟待完善

中药材种植受气候、土壤等自然条件影响，由于我国目前对部分药材资源划分不周全，再加上市场约束这样的客观原因，导致部分区域的生产规模混乱，植物生长状态不佳，使得药材质量下降，产量减少[3]。

（3）中药材栽培和选育技术研究缓慢

我国在中药材种植研究方面投入不足，中药材栽培技术落后，人工栽培品种较少，远不能满足工业化生产需求。且中药材栽培缺少品种选育和纯化的基础，品种的地域选择性未引起重视，作物连作问题尚未有效解决。这些技术问题制约中药材种植业发展。

① 阙灵，杨光，缪剑华，等. 中药资源前地保护的现状及展望 [J]. 中国中药杂志，2016，41（20）：3703－3708.
② 陈侃伦. 我国中药产业发展存在的问题与对策分析 [J]. 中国卫生产业，2018，15（32）：91－92.
③ 王刘安. 中药材规范化种植的发展趋势 [J]. 农技服务，2017，34（24）：68.

3. 部分品种生产过热，产大于需

根据统计数据，2010～2016 年，综合 200 指数品种产能年均增速为 4.26%，需求年均增速为 5.31%，到 2016 年，国内中药原料需求明显加速，增长率达到 10.36%。目前中药材生产呈现产能过快增长，产大于需局面加剧。中药材产需量的增速变化，与后端产业链严重不匹配，每年产需结余，形成库存积压。生产过剩主要体现在家种品种，说明生产端对于需求的变化不敏感，存在信息传导失灵现象[①]。

第二节　中药资源发展趋势

一、中药资源量的变化趋势

1. 部分野生中药资源蕴藏量逐渐减少

随着中药产业的快速发展，野生中药资源遭到破坏，蕴藏量大幅减少，大量野生中药资源已不成规模，只是零星分布。第三次全国中药资源普查的结果为我国 98%以上中药资源为野生资源，但 2011 年开展的第四次中药资源普查试点工作发现大量野生资源已遭到破坏，300 多种常用中药材进行人工栽培或养殖。20 世纪 80 年代野生何首乌的产量约 20000 吨，到 90 年代减至 800～1000 吨，且野生何首乌的产量每年递减 15%左右。甘草资源总蕴藏量也在不断减少，至 2008 年我国野生甘草总蕴藏量不足 50 万吨。20 世纪 50 年代市场上的黄芪多为野生资源，但现在市场上的黄芪多为人工栽培品，基本没有野生品。另外，部分中药资源来源于野生动物，其生长除了适宜的自然地理气候条件，还需要一定的自主活动空间，人类活动和环境污染破坏了野生物种赖以生存的生态环境，加剧了野生资源量的减少。

2. 栽培资源量的数量和质量难以保证

虽然我国家种中药材产量不断提升，但是由于其存在农药化肥多、土壤污染、种植周期长，采集时间违背科学规律等问题，导致栽培类药材的质量难以得到保证，直接影响中药产品质量，对中医药行业发展产生不利的影响。

二、资源需求量的变化趋势

在大健康发展时代，中医药行业越来越受到普通民众关注，中医医疗和中医药工业发展迅速发展，这使得中药资源的消耗量日益增加。根据图 4-3 可知，近几年中药材消费量整体呈上升趋势，2015 年，中药材消耗量达到 351.3 万吨。根据表 4-4，中成药销售收入呈上升趋势，2015 年中成药销售收入为 6170 亿元，2017 年中成药销售收入增加到 7427 亿元。另外，中药饮片加工增长最快，根据上市公司年报，2017 年康美药业和中国中药的饮片销售收入超过 50 亿，其中，康美药业中药饮片/中药配方颗粒营业收入为 61.58 亿元，占营业收入的 23.26%，中国中药的中药饮片/中药配方颗粒营业收入为 58.99 亿元，占营业收入的 83.38%[②③]。

---

① http://v.zyctd.com/jhb – disanjidulanpishu.pdf

② 《康美药业股份有限公司 2017 年年度报告》

③ 《中国中药控股有限公司 2017 年年报》

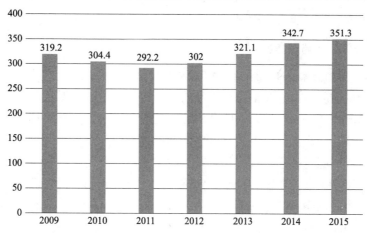

图4-3 2009～2015年中药材消费量（单位：万吨）

数据来源：根据公开资料整理

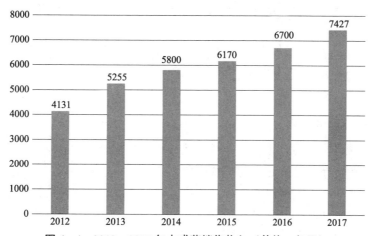

图4-4 2012～2017年中成药销售收入（单位：亿元）

数据来源：中商产业研究院

第三节　保证中药资源持续供给的建议

一、加强政策扶持

1. 建立完善中药资源保护的政策法规体系

按照《中医药发展"十三五"规划》的要求，进一步重视中药材资源的保护和利用。完善和修订《野生药材资源保护管理条例》，或者在该条例基础上制定《中药资源可持续利用管理条例》。严格限制或禁止对生态环境具有重大破坏的中药资源采挖。加强社会生态文明建设，大力宣传中药野生资源保护的重要性，树立人们的生态荣辱观[①]。进一步宣传和落实《中药资源评估技术指导原则》，让更多的企业

---

① 朱伟群，王丽君，梁攀，等. 中药资源可持续发展的现状与未来 [J]. 世界中医药，2018，13（07）：1752-1755.

行动起来，真正发挥中药资源评估的优势。

2. 建立基本药物的药材战略储备机制

在进入《国家基本药物目录》的 203 个中药品种中，有 189 个是复方品种，进入国家医保目录的 987 个中药品种也多为复方药品。目前中药材产量的不稳定，将无法确保复方中成药品种的持续可靠供应，严重影响国家基本药物的安全与保障。中药资源基础研究投资大，时间长，风险高，农民没有实力承担，企业承担的积极性不高。此外，中药材价格波动严重挫伤药农积极性，过度开发导致一些珍稀中药材资源濒临枯竭，需要加强对国家基本药物目录中中成药所涉及药材的资源基础研究，建立基本药物的药材战略储备机制，设立国家药材储备中心，实施对涉及《国家基本药物目录》的药材储存，稳定中药材市场，保护稀缺资源，以保障国家基本药物中中药品种的可持续生产及质量控制。

3. 建立完善的资源监测网络

基于行业内对资源状态掌握和判断严重滞后的现状，国家可以支持和督促各地区建立自上而下的动态监测站，同时建立信息收集、分析和服务机构各监测站定期更新资源数据，实现对资源状态的了解，从而可以打通药材生产端和中成药工业生产端的联系，解决信息不对称问题，促进中药产业的健康发展。

二、大力发展中药材的人工种植和人工培育

1. 推动中药材规范化种植

充分考虑我国的区域差异，对全国大宗药材和优势品种的种植区进行合理、正确的规划，充分发挥地区气候、土壤优势，因地制宜地进行中药材种植和生产。

加强科研投入和人才投入，提高种植技术，培育优良品种，完善良种繁育体系；有效解决中药材连作问题，提高中药材栽种水平和中药材质量。

推进中药材人工种植和人工培育的信息化建设，实现生产可监测的标准化种植，提升中药材规范化生产的管理与监督。

2. 进一步建设完善道地产区基地建设

道地药材是指一定的中药品种在特定生态条件（如环境、气候）、独特的栽培和炮制技术等因素的综合作用下，所形成的产地适宜、品种优良、产量较高、炮制考究、疗效突出、带有地域性特点的药材。基于道地药材的高质量和高效果，应尽快出台《全国道地药材生产基地建设规划》，加强道地产区建设，充分保持道地药材的优势特色，提升中药材质量效益和竞争力。

3. 建设稀缺濒危药材生产基地

针对野生资源稀缺、濒危而临床又不可或缺的品种，采用野生变家种、家养，野生抚育（放养）或半野生栽培（养殖），生物技术生产等方式进行人工生产；对其中珍稀濒危的名贵药用资源种类如麝香、人参、羚羊角、川贝母、穿山甲、沉香、冬虫夏草、石斛等进行专题支持，使生产供应保障水平显著提高。

利用标准化、提纯复壮或选育的优良品种，在全国适用制种地区，充分发挥易地繁种优良种子的作用，在全国建设中药材的中药材良种繁育基地，迅速促进中药材良种繁育专业化和产业化，以中药材良种促进中药材生产的规范化和药材优质稳定。

三、大力发展中药材种质资源保护和生产

1. 建立中药材种质资源圃

种质资源是提高中药材质量的关键和源头，保证中药材产业可持续发展的根本措施。道地药材是我国中医药事业发展的物质基础的核心，从国内目前的药材资源保护利用和栽培现状来看，中药材质量严重下降已成为首要问题，并引起了全社会的关注。目前全国道地中药材品种约 200 余种，其中绝大多数系栽培生产，历史也较悠久，在长期栽培之后，许多品种种质退化、抗性降低、产量质量下降等现象严重。对现有道地药材种质资源（家种和野生）进行调查摸底、评价，收集筛选优质种质资源和具有特异性农艺性状的种质资源，有利于传统道地药材品种品质改良，从源头上整体提高我国中药产品质量和中药材生产技术水平。

2. 建立中药材良种繁育基地

优良的种子、种苗是提高中药材质量的基础，没有稳定整齐的品种，就难以保证药材质量的优质稳定，中药材种子种苗标准化的关键是选育优良品种。

农业上良种繁育、生产已成为独立产业，新品种在农业科技进步中贡献率达 60% 以上，而新品种在药材产量提高、质量改善的作用远没有发挥。常用的中药材中经选育的优良品种不多，大多数人工栽培的中药材没有进行系统的种质资源整理、评价工作，缺乏遗传育种学各项遗传参数、生长发育规律、种子特征、药材质量药效与栽培因素的关系等基础数据的积累，特别具有高整齐度、高产、优质或高抗的新品种还不多，而在药材生产上大规模推广应用的品种更少。

国内外植物品种选育的历史，其技术发展的基本道路是：农家品种鉴定利用→常规品种选育→杂交品种选育→分子辅助标记育种、分子设计与基因工程。由于中药材选育工作基础薄弱，可以在种质收集评价基础之上，以"选择育种"（单株选育、系统选育和混合选育等）为主要育种手段，进行常规品种选育，在 3 年时间内完成 6 个核心品种的新品种选育工作，并在生产上大规模推广应用。

四、实施中药材生产组织创新，加快中药材产业扶贫

1. 提高中药材生产组织化水平

（1）"公司+合作社+农户"模式

实行"公司+合作社+农户"模式，即以公司、政府、农户三方为合作主体成立合作社，公司负责提供控制（技术+销售）、产品源和部分日常运营资金，同时负责合作社日常的管理工作；政府负责提供土地资源和资金补贴；农户负责日常种植及维护。

（2）"把握种源，订单种植"模式

打通种植端到消费端的全产业链，鼓励企业建设自营基地，实现从种源到原药材全生产过程把控。发展"把握种源，订单种植"模式，"订单种植"是指药材用药企业和药材种植方之间，根据企业用药所订立药材生产和回收的协议合同。订单中规定农产品收购数量、质量和最低保护价，使双方享有相应的权利、义务和约束力，不能单方毁约。中药材产地是中药材道地性的决定因素，中药材道地性的要求为中药材的种植提供天然的垄断和屏障，它是订单种植中影响双方签订合约的重要因素。"把握种源"即公司拥有自营的育苗田，将确定的种子或种苗卖给中药材种植专业大户、家庭农场、合作社或专业的药材种植公司，种植关键环节提供技术指导，订单回收满足质量要求的药材，即从源头保证种源纯正。

2. 开展中药材产业精准扶贫行动

中共中央、国务院 2018 年 8 月发布《关于打赢脱贫攻坚战三年行动的指导意见》（以下简称《意见》），明确要求实施中药材产业扶贫行动计划，鼓励中医药企业到贫困地区建设中药材基地。各地纷纷出台中药材产业精准扶贫相关政策，如甘肃省将中药材列入省级种植补贴品种，省上以"以奖代补"的方式给予保费奖励补助。

我国西北、西南、中部山区等地中药材资源非常丰富，同时这些地区又是我国攻坚脱贫的重点地区。可鼓励企业在这些地区建立中药材种植基地，充分利用扶贫地区的优势自然条件，种植道地品种，通过技术指导提高当地中药材种植水平，提高产量，同时也可以增加当地就业，从而带动经济发展。

五、通过中药资源评估掌握资源情况

近年来，我国中药产业和大健康产业发展势头强劲，产业发展和资源保护之间的矛盾日益突出。野生资源枯竭，道地药材以及部分规范栽培品种产量不能完全满足中药产业需求，中药材价格大幅波动，市场极不稳定。为了保护中药资源，实现中药资源可持续利用，2017 年，原国家食品药品监督管理总局组织制定了《中药资源评估技术指导原则》并要求生产企业在药品注册过程中开展中药资源评估。该政策以质量保证为核心，是促进中药工业固定产地且质量管理前移的重要举措，同时为实现中医药全产业链追溯奠定基础，有助于提升产品质量。

1. 中药资源评估的基本思想

《中药资源评估技术指导原则》的基本思想是要求中药生产企业要对未来 5 年内中药资源的预计消耗量与预计可获得量进行比较，并对中药产品生产对中药资源可持续利用可能造成的影响进行科学的评估，从而确保中药资源可持续利用。中药资源评估的基本原则包括"坚持资源保护与产业发展相结合原则""坚持药材资源的供给与消耗平衡原则""坚持动态评估原则"，充分体现出了国家开展中药资源评估中要确保中药资源"总量不减，保障供应"的总体思路。

2. 中药资源评估的主要方法

按照《中药资源评估技术指导原则》的要求，现总结评估过程可能使用的方法。

市场分析法。按照要求，需要进行市场规模分析，包括对产品、市场和潜在的发展趋势和竞争优势进行分析。

本草考证法。考证处方出处和剂量，针对处方单个药材进行考证。对药材品名和药用历史、药材的基原、古代药材的主产地、现代药材主产地和《中国药典》记载发生的变化进行考证。主要通过数据检索和文献检索的方式完成。

实地调研法。为了更好地了解被评估企业，评估者往往需要对企业、自有基地、供货商及药材道地产区进行实地调研，从而形成完备的资源调查方案，并进行实地采样、备检。

科学实验法。为确保药材质量，按照《中国药典》2015 年版的规定以及企业的质量内控要求，列出需要检测的指标；针对每味药材，开展文献和药材质量评价研究，确定测定指标方案；形成上述研究成果后，组织开展专家论证会，论证方案的合理性，从而确认调研和采样地、质量测定指标及方案。针对每味药材，选定测定指标方案；形成上述研究成果后，组织开展专家论证会，对其合理性进行论证，达到确认调研及采样地、测定指标的效果。

经济预测法。通过对市场规模、发展趋势、竞争格局以及政策的研究，结合企业调研信息，预测企业未来的资源消耗量。

第五章　中药资源的国际贸易

第一节　国内外中药市场现状

一、国际医药市场格局

20 世纪 70 年代，生物医药产业开始发展，以美国为代表的发达国家先后完成了人白细胞介素Ⅱ、超氧化物歧化酶等基因工程药物的研发。随着现代生物技术的迅猛发展和日臻完善，现代生物技术制药逐渐成为医药行业中最为活跃的一个领域。中药（植物药）的应用历史由来已久，但受其理论体系、传承方式的局限（多为师傅带徒弟），发展速度远低于生物医药，且市场认可度也低于生物医药。近几年，国际医药行业一直致力于寻找有效的天然药物替代化学药物，国际天然药物市场迅猛发[①]，但国际医药市场格局仍然是化药和生物药占主导地位。

1. 化药、生物药仍占主导地位

全球药品 2016 年销售额已突破 1.1 万亿美元，到 2021 年销售额预计达 1.4 万亿美元，年均复合增长率 4%～6%[②]。销售额排名前 10 的药品中，有 8 个生物药和 2 个化学药，合计年销售额 818.65 亿美元。EvalluatePharma 预测生物药将会继续维持强势的市场地位，预计其市场份额将会从 2016 年的 25%（2020 亿美元）上升到 2022 年的 30%（3260 亿美元），其生产企业主要集中在美国，其次为欧盟、日本。全球销售额排名前 10 位的制药公司均是化药、化学药生产企业，2016 年全球销售额最高的 10 家企业依次是：辉瑞、诺华、默沙东、罗氏、葛兰素史克、赛诺菲、强生、吉利德、艾伯维和阿斯利康。

随着化学新药开发难度的加大，新药产出持续走低，2016 年，全球批准的新药和生物药共 88 种，包括首次上市药物和重要的新产品线扩展产品。2016 年全球首次上市的新药和新生物共 44 种，同比减少 10.20%，比 2014 年减少 16 个。

2. 植物药迅速增长

根据世界卫生组织统计，全球有 80%左右的人口使用天然药物，世界天然药物市场每年以 20%～30%的幅度增长[③]，植物药市场的增速明显高于化学药品和生物药。世界植物药市场的整体增长速度为 10%～20%，欧洲为 10%～15%，美国为 20%～50%，日本为 15%[④]。韩国以高丽参为拳头产品，近年来出口增长迅速。中东及非洲地区植物药市场发展迅速，如沙特及也门年均增长 14.6%，阿联酋年均增

① 段薇. 我国中医药产业国际化推广项目［D］. 成都：西南财经大学，2010.

② 国家发展和改革委员会高技术产业司，中国生物工程学会. 中国生物产业发展报告（2017）［M］. 北京：化学工业出版社，2018.

③ 世界卫生组织：http://www.who.int/en

④ 可晓梅. 我国中药产业国际竞争力提升对策研究［D］. 青岛：中国海洋大学，2010.

长 12.1%，非洲为 12% 左右①。植物药市场的扩大为我国中药产品的出口提供了广阔空间。

在国际植物药市场中，占主导地位的是欧洲草药制剂和日韩汉方制剂。我国的中药产品的国际市场份额很低，特别是中成药，出口种类少、数量少，在国际市场中多为海外华人购买。过去我国出口的中药产品以中药材及饮片为主，近几年提取物的出口数量持续增长，已取代中药材及饮片成为主要出口品种。

二、我国中医药发展现状

2017 年 1～9 月，医药工业规模以上企业实现主营业务收入 22936.45 亿元（表 5-1），同比增长 11.70%，增速较上年同期提高 1.61%。化学药品的主营业务收入最高，为 10077.78 亿元，占比 43.94%；中药的主营业务收入次之，为 6140.73 亿元，占比 26.77%。在各子行业中，同比增速最快的是中药饮片加工，同比增速达 17.20%，高于医药工业同比增速 5.5 个百分点，化学药、中成药、生物药、医疗仪器、制药设备的同比增速均低于行业平均水平。

表 5-1　2017 年 1-9 月医药工业主营业务收入完成情况

行业	主营业务收入（亿元）	同比（%）	2016 年同期增速（%）
化学药品原料药制造	3827.88	14.13	9.31
化学药品制剂制造	6249.90	10.85	10.82
中药饮片加工	1592.60	17.20	12.45
中成药制造	4548.13	9.69	7.93
生物药品制造	2562.61	11.17	10.22
卫生材料及医药用品制造	1753.85	14.09	11.90
制药专用设备制造	134.27	9.86	5.34
医疗仪器设备及器械制造	2167.21	9.24	12.03
医药工业	22936.45	11.70	10.09

1. 中药生产企业

2017 年医药工业主营业务收入前 500 家企业中，有 142 家中成药生产企业和 23 家中药饮片生产企业。2017 年中成药生产企业创造工业总产值 35255101 万元，实现主营业务收入 26701467 万元，主营业务利润 12204444 万元。中药饮片生产企业创造工业总产值 3427647 万元，实现主营业务收入 1681095 万元，主营业务利润 982268 万元。

根据中商产业研究院大数据库统计数据，中药生产企业数量由 2004 年的 1484 家增加到 2016 年的 2777 家，增幅达 87.12%，中国医药集团、云南白药集团、天士力制药集团股份有限公司等多个中药生产企业年营业额超过 100 亿元，中国制药工业百强榜上中药企业约占 1/3。中药生产行业现有 61 家上市公司，2015 年营业收入达 1905.39 亿元，净利润达 264.66 亿元，其中营业收入过 100 亿的有 5 家，过 50 亿的有 10 家。

2. 中药大品种

根据米内网中国公立医疗机构终端竞争格局统计数据，2016 年销售过亿元的中成药产品有 500 余

---

① 可晓梅. 我国中药产业国际竞争力提升对策研究 [D]. 青岛：中国海洋大学，2010.

个，过 10 亿元的产品超过 50 个，还有多个中药大品种年销售额突破 30 亿元，如：山东丹红制药有限公司生产的丹红注射液，2016 年销售额达 60 亿元；广西梧州中恒集团股份有限公司生产的注射用血栓通销售额达 40 亿元；江西青峰药业有限公司生产的喜炎平注射液销售额为 30 亿元等。三七、人参、冬虫夏草等中药材的产值均超过 100 亿元，中药材和中成药均已形成具有市场影响力的品种。

三、中医药开展国际贸易的法律法规

中医药开展国际贸易相关的法律法规主要有《进口药材管理办法》《野生药材资源保护管理条例》《野生动植物进出口证书管理办法》《中华人民共和国濒危野生动植物进出口管理条例》等，各类法律法规对进出口的药材的制度及种类进行了相关规定。

1.《进口药材管理办法》

原国家食品药品监督管理局于 2005 年 11 月 24 日发布《进口药材管理办法（试行）》，对进口药材的申请与审批、登记备案、口岸检验及监督管理进行了说明和规定。为进一步加强进口药材监督管理，原国家食品药品监督管理总局组织对《进口药材管理办法（试行）》进行了修订，起草了《进口药材管理办法（修订稿）》，并于 2016 年 9 月 20 日发布，向全社会公开征求意见。《进口药材管理办法》的主要内容有：

（1）药材必须从允许药材进口的口岸或者允许药材进口的边境口岸进口。允许药材进口的边境口岸，只能进口该口岸周边国家或地区所产药材。

（2）进口药材申请包括首次进口药材申请和非首次进口药材申请。

（3）国家食品药品监督管理总局授权口岸或者边境口岸省级食品药品监督管理部门对首次进口药材实施进口审批，对符合要求的，发给一次性《进口药材批件》，有效期为 1 年。

（4）首次进口药材申请人取得《药材进口批件》后，应当从《进口药材批件》注明的到货口岸组织药材进口。申请人应当向口岸或者边境口岸食品药品监督管理部门登记备案，填报《进口药材报验单》，报送资料。

（5）非首次进口药材申请人直接向口岸或者边境口岸食品药品监督管理部门登记备案，填报《进口药材报验单》，报送资料。

2.《野生药材资源保护管理条例》

为保护和合理利用野生药材资源，国务院 1987 年 10 月 30 日发布《野生药材资源保护管理条例》，对野生药材资源的管理原则、国家重点保护的野生药材物种、野生药材的采猎规则、野生药材资源保护区的建立和管理、野生药材的经营管理和出口，野生药材的价格、等级标准、奖励和处罚等作了规定。主要相关内容有：

（1）一级保护野生药材物种属于自然淘汰的，其药用部分由各级药材公司负责经营管理，但不得出口。

（2）二、三级保护野生药材物种的药用部分，除国家另有规定外，实行限量出口。实行限量出口和出口许可证制度的品种，由国家医药管理部门会同国务院有关部门确定。

3.《野生动植物进出口证书管理办法》

为了规范野生动植物进出口证书管理，国家林业局、海关总署于 2014 年 5 月 1 日联合发布《野生动植物进出口证书管理办法》。主要相关内容有：

（1）依法进出口野生动植物及其产品的，实行野生动植物进出口证书管理。野生动植物进出口证书包括允许进出口证明书和物种证明。

（2）进出口列入《进出口野生动植物商品目录》（以下简称《商品目录》）中公约限制进出口的濒危野生动植物及其产品、出口列入《商品目录》中国家重点保护的野生动植物及其产品的，实行允许进出口证明书管理。

进出口列入前款商品目录中的其他野生动植物及其产品的，实行物种证明管理。

（3）禁止进出口列入国家《禁止出口货物目录》的野生动植物及其产品。

（4）进出口商品目录中的野生动植物及其产品的，应当向海关主动申报并同时提交允许进出口证明书或者物种证明，并按照允许进出口证明书或者物种证明书规定的种类、数量、口岸、期限完成进出口活动。

4.《中华人民共和国濒危野生动植物进出口管理条例》

为了加强对濒危野生动植物及其产品的进出口管理，保护和合理利用野生动植物资源，履行《濒危野生动植物种国际贸易公约》，中华人民共和国国务院 2006 年 4 月 29 日颁布了《中华人民共和国濒危野生动植物进出口管理条例》。主要相关内容如下：

（1）禁止进口或出口公约禁止以商业贸易为目的进出口的濒危野生动植物及其产品。禁止出口未定名的或者新发现并有重要价值的野生动植物及其产品以及国务院或者国务院野生动植物主管部门禁止出口的濒危野生动植物及其产品。

（2）进出口或者出口公约限制进出口的濒危野生动植物及其产品，出口国务院或者国务院野生动植物主管部门限制出口的野生动植物及其产品，应当经国务院野生动植物主管部门批准。

（3）进口或出口濒危野生动植物及产品的，必须满足《中华人民共和国濒危野生动植物进出口管理条例》中的相关规定。

（4）进口或者出口濒危野生动植物及其产品的，申请人应当向其所在地的省、自治区、直辖市人民政府野生动植物主管部门提出申请，并提交申请材料。

（5）申请人取得国务院野生动植物主管部门的进出口批准文件后，应当在批准文件规定的有效期内，向国家濒危物种进出口管理机构申请核发允许进出口证明书。

2018 年 3 月 19 日中华人民共和国国务院令第 698 号，将《中华人民共和国濒危野生动植物进出口管理条例》第十条修改为："进口或出口濒危野生动植物及其产品的，申请人应当按照管理权限，向其所在地的省、自治区、直辖市人民政府农业（渔业）主管部门提出申请，或者向国务院林业主管部门提出申请，并提交申请材料。"

第二节　中药产品的国际贸易现状

2017 年中药类产品的进出口总额为 463405.77 万美元，其中出口额 339929.56 万美元，进口额 123476.21 万美元（图 5-1）。中药材及饮片的进出口总额为 139990.99 万美元，其中出口额 113914.12 万美元，进口额 26076.87 万美元。中药提取物的进出口总额 261644.63 万美元，其中出口额 201010.20 万美元，进口额 60634.43 万美元。中成药的进出口总额为 61770.15 万美元，其中出口额 25005.24 万美元，进口额 36764.91 万美元。2017 年中药类产品的贸易竞争力指数[①]为 0.47，中药材及饮片的贸易竞争力指数为 0.63，提取物的贸易竞争指数为 0.54，中成药的贸易竞争力指数为 -0.19。在国际贸易中，我

---

① 贸易竞争力指数（Trade Competitiveness，TC）是指某个国家某种商品的净出口额与该商品进出口总额的比率。TC 指数在 -1～1 之间，其值越接近 0 表示竞争力越接近国际平均水平，大于 0 表示该国是第 i 种产品的净出口国，第 i 种产品的生产效率高于国际水平，具有贸易竞争优势，其值越接近 1 表示贸易竞争力越强；小于 0 表示该国是第 i 种产品的净进口国，第 i 种产品的生产效率低于国际水平，处于贸易竞争劣势，越接近 -1 表示贸易竞争力越弱。

国中药类产品的国际贸易竞争较强，但 3 类产品的贸易竞争力差异较大，中药材及饮片和提取物在国际贸易中具有强竞争力，但中成药的贸易竞争力小于 0，在国际贸易中处于弱竞争力状态。

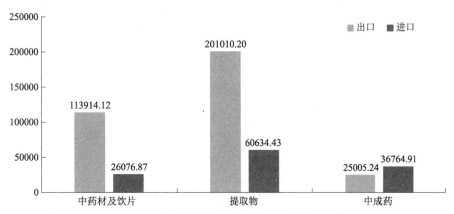

图 5-1　2017 年中药类产品进出口额（单位：万美元）

2017 年，我国中药产品的进出口总量 473138.50 吨，其中出口量 315452.22 吨，进口量 157686.28 吨。2017 年，中药材及饮片进出口总量 314455.33 吨，其中出口量 223471.52 吨，进口量 90983.81 吨；提取物进出口总量 119934.08 吨，其中出口量 79651.58 吨，进口量 40282.50 吨；中成药进出口总量 38749.09 吨，其中出口量 12329.12 吨，进口量 26419.97 吨。

中药产品的出口单价整体上高于进口单价，2017 年出口单价为 10.78 美元/千克，进口单价为 7.83 美元/千克（图 5-2）。提取物的进出口单价最高，中药材及饮片的进出口单价最低。中药材平均出口单价为 5.19 美元/千克，同比下降 10.72%，平均进口单价 2.87 美元/千克，同比增长 14.15%。

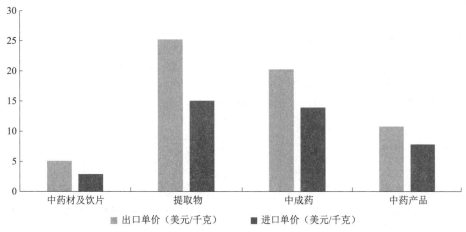

图 5-2　2017 年中药产品的进出口单价（单位：美元/千克）

一、亚洲仍为进出口主要地区

2017 年，我国向亚洲地区出口中药材 18.54 万吨，出口额 9.71 亿美元，占我国中药材出口总额的 80%。其中，日本、韩国是亚洲地区的主要出口市场，主要出口品种有人参、枸杞子、茯苓、半夏、地黄等。2017 年日本成为我国中药材出口的第一大市场，出口占比达 21.67%。我国对欧洲、北美洲等地区的出口占比则相对较小（表 5-2）。

我国从亚洲地区进口中药材 8.26 万吨，占我国中国药材进口总量的 90.77%；进口额 1.64 亿美元，占我国中药材进口总额的 62.79%。亚洲地区的主要货源国家为泰国、印度尼西亚和伊朗等，主要进口品种有龙眼、番红花、乳香、没药、血竭等。

表 5-2　2017 年中药材出口市场统计

地区	出口数量（万吨）	出口额（万美元）	出口数量占比（%）	出口额占比（%）
亚洲	18.54	97143.70	82.95	85.28
欧洲	1.86	9102.19	8.32	7.99
北美洲	0.96	4897.65	4.30	4.30
非洲	0.74	1337.16	3.31	1.17
大洋洲	0.12	932.69	0.54	0.82
拉丁美洲	0.13	500.73	0.58	0.44
全球合计	22.35	113914.13	100	100

二、出口药材质量好转

2017 年，我国出口药材整体质量继续提升。全年中药材质量问题被日本、美国、欧盟和韩国扣留退回 44 次，相比 2016 年的 56 次、2015 年的 103 次大幅减少。其中人参因《中国药典》2015 年版中增加了农残限量规定，出口质量改善尤为明显。2015 年人参出口退回或扣留次数为 15 次，2016 年下降至 9 次，到 2017 年全年无扣留和退回情况（含人参粉和人参提取物）。干枣因《中国药典》2015 年版中添加不安全添加物、色素和糖精等要求、被扣留和退回情况也大有好转，2016 年 14 次，2017 年下降到 3 次。

2017 年，出口中药材因农药残留被退回次数有所下降，从 2015 年的 31 次下降到 21 次。需要注意的是枸杞子，2017 年被退回 10 次之多，亟待建立无公害种植技术体系来保障枸杞子药材质量。

三、提取物出口额持续增长

2017 年，我国提取物的出口额占中药产品出口总额的 59.13%，出口量占中药产品出口总量的 25.25%。提取物具有体积小、单价高、标准化程度高等特点，且不容易出现重金属、农残超标的问题，在国际贸易中的认可度逐渐提高，未来提取物有成为主要出口中药产品的趋势。

提取物出口额最大的十个品种为：薄荷醇、桉叶油、甘草酸盐类、银杏液汁及浸膏、甘草酸粉、芸香苷及其衍生物、甘草液汁及浸膏、柠檬油、肌醇、橙油，这十个品种的出口额之和为 47362.29 万美元，占提取物出口总额的 23.56%（表 5-3）。提取物的进出口多统计在"其他植物液汁及浸膏"和"其他天然或合成再制的苷及其盐等"编码项下，这两个编码下统计的提取物出口额分别占提取物出口总额的 36.18% 和 19.33%。

表5-3　2017年提取物出口额最大的十个品种

品种	出口额（万美元）	出口额占比（%）	出口量（吨）	出口量占比（%）
薄荷醇	14518.85	7.22%	7429.97	9.33%
桉叶油	15171.92	7.55%	9822.192	12.33%
甘草酸盐类	4127.97	2.05%	418.013	0.52%
银杏液汁及浸膏	4023.22	2.00%	420.12	0.53%
甘草酸粉	470.4	0.23%	213.604	0.27%
芸香苷及其衍生物	3382.01	1.68%	759.713	0.95%
甘草液汁及浸膏	1582.23	0.79%	2208.108	2.77%
柠檬油	947.39	0.47%	1634.879	2.05%
肌醇	3022.95	1.50%	5752.551	7.22%
橙油	115.35	0.06%	138.398	0.17%

第三节　参类产品国际贸易竞争力分析

　　人参为五加科植物人参 *Panax ginseng* C.A.Mey.的干燥根和根茎，主要分布于中国、韩国、朝鲜、俄罗斯，种植以中国和韩国为主。西洋参为五加科植物西洋参 *Panax quinquefolius* Linn. 的干燥根，主要分布在加拿大和美国，中国也有部分种植[1]。在国际贸易中，人参制品的 HS 编码为 121120（表 5-4），其下又分西洋参（12112010）、野山参（12112020）、其他鲜人参（12112091）、其他干人参（12112099）[2]。本节所用统计数据来源于联合国商品贸易统计数据库（United Nations Commodity Trade Statics Database，UN Comtrade），该数据库统计的国际贸易数据最多精确到 6 位 HS 编码，没有对参类产品进出口种类做进一步细分。

表5-4　HS 编码下的人参产品分类

HS 编码	名称
12112010	鲜或干的西洋参（不论是否切割、压碎或者研磨成粉）
12112020	鲜或干的野山参（不论是否切割、压碎或者研磨成粉）
12112091	其他鲜人参（不论是否切割、压碎或者研磨成粉）
12112099	其他干人参（不论是否切割、压碎或者研磨成粉）

---

[1] 辛敏通，阙灵，唐晓晶，等. 参类产品国际贸易竞争力研究 [J]. 中草药，2017，48（23）：5057-5062.

[2] 郑策，全颖，张旭，等. 基于 CMS 模型的中国人参资源出口效应分析 [J]. 中国农业资源与区划，2014，35（6）：108-114.

一、国际贸易现状

1. 全球参类产品进出口现状

2008~2017 年，参类产品的国际贸易额呈上涨趋势，从 2008 年的 23953.19 万美元上涨至 2017 年的 51940.08 万美元，涨幅 116.84%，年均复合增长率达 8.98%。2008~2017 年，参类产品国际贸易量略有上涨，从 2008 年的 6439.42 吨上涨至 2017 年的 9071.15 吨，涨幅 40.87%。虽然整体上国际贸易量呈上涨趋势，但在 2009~2013 年国际贸易量持续下降，2014 年后国际贸易量才开始缓慢回升（图 5-3）。比较 2008~2017 年参类产品的国家贸易单价，其波动情况呈先上涨后下跌趋势，2008~2014 年参类产品的国际贸易单价从 37.20 美元/kg 上涨至 97.34 美元/千克，2014~2017 年参类产品的国家贸易单价从 97.34 美元/千克下跌至 57.26 美元/千克。

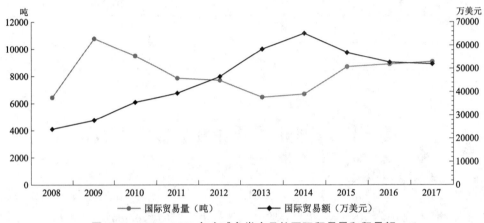

图 5-3　2008-2017 年全球参类产品的国际贸易量和贸易额

注：全球参类产品的国际贸易量和国际贸易额按各国出口至全球的数值统计

2. 我国参类产品的国际贸易现状

2017 年，我国参类产品出口至 38 个国家地区，出口额 1360.93 万美元，出口数量 2872.77 吨。从我国进口参类产品最多的 5 个国家（地区）依次是：日本、中国香港[①]、德国、美国和意大利（图 5-4），出口至这 5 个国家（地区）的参类产品占 2017 年我国参类产品出口总量的 81.81%。2017 年我国参类产品的出口均价为 47.37 美元/千克，其中出口至 21 个国家（地区）的单价高于均价，出口至 17 个国家（地区）的单价低于均价。我国出口至澳门地区的参类产品单价最高，达 222.72 美元/千克；其次是出口至以色列的单价，为 129.64 美元/千克；出口至亚美尼亚的单价最，仅 12.32 美元/千克。

2017 年，我国从 5 个国家进口参类产品，进口额 5261.55 万美元，进口数量 931.99 吨，这 5 个国家依次是加拿大、美国、韩国、朝鲜和瑞士（图 5-5）。我国进口参类产品的单价为 56.46 美元/千克，其中从瑞士（400.50 美元/千克）、韩国（285.64 美元/千克）、朝鲜（113.77 美元/千克）、美国（85.86 美元/千克）进口参类产品的单高于均价，从加拿大进口参类产品的低于进口均价（34.46 美元/千克）。同时加拿大还是我国进口参类产品最多的国家，2017 年我国从加拿大进口 719.21 吨参类产品，占当年我国参类产品进口总量的 77.12%。

---

① 注：在 UNCOMTRADE 的库中，将中国、中国香港和中国澳门分开列出，且多数药材从香港开展转口贸易，故在本节的统计中，将香港列为从中国进口药材的地区；澳门地区不产人参，故也将澳门列为从中国进口药材的地区。

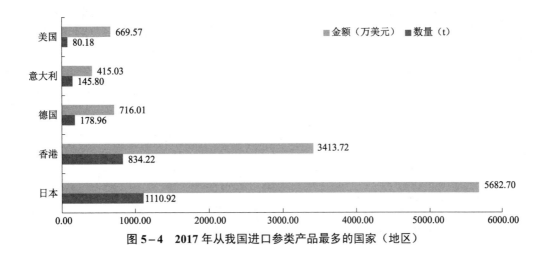

图5-4 2017年从我国进口参类产品最多的国家（地区）

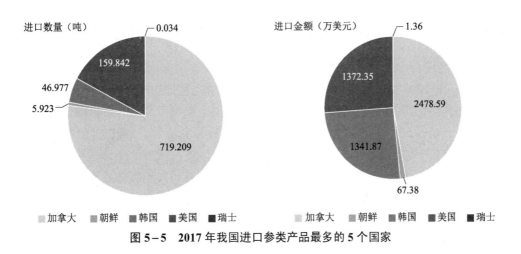

图5-5 2017年我国进口参类产品最多的5个国家

二、国际竞争力分析

分析某一产业或产品的国际竞争力普遍使用国际市场占有率、贸易竞争力指数、显示性比较优势指数等评价指标，由于每种指标都存在一定的局限性，为了客观分析我国参类产品的国际竞争力，我们选择国际市场占有率、贸易竞争力指数、显示性比较优势指数综合分析我国参类产品的国际竞争力。

1. 国际市场占有率

国际市场占有率（International Market Share，IMS）是指一国的出口总额占世界出口总额的比重，其计算公式为 $IMS_{ij}=X_{ij}/X_{wj}$，其中 X_{ij} 为 i 国 j 产品的出口额，X_{wj} 为全球 j 产品的出口额。该指标直接反映某产业（产品）国际竞争力或竞争地位的变化，IMS 值越大表示出口竞争力越强。

比较加拿大、美国、韩国、英国、中国参类产品的国际市场占有率（表 5-5），加拿大和中国参类产品的国际市场占有率相差不大，在 35% 左右，但 2008～2017 年我国参类产品的国际市场占有率没有明显变化，而加拿大参类产品的国际市场占有率有略微上升的趋势。韩国参类产品的国际市场占有率有下降趋势，从 2008 年的 23.00% 下降至 2017 年的 16.34%。2008～2017 年美国参类产品的国际市场占有率不稳定，基本在 10% 左右波动。英国参类产品的国际市场占有率较小，但比较稳定的在 0.07% 左右。

表 5-5　2008~2017 年中国、加拿大、韩国、美国、英国参类产品的国际市场占有率

时间	中国	加拿大	韩国	美国	英国
2008	0.3167	0.2768	0.2300	0.0822	0.0007
2009	0.2351	0.3016	0.2309	0.1690	0.0006
2010	0.2370	0.3177	0.2169	0.1780	0.0007
2011	0.2838	0.1866	0.3401	0.1199	0.0010
2012	0.3246	0.3344	0.1805	0.1100	0.0005
2013	0.3033	0.3019	0.1825	0.1551	0.0004
2014	0.3117	0.3577	0.1650	0.1187	0.0007
2015	0.3177	0.3782	0.1492	0.0984	0.0006
2016	0.4256	0.3439	0.0973	0.0824	0.0007
2017	0.3479	0.3394	0.1634	0.1077	0.0006

2. 各国参类产品的国际贸易竞争力指数

2017 年参类产品出口数量最大的 5 个国家依次是加拿大、中国、美国、韩国和英国，这 5 个国家参类产品的出口量占全球参类产品贸易量的 94.96%，出口额占全球参类产品贸易额的 95.92%。比较这 5 个国家 2008~2017 年的贸易竞争力指数（表 5-6），韩国的参类产品具有最强的国际贸易竞争力，其次是加拿大、美国、英国，中国的参类产品最不具有国际贸易竞争力。2008~2017 年，我国参类产品一直处于弱国际贸易竞争力状态，且国际贸易竞争力不稳定，没有明显的变动趋势；韩国参类产品的国际贸易竞争很强，远高于国际平均水平，且其国际贸易竞争力有越来越强的趋势；加拿大的参类产品具有较强的国际贸易竞争力，其生产效率高于国际平均水平，但没有明显的变动趋势；美国的参类产品国际贸易竞争力不稳定，整体上其贸易竞争力有变弱的趋势；英国的参类产品贸易竞争较弱，且其竞争力有进一步下降的趋势。

表 5-6　2008~2017 年中国、加拿大、韩国、美国、英国参类产品的国际贸易竞争力指数

时间	中国	加拿大	韩国	美国	英国
2008	-0.2287	0.7811	0.9361	0.0406	-0.6319
2009	-0.3227	0.8363	0.9590	0.4899	-0.7467
2010	-0.2998	0.8630	0.9687	0.5742	-0.8891
2011	-0.2697	0.7258	0.9947	0.3636	-0.9212
2012	-0.0976	0.8638	0.9908	0.2119	-0.8799
2013	-0.3060	0.8483	0.9851	0.4754	-0.7257
2014	-0.1788	0.8569	0.9908	0.4200	-0.1881
2015	-0.3288	0.8266	0.9906	0.1827	-0.3902
2016	-0.1512	0.8079	0.9879	-0.0791	-0.3689
2017	-0.1830	0.8215	0.9861	0.1837	-0.8549

3. 显示性比较优势指数

显示性比较优势指数（Revealed Comparative Advantage Index，RCA）最早由美国经济学家贝

尔·巴拉萨于 1965 年提出，旨在定量地描述一个国际内各个产业（产品）相对出口的表现，是衡量一国产品或产业国际竞争力最具有说服力的指标，其表达式为 $RCA_{ij}=(X_{ij}/X_{it})/(X_{wj}/X_{wt})$，其中 X_{ij} 为 i 国 j 产品的出口额，X_{it} 为 i 国所有产品的出口额，X_{wj} 为全球 j 产品的出口总额，X_{wt} 为全球所有产品的出口总额。RCA 指数反映某国某产品的出口贸易强度和专业优势。RCA>1，说明某国某产品的出口额在本国出口总额中所占比重超过全球某产品出口额占全球出口总额的比重，即该国在某产品的生产上具有比较优势，具有较强的出口竞争力。RCA 的值越大，表示优势越明显；值越小，表示劣势越明显。当RCA=0 时，表示某国在该产品上没有出口。

　　表 5-7 为 2008～2017 年中国、加拿大、韩国、美国和英国参类产品的显示性比较优势指数。加拿大在参类产品的国际贸易中最具有比较优势，其次为韩国，英国的参类产品最缺乏比较优势。基本上，中国、加拿大、韩国和美国参类产品的 RCA 指数都大于 1，表示这四个国家在参类产品的国际贸易中均具有比较优势。2008～2017 年，中国、韩国的参类产品在国际贸易中的比较优势有下降趋势，而加拿大的参类产品在国际贸易中比较优势呈上涨趋势。

表 5-7　2008～2017 年中国、加拿大、韩国、美国、英国参类产品的显示性比较优势指数

时间	中国	加拿大	韩国	美国	英国
2008	2.7497	9.5086	8.5302	0.9896	0.0219
2009	1.8763	11.7015	7.7666	1.9560	0.0205
2010	1.8000	12.3571	6.9904	2.0943	0.0237
2011	2.1680	7.4522	11.0212	1.4552	0.0357
2012	2.2941	13.2323	5.9196	1.2791	0.0197
2013	2.0574	12.3095	6.0700	1.8302	0.0139
2014	2.0127	13.9386	5.3308	1.3570	0.0246
2015	1.8376	14.9065	4.5649	1.0552	0.0201
2016	2.5378	13.7817	3.0630	0.8859	0.0256
2017	1.9760	12.8927	4.5526	1.1136	0.0230

三、讨论及结论

　　中国、加拿大、韩国和美国是国际上参类产品的主要出口国，虽然 2017 年英国参类产品的出口额位世界第 5，但其出口额和出口量远低于中国、加拿大、美国和韩国参类产品的出口额和出口量。韩国和中国出口的参类产品以人参为主，美国和加拿大出口的参类产品以西洋参为主。

1. 韩国和中国的参类产品

　　中国人参资源丰富，出口的人参有栽培时间超过 10 年的林下参和栽培时间不超过 6 年的园参，而韩国出口的人参（俗称"高丽参"）基本上栽培时间不超过 6 年。比较两国参类产品的贸易竞争力发现，韩国参类产品的 TC 指数和 RCA 指数均高于我国的参类产品，特别是 RCA 指数远高于我国参类产品的 RCA 指数，但我国参类产品的国际市场占有率高于韩国参类产品的国际市场占有率。形成这种竞争格局的原因在于韩国一直致力于发展高丽参产业，且在人参文化、宣传、质量标准和产业政策等方面的建设上领先我国，且韩国已经形成了高丽参品牌，可在国际竞争中发挥品牌优势。就人参资源而言，韩国耕地面积小，人参资源并不具有优势，因此国际市场占有率低于我国。

2. 加拿大和美国的参类产品

美国和加拿大是全球西洋参的两个主要出口国，但加拿大参类产品的国际市场占有率、TC 指数和 RCA 指数均高于美国的参类产品，特别是 RCA 指数高于美国参类产品 RCA 指数近 10 倍。两个因素导致这种竞争格局的形成，一是加拿大凭借西洋参的资源优势，不断发展壮大该产业，提高其国际竞争力；另一方面美国虽然是参类产品的主要出口国，但其产业多元化程度高且重点发展高精尖产业，在参类产业的发展上投入较少，因此其参类产业国际竞争力弱于加拿大。

3. 结论

整体上，我国的参类产品虽然具有较高的国际市场占有率，但与韩国、加拿大的参类产业相比不具有比较优势，与美国、英国的参类产业相比具有比较优势。按照李嘉图的比较优势理论，我国应该从韩国和加拿大进口参类产品，向美国和英国出口参类产品。

为提升我国参类产品的国际竞争力，充分发挥我国参类产品的资源优势，可以借鉴韩国发展其人参产业的经验，从文化宣传、标准化生产、产业政策扶持等方面着手，打造我国人参品牌，提升产品质量，从而提高产品国际竞争力。

第四节　中药产品国际贸易现状评价及建议

通过对 2017 年中药产品出口现状的分析，总结我国中药产品的国际贸易现状；通过对 2008～2017 年参类产品国际竞争力的分析，总结我国主要出口中药产品在国际贸易面临的问题，以参类产品在国际贸易中存在的问题，以小见大，提出提升我国中药产品国际竞争力的建议。

一、中药产品国际贸易现状评价

1. 中国仍是中药资源的输出国

我国出口中药产品的数量、种类及覆盖范围都远远大于进口，2017 年在 52 个 HS 编码下统计到中药材及饮片的出口，但仅在 39 个 HS 编码下统计到中药材及饮片的进口；2017 年在 11 个 HS 编下统计到中成药的出口，但统计到中成药进口的 HS 编码仅 3 个[①]。参类产品是我国最主要的中药出口产品，2018 年美国宣布加征关税的商品名单中，涉及中药产品的仅有西洋参。我国虽然与加拿大参类产品的市场占有率相似，但 TC 指数和 RCA 指数均远低于加拿大和韩国的参类产品，说明我国的参类产品出口不具有专业优势，多为资源输出型出口。在中药材及饮片的国际贸易中，民营企业的出口额持续增加，国有企业的市场的份额逐年下降。2017 年，民营企业在中药材及饮片出口市场中所占份额为 70.76%，同比略有下滑，与 2015 年持平，占据出口份额之首；国有企业市场份额上升至 16.34%；三资企业市场份额同比持平[②]。

2. 贵细中药材进出口占比逐渐提升

2017 年，我国中药材十大出口品种为：人参、枸杞子、肉桂、红枣、茯苓、冬虫夏草、半夏、当归、党参、西洋参，以药食两用品种为主；出口额同比增长 14.08%，占我国中药材出口总额的 44%。

---

① 工业和信息化部.2017 年中国医药统计年报。

② 中华人民共和国商务部.2017 年中药材流通市场分析报告。

我国中药材十大进口品种为：龙眼、西洋参、鹿茸、乳香、番红花、人参、甘草、加纳籽、龟壳（龟甲）等、石斛；进口额同比增长 61.07%，占我国中药材进口总额的 93.13%。其中，鹿茸、人参、西洋参、番红花 4 种贵细中药材进口额同比大幅增加，占 2017 年中药材进口额的 39.04%，值得注意的是，传统进口大品种甘草的进口量和进口额同比大幅减少约 40%。

3. 国际贸易竞争力有待提高

整体上我国的中药产品在国际上具有贸易竞争力，但附加值更高的中成药 TC 指数小于 0，不具有贸易竞争力。比如人参，自唐代人参就已出现在中国外贸品的名单中，17 世纪初与朝鲜有了人参贸易[①]，但现在韩国产人参在国际贸易中更具有竞争力。2017 年，人参出口额是进口额的 8 倍，但出口价格却是进口价格的 14.33%；人参出口量微弱上升，进口量大幅度增长，进口量同比增长高达 137.58%；人参出口平均价格为 51.84 美元/kg，同比下降 27.32%，出口价格低于国内人参统货交易价。而人参进口平均价格却高达 361.81 美元/kg，同比增长 4.85%。进出口单价的差异表明，我国人参产业出口主要是以原料为主，量大但附加值低；而进口人参则主要是价值高的精加工产品，量小但附加值高。

二、提高我国中药产品国际贸易竞争力的发展建议

1. 开展中药产品的标准化研究

国际竞争有三个层次，第一个层次是价格和质量竞争，通过生产物美价廉的商品获得市场占有率；第二个层次是专利技术竞争，通过专利技术获得竞争优势；第三个层次是标准和制度竞争，将本国的技术标准办成国际通行标准，近而从根本上垄断国际市场。我国的中药产品大多数处在第一层次和第二层次的国际竞争中，唯有人参和三七是由我国主导制定了 ISO 标准。韩国、日本拥有更多关于黄芪、人参、茯苓等中药大品种的国际专利。为提升我国中药产品的国际竞争力，企业和科研院所应加大中药产品的标准化研究，积极参与国际标准制定。

2. 培育中药大品牌

我国出口的中药产品缺乏"品牌"效应，谈及日本的"汉方"产品多数人会想到津村株式会社（已是最大的中药出口企业）、说到韩国人参很容易想到"正官庄"人参。我国虽然是中药出口大国，但还没有形成有影响力的大品牌。2017 年我国参类产品的国际市场占有率为 34.79%，韩国参类产品的国际市场占有率为 16.34%，但是韩国参类产品的 TC 指数和 RCA 指数都远高于我国的参类产品，表明我国的参类产品虽然出口量大，但并不具备较强的竞争优势。参类产品的国际竞争力现状并不是个例，其他中药产品也存在同样的问题。

3. 加强中医药文化的国际交流及发展

朝鲜、日本等国中医药的起源与发展均来自于与中国的文化交流与访问。西方国家的中医药管理体制长期以来都是采用西医西药的理论体系，导致对中医药采取不信任与排斥的态度。而针灸以其良好的功效，在国际上得到了广泛认可。通过开展中医药的文化交流，有助于各国人民了解中医药的理论体系，从而接受和认可中药产品。目前中医药国际专业化人才匮乏，特别是海外中医药从业人员参差不齐，加强培养外向型的中医药人才，重视中医药术语翻译、规范化研究，通过文化交流促进世界各国了解中医药理论、中医药哲学、中医药文化等，进而接受中医药学，有助于增加国际社会中药产品的认可，特别是对中成药的认可。

①　辛敏通，阙灵，唐晓晶，等. 参类产品国际贸易竞争力研究 [J]. 中草药，2017，48（23）：5057－5062.

第六章　中药资源的产业发展

第一节　中药产业的概况

一、中药产业链及核心要素

1. 中药产业的产业链

中药产业链是指在中药产品（中药饮片、中成药、功能性食品、保健品等）的生产加工过程中，从中药材种植到中药产品到达消费者手中所包含的各个环节所构成的产业链条。它包括中药材产业、中药饮片加工业、中成药制造业和中药流通业四个主体环节，其中中药材产业、中药饮片加工业和中成药制造业分别是产业链的上、中、下游，中药流通业作为非生产环节位于中药产业链的高端部位，贯穿整条产业链的始终。中药材是生产中药饮片和中成药的原材料，是中药产业发展的基础。中药饮片加工是指对采集的天然或人工种植、养殖的植物和动物中草药进行加工、处理的活动。中成药制造是指直接用于人体疾病防治的传统药物的加工生产，包括用中药传统制作方法制作的各种蜜丸、水丸、冲剂、糖浆膏药；用现代药物制剂技术制作的中药片剂、针剂、胶囊、口服液等专科用药。中药饮片和中成药生产是中药产业的核心，是实现中药材原料向饮片、药品转变的必要过程。最后，这些药品通过特定的流通渠道最终到达中药消费者的手中。

2. 中药产业的核心竞争因素

（1）品牌要素：医药产业中产品的差异主要表现在药品适应证、药品质量、药品包装、药品外形、药品疗效及售后服务上，它降低了同一产业内不同企业的产品之间的可替代性，从而使客户对特定企业的产品产生忠诚度，这是形成品牌的基础。买方"先入为主"的观念和现有厂商创立"先发优势"，往往使新进入的品牌在改变消费者的购买习惯并建立起对自己药品的忠诚方面支付高昂代价，这些额外费用构成了该领域的品牌壁垒。优质的中药意味着过硬的品质、可靠的疗效、患者和医生的高度信赖，新的竞争者树立品牌必须经过漫长的市场考验。

（2）技术实力：中药制造行业是技术密集型行业，我国中药享受着国际通行专利制度和国家政策的双重保护。中药生产企业在完成新药研制后，可以申请药物配方（组合物）专利，二十年内拥有该配方药品的独家生产权。若满足相关条件，还可申请成为中药保护品种。中药保护品种可享受长则三十年，短则七年的行政保护（可延期），其他企业不得在保护期内生产该药品。我国中药生产企业可通过多种途径对产品进行排他性保护，可以延长其产品的保护期限，加大了竞争对手通过仿制其产品的方式进入市场的难度。

（3）资金实力：医药行业是高投入、高产出的资金密集型行业。一项新药或制备方法的专利申请，前期需投入巨额的研发费用；中药生产现代化进程促使中药产业的技术装备水平迅速提高，因此新建或改建中药车间需要较大的资金投资规模；另外，由于中药服用者的用药习惯比较稳定，对已使用产品忠诚度较高，新的中药产品在品牌创立、销售网络的形成以及获得消费者的认可并确立其声誉地位需要经历一个漫长的过程，从而需要在营销方面进行大规模的投资。

（4）人才实力：中药行业对人才素质要求较高，新产品研发和注册、质量标准制定、生产、供应链管理、市场研究调查、市场策略执行和销售管理等方面，都是需要大量经过专业教育同时又具有长期的学习、工作热情的专业人才，所以人才壁垒构成新进入者的障碍，新的竞争者必须要有深厚的人力资源储备。

二、中药产业的发展现状

1. 我国中药行业总体状况

根据工信部发布的《2017 年 1～9 月医药工业主要经济指标完成情况》（工信部公布至 2017 年前三季度），2017 年 1～9 月，规模以上医药工业增加值同比增长 11.60%，增速较上年同期提高 1.2 个百分点，高于全国工业整体增速 4.90 个百分点，位居工业全行业前列。收入方面，医药工业规模以上企业实现主营业务收入 22936.45 亿元，同比增长 11.70%，增速较上年同期提高 1.61 个百分点。其中，中药饮片加工行业实现营业收入 1592.60 亿元，同比增速 17.20%，中成药制造业实现主营业务收入 4548.13 亿元，同比增速 9.69%，略低于医药工业平均增长率 1.91 个百分点。

在盈利能力方面，2017 年 1～9 月中药产业利润总额均实现平稳较快增长，医药工业规模以上企业实现利润总额 2557.26 亿元，同比增长 17.54%，增速较上年同期提高 1.90 个百分点。其中中药饮片加工业实现利润总额 110.89 亿元，同比增加 18.32%；中成药制造业实现利润总额 499.50 亿元，同比增加 10.89%。总体来看，中药工业总产值从 1996 年的 234 亿元增加到 2016 年的 8653 亿元，占医药工业总产值的比例从 1/5 增加到 1/3，中医药产品和服务加快走向世界，中医药大健康产业规模已超过万亿元，并在带动农民增收、保护生态环境、促进区域发展、支撑医改实施等多方面发挥了重大作用。

2. 中药在医药行业中的地位及子行业的比重

中药作为我国民族医药的产业，长期以来都是我国医药政策扶持的重要领域。随着多年来我国经济的高速发展，中药产业保持了良好的发展势头，已成为国民经济和社会发展中一项具有较强发展优势和广阔前景的战略性产业，在目前中国整个医药行业中具有重要的地位。从整体医药行业的结构看，截至 2016 年，整个医药行业中，中药行业的销售收入（中药饮片+中成药）约占 29%。

从中药行业的结构来看，在中药行业内中成药的工业产值约占整个中药行业总产值的 80%。近年来虽然中药饮片加工行业保持持续增长的势头，但是销售收入还不及中成药行业，未来还有拉开差距的势头。

3. 我国中药产业的发展趋势

我国中药产业的趋势是运用现代科学技术方法和制药手段，开发现代中药新药及天然药物，并实现产业化，发挥中医药特点优势，满足国内外回归自然、崇尚天然药物的需求。国家中医药管理局印发的《中医药发展"十三五"规划》（以下简称《规划》）提出了包括大力发展中医医疗服务、加快发展中医养生保健服务、推进中医药继承创新、加强人才队伍建设、弘扬中医药文化、拓展中医药服务新业态、推进中药保护和发展、推进治理体系和治理能力现代化、积极推动中医药海外发展等中医药发展九大重点任务，大力扶持中医药的发展。《规划》指出，到 2020 年，实现人人基本享有中医药服务。中医药医疗、保健、科研、教育、产业、文化发展迈上新台阶，标准化、信息化、产业化、现代化水平不断提高。健康服务可得性、可及性明显改善，中医药防病治病能力和学术水平大幅提升，人才培养体系基本建立，中医药产业成为国民经济重要支柱之一，中医药对外交流合作更加广泛，符合中医药发展规律的法律体系、标准体系、监督体系和政策体系基本建立，中医药管理体制更加健全，为建设健康中国和全面建成小康社会做出新贡献。《规划》提出开展对恶性肿瘤、心脑血管疾病、重大传染病、免疫性疾病、代谢性疾病、老年性疾病、精神心理与心身疾病、病毒性疾病、消化系统疾病、寄生虫病、妇儿疾病防治研究。开展基于经典名方、院内制剂与成分清楚、疗效确切的新药（含民族药）研发以及药食两用健康产品研发。值得注意的是，《规划》鼓励兴办只提供传统中医药服务的中医门诊部和中医诊所。改革中医学师承和确有专长人员执业资格准入制度，允许取得乡村医生执业证书的中医药一技之长人员在乡镇和村开办中医诊所。到 2020 年，所有社区卫生服务机构、乡镇卫生院和 70%的村卫生室具备中医药服务能力。我国医药行业贯彻"科技兴药"方针，积极推进中药研究、开发及生产方面的标准化和现代化。目前我国中药行业整体技术水平处于从传统中药生产到采用现代工艺生产的过渡期。中药企业的技术工艺水平已有显著提高，在未来一段时间内，标准化与现代化将成为中药产业发展的主题，在此又可以分为四个基本方向。

①挖掘中药物质体系的内涵是现代医学的核心：中药材和中药复方制剂发挥治疗效果的物质基础是其化学成分。无论是中草药材，还是中草药复方制剂，从现代科学角度来看，均是复杂体系。对于复杂体系必须采用多种高新科技的手段来表征其不同的特性，现行的中药材质量标准中列入了显微鉴别、理化鉴别、含量测定等多种方法，但尚不足以解决其复杂性。目前国际上通过对其体系化学成分的物理指标的表征，将物质体系的内涵表达出来，从而达到对体系的整体描述。随着对中药药效的深入研究，人们越来越清楚地认识到中药的药效不是来自单一的活性化学成分，而是来自多种活性成分之间的协同作用，甚至是与某些非活性成分的协同效应作用，单一的活性化学成分难以评价中药的真伪和优劣，利用现代先进的分析技术分析中药材的整体特性，能更准确鉴别不同中药及识别中药本身的真伪和优劣。

②改善中药的质量控制，保障终产品的质量稳定：中药的质量是其疗效的关键所在。中药指纹图谱借用 DNA 指纹图谱技术，把复杂的化学成分进行分离而形成高低不同的峰组成一张色谱图，能较为全面地反映中药及其制剂中所含化学成分的种类与数量，进而对药品质量进行整体描述和评价。中药指纹图谱技术的应用，将有效改善中药的质量控制，带动产品质量标准的升级。

③中药现代化推动新设备、新技术应用：在保证中药产品质量的前提下，生产过程中工艺的改进、设备的更新升级是否合理在质量上有了客观的衡量标准。现代中药包括指纹图谱质控等各种技术的应用，必然要求对工艺过程和设备选型进行研究，确定严格的控制条件，以保证成品的一致性，从而有效地带动各种中药现代化的新设备、新技术的产生和应用。

④促进中药企业规模化发展：中药各类技术的运用在推进中药生产现代化、集约化、规范化的过程中，必将推动中药产品现代化、产业结构集中化、企业规模化。如：指纹图谱质控技术的应用，将有力促进中成药生产过程的量化操作，提高规范管理程度；促进生产过程的数字化控制，提高仪器与计算机的应用程度；促进新工艺设备的采用，提高工艺装备的现代化程度。

4. 中药产业政策环境

2017 年是医药政策大年，据相关机构不完全统计，国家级主管部门及地方主管部门陆续颁布了 200 多项中医行业相关政策和行政命令。其中，国家级主管部门颁布出台 50 多项，省级主管部门颁布出台 100 多项。从颁布单位看，国务院、卫计委、中医药管理局、原食药监总局等是主要发布者，国家发改委、科技部、工信部等部门也参与了部分政策的制定。1 月，《中医药"一带一路"发展规划（2016—2020 年）》发布，明确到 2020 年，中医药"一带一路"全方位合作新格局基本形成，与沿线国家合作建设 30 个中医药海外中心，颁布 20 项中医药国际标准，注册 100 种中药产品，建设 50 家中医药对外交流合作示范基地。此外，监管层还从政策支持、推动国际化、加强质量监督与中药资源保护等角度推出各类政策，下面集中进行梳理回顾。

1 月，国务院发布"取消互联网药品交易服务企业（第三方平台除外）审批（B、C 证）"的通知，文件指出利用互联网信息化的平台，突破传统中医药市场化的瓶颈，将会彻底破除传统中药材贸易信息不透明、高成本、低效率的弊病，改变了中药材流通的秩序。

6 月，《"十三五"中医药科技创新专项规划》发布，明确提出：完善中医药国际标准，形成不少于 50 项药典标准和 100 项行业标准，实现 20～30 个中成药品种在 EMA 或者欧盟成员国作为传统药物注册，完成 5～10 个中成药品种在欧美等发达国家作为药品注册；建立一批中医药研究中心与联合实验室，加强与"一带一路"沿线国家的合作。

7 月 1 日，《中华人民共和国中医药法》正式实施，以法律的形式明确了中医药事业的重要地位，坚持扶持与规范并重，以加强对中医药的监管。同时在中医诊所、中医医师准入、中药管理等多个方面对现有的管理制度进行了改革创新。

10 月《关于深化审评审批制度改革鼓励药品医疗器械创新的意见》发布，明确提出要支持中药传承和创新，经典名方类中药按照简化标准审评审批；第 11、25 条明确严格药品注射剂审评审批、开展药品注射剂再评价。

10 月发布的《中药经典名方复方制剂简化注册审批管理规定（征求意见稿）》及申报资料要求（征求意见稿），明确了符合条件的经典名方制剂申报生产，可仅提供药学及非临床安全性研究资料，免报药效研究及临床试验资料。

10 月《中药材生产质量管理规范（修订稿）》发布，对中药材生产和质量管理提出要求，适用于中药材生产企业种植、养殖或野生抚育中药材的全过程。

11 月，《"十三五"健康老龄化规划重点任务分工》发布，强调了"开展老年人中医药"养老概念，"中医养老"成为亮点。

12 月，国家中医药管理局发布《关于推进中医药健康服务与互联网融合发展的指导意见》。意见指出，到 2020 年，中医药健康服务与互联网融合发展迈上新台阶，线上线下结合更加紧密，产业链逐步形成，实现人人基本享有中医药服务。

总体来看，这些政策涵盖了中药产业的生产、运营、流通等多个领域下几乎所有的细分方向。而从颁布单位来看，涉及部门多，参与面广，为中药行业的政策制定提供了有力支持。

三、中药子行业发展情况

1. 中药材种植产业

中药材种植作为中医药行业的上游产业，是生产中药饮片、中成药以及食品、保健品等中药大健康产品的主要原材料。中药材种植行业是整个中医药产业链的基础，关系到整个中医药行业的发展。伴随着过去中医药行业的高速发展，下游各产业对中药材资源的需求量不断上升，国内中药材种植规模和数量均得到大幅提升，中药材种植行业的市场规模取得了快速增长。根据国家统计局数据显示，2017 年全国中药材种植面积较上年增长 3.5%，种植面积达到 3466.89 万亩；同时，随着各地推动落实《中药材保护和发展实施方案（2016—2020 年）》和《中药材产业扶贫行动计划（2017—2020 年）》，可以预见未来几年中药材种植面积将会继续增加，预计到 2020 年我国中药材种植面积有望达到 6620 万亩（含林地种植面积）。同时，根据国家统计局数据，我国中药材种植行业的固定资产投资完成额从 2011 年的 98.3

亿元上升到 2016 年的 840.2 亿元，年复合增速超过 40%。中药材种植行业大幅增长的固定资产投资额反映了我国近五年对中药材种植行业投入的快速增加，同时意味着亩均投入比的上升，精细化种植水平有望提高。

"十三五"期间，中药材种植行业产值有望继续保持稳步上升的趋势，并在量的增加的同时更加注重质的提高。中药材资源的保护和利用将得到进一步重视，重点实现目标包括：①中药材生产稳步发展：种植养殖中药材产量年均增长 10%；②解决濒危中药材供需矛盾：100 种药典收载的野生中药材实现种植养殖；③中药材种植规范化，质量提升：100 种中药材质量标准显著提高，中药生产企业使用产地确定的中药材原料比例达到 50%，流通环节中药材规范化集中仓储率达到 70%。从经营模式上来看，我国中药材种植多以药农零散种植的方式为主，但是单纯的散户种植模式难以满足现代化生产需要，"公司+农户""基地+农户"以及"公司+基地+农户"等形式方兴未艾，产业化经营是我国推进中药材种植现代化的必经之路。鼓励采取公司加农户、订单农业等多种形式大力推进农业产业化经营，支持农产品加工企业、销售企业和科研单位带动农户进入市场，与农户形成利益共享、风险共担的经营机制，采取财政税收、信贷等方面的优惠政策扶持一批重点龙头企业加快发展。

2. 中药饮片产业

中药饮片是在中医药理论的指导下，对药用动植物（原料）经过一定加工炮制方法制成的，适合于中医临床选用以制成一定剂型的药物，其实质就是中医临床所使用的中药单味药。中药饮片是我国中医药的精华所在，中医临床的辨证论治、对症施药就是通过中药饮片实现的。长期来看，随着国家对中医药产业政策扶植效果的逐渐显现，以及大众对天然药品偏好的强势回归，作为中医药产业的重要子行业，中药饮片产业仍将继续保持增长态势。中药饮片属于产业链的中间环节，中药材是中药饮片的原料，经过炮制加工而成的中药饮片可直接向下游医疗机构出售，也可作为中成药的制药原料，经过进一步处理制为中成药，再向医药机构销售。中药饮片的需求方主要为药厂（占比 40%）、医院（占比 40%）和零售市场（占比 20%）。从竞争格局来看，我国的中药饮片行业处于小而散的市场竞争状况。由于缺乏炮制规范和产品质量标准，中药饮片的生产流通较为混乱。2015 年规模以上的中药饮片加工企业 981 家，同比增长 13.40%。随着食药总局等部门监管的从严以及市场竞争的加剧，中药饮片企业的数量增速不断放缓，市场集中度不断提高，遵循以质取胜、信誉良好的品牌企业有望凭借自身竞争优势，获得进一步的发展机遇。

2016 年规模以上的中药饮片加工企业资产总额 1943948 万元，同比增长 13.40%，近 5 年规模以上中药饮片加工企业资产总额增长率超过 10%，整体投资额保持平稳较快增长。

2016 年中药饮片规模以上企业实现主营业务收入 1956 亿元，同比增长 15.08%，增速较上年同期提高 1.42%，增速高于全国工业整体增速 10.18%，中药饮片行业增速在医药制造行业中处于领先水平。中药饮片行业发展的驱动因素如下。

（1）长期：国家高度重视，政策扶持与监管力度同时加大中药饮片行业受政策保护，禁止外资进入。中药饮片是我国传统的中药产业，一直被纳入国家重点保护的范围。《外商投资产业指导目录》的多次修订版本中，明确禁止外商投资"传统中药饮片炮制技术的应用及中成药秘方产品的生产"，并且禁止出口"中药饮片炮制技术"。

（2）近期：去除"以药养医"环境下特殊待遇，激发中药饮片销售新动力。零加成政策成为中药饮片销售额快速增长的主要驱动力。为推进医药分开、破除以药养医，2016 年起各省市医疗机构陆续取消以往药品批发价加成 15%销售的政策，实行"零加成"制度。根据卫计委相关政策要求，2017 年 9 月底前公立医院应全部取消（除中药饮片外的）药品加成，医院为减少损失将增加中药饮片使用量；零加成政策影响下，预计中药饮片市场规模 2017 年 2330 亿元（同比增长 19%），2018 年 2734 亿元（同比增长 17%）。降低药占比政策成为推动中药饮片快速增长的第二助力。为破除"以药养医"，2015 年 5 月，国务院办公厅发布《关于城市公立医院综合改革试点的指导意见》，力争到 2017 年试点城市公立医院药占比（不含中饮片）总体降到 30%左右。降低药占比至 30%，将造成试点城市药品费用减少超过 1000 亿。中药饮片作为化药、中成药的替代品受政策利好。

3. 中成药制造业

中成药是以中草药为原料，经过制剂加工制成各种不同剂型的中药制品，经临床反复使用、安全有效、剂型固定，并采取合理工艺制备成质量稳定、可控，经批准依法生产的成方中药制剂。根据《中国药典》规定，中成药的生产须以中药饮片作为原料，因此，从其在中成药产业中所处的位置来看，中成药相当于中药饮片的加工、提取及配制。中成药的地位，属于中药行业，直接面对消费者的下游环节。随着医药工业的快速发展，国家为推动中医药行业结构优化与发展，陆续出台相关支持性政策，中成药行业迎来政策红利推动发展的时期。根据中国医药工业信息中心相关数据，2016 年医药工业子行业主营业务收入占比居前的分别是化学制剂、中成药、原料药和生物制品（2016 年营收分别为 7681.5 亿元、7015.5 亿元、5069.1 亿元、3343.2 亿元），其中中成药的成长性较好，规模已接近化学制剂。从利润总额来看，化学制剂以 875 亿元的利润总额居于首位，其次是中成药 711.2 亿元，生物制品虽然规模小，但是净利润位居第三，高达 407.7 亿元。原料药净利润 36.3.5 亿元，位居第四。

2015 年规模以上的中成药企业数量达到 1583 家，同比增加 3.3%，整体保持平稳发展趋势。

根据国家统计局相关数据，2016 年中成药制造高技术产业实现主营业务收入 7015 亿元，同比增长 11.76%，增速较上年同期提高 2.5 个百分点，2012 年至 2016 年 5 年复合增长率达到 11.27%。

在中成药研发方面，2015 年我国中成药制造业专利申请数为 3282 件，近五年新增专利数自 2012 年达到一个高峰后逐渐回落，主要与医药研发的周期和报批条件相关。中成药行业的发展前景如下。

（1）中药现代化为中药整体发展打下良好基础：20 世纪 90 年代我国提出的中药现代化发展战略，经过广泛探索和多年实践，积累了良好的经验，为充分利用现代科技成果、推动中医药整体发展开创了良好的局面。在此基础上通过整体规划，有效集成国内外资源，开展中医药的知识创新和技术创新，有可能突破中医药传承与创新发展的关键问题，从而促进中成药行业快速发展。

（2）中医药市场刚性需求持续增长：随着我国进入全面建设小康社会的新阶段，人民生活水平不断提高，健康意识和理念的增强、转变，以及人口增长和老龄化步伐加快，中医药整体观理论思维、个性化辨证论治以及"治未病"健康保健方法的优势进一步突显，广大人民群众对中医药知识和服务的需求日益增长。根据国家中医药管理局发布的 2012 年《全国中医药统计摘编》，全国中医类医疗卫生机构总诊疗人次达 4.39 亿人次，较 2011 年 3.53 亿人次同比提高 24.36%，出院人数达 1798.95 万人，较 2011 年的 1341.29 亿人次同比提高 34.12%，增长趋势明显。根据《中医药发展战略规划纲要（2016—2030 年）》，截至 2014 年底，全国共有中医类医院（包括中医、中西医结合、民族医医院）3732 所，中医类医院床位 75.5 万张，中医类执业（助理）医师 39.8 万人，2014 年中医类医院总诊疗人次 5.31 亿。中医药在常见病、多发病、慢性病及疑难病症、重大传染病防治中的作用得到进一步彰显。

（3）国家产业政策扶持落实医改任务，国家持续增加医疗卫生领域投入：2013 年中央预算安排的医疗卫生支出较上年增长 27%。根据《深化医药卫生体制改革 2014 年工作总结和 2015 年重点工作任务》，城镇居民医保和新农合人均政府补助标准提高到 320 元，个人缴费标准提高到人均 90 元。保障水平稳步提高，职工医保、城镇居民医保和新农合政策范围内住院费用支付比例分别达到 80%、70%和 75%。推进实施城乡居民大病保险；深化医保支付制度改革，加强医疗保险监督管理，推进异地就医结算管理和服务；健全重特大疾病保障机制；加快发展商业健康保险；在公立医院改革、发展社会办医、推进基本公共卫生服务等方面充分发挥中医药的特色和优势，深入实施基层中医药服务能力提升工程。

这些政策都直接或间接促进中医药市场增长。

第二节　中药产业发展面临的问题

一、中药的质量与安全性

中药材质量直接关系到中医药产业的健康发展和患者的用药安全，中药的质量与安全性问题一直是困扰行业的难题。中药质量和安全性主要存在三个方面的问题。

1. 中药材种植过程中的质量问题

栽培中药材已经逐渐成为中药资源的主要来源，而在中药材栽培过程中，因盲目追求产量和落后的技术手段，存在较为普遍的过量使用农药、化肥的现象，导致部分中药材重金属、农残严重超标，并造成土地和环境的污染。在初加工和仓储过程中，为防止药材遭虫蛀和霉变，还存在硫黄熏蒸的加工工艺，容易导致药材二氧化硫超标。

2. 中药饮片加工过程中的质量问题

按照原国家食品药品监督管理总局药化监管司司长丁建华在《2016 年度药品检查报告》发布会上的介绍，2016 年全年共计收回了 172 张 GMP 证书，这其中涉及中药饮片的占比高达 47.6%，即 2016 年中药饮片行业共有 81 张 GMP 证书被收回。事实上，中药饮片行业这种"多、小、散、乱"局面已成为整个行业痼疾。流通市场上假冒伪劣、掺假售假、违规经营的现象更为严重，直接损害了中药产业在消费者心中的形象。

3. 中药资源质量监管问题

中药质量监管长期存在主体不清，标准不全等问题。一方面是中药管理的主体不明确，缺乏统筹协调，更无法形成对中药产业资源动态监管职能。另一方面中药资源质量规范不全问题突出，中药资源由于自身特点与化药的明确标准不同，目前我国中药制作水平较低下，尤其是地区差别大，没有统一的可量化的规范系统，也没有现代化的制作设备。目前重要的制作和研究多停留在化学成分选用和药理等方面的指标，临床应用和研究较少，缺乏统一的质量规范标准。此外，中药材因自身特点与化药质量标准有所不同，但在国际市场上常因成分不清以及重金属超标等问题备受质疑。以含有矿物药的中成药为例，矿物药成分常被国际认定超过限制标准，而矿物药在中药材中占有重要地位，常用的矿物药就有30 余种。国际标准中对此界定往往一概而论，没有考虑到中医药的特点与实际运用情况，中医药也需要加快进行相关定量实验研究，推动中药标准与国际标准接轨。

二、产业化程度偏低，技术创新能力不足

中药产业在现行运行机制下，创新能力明显不足，成果转化能力偏低。由于体制和创新机制方面原因，中药产业在创新投入方面还存在严重缺陷，资金、人力、信息投入过于分散，创新资源的不足与浪费并存。同时，中医药产业在创新活动中的交流与合作也缺乏有效的机制保证，影响了创新体系的整体效率。

完整的中医药创新体系应包括大型中医药企业集团及中医药高新技术企业、中医医院、国立和地方中医药科研机构、高等中医药院校等组成部分。企业在国家创新系统中处于骨干地位，并应成为技术创

新的核心。但是现有环境下企业的主体地位未能有效体现，中医药创新与市场脱节，产业化程度不高，产品的高新技术含量不足。

国家中医药管理局制订的《中医药基础研究发展提纲（试行）》（1999—2015）、《中医临床研究发展提纲（试行）》（1999—2015）等研究规划对中医药的知识创新提出了较为详细的发展目标，但相当部分还是属于解释、整理性的研究内容，创新目标不够明确。同时，中医药研究也没能很好地与新兴学科紧密合作，这也限制了具有突破意义的高水平成果的涌现。

此外，由于科研管理制度等方面原因，中医药领域科研人员的市场观念比较淡薄，在研究工作中没有重视市场需求，导致基础与应用脱节并造成科技成果产业转化水平较低的结果。同时，由于科技成果转化需要大量的资金和技术条件，并存在相当的投资风险，企业对科技成果转化为产品的前期投入积极性不够，也是造成中医药科技成果转化率较低的重要原因。

第三节　中药产业发展的政策建议

一、加强中药种质资源保护，促进中药资源可持续发展

深入宣传贯彻落实《野生药材保护管理条例》，唤起大众的资源保护意识，进一步加大对天然药源的保护力度，合理开发并有效保护野生中药材资源，切实做好濒危药材和道地中药材人工栽培，建立中药资源保护和合理开发利用协调发展机制，促进中药资源可持续发展。继续开展中药材的野生变家种、中药替代品研究及采用生物技术生产中药材研究。

二、健全药材安全性评价和产品溯源体系，强化过程质量监管

目前我国各地仍缺乏统一的中药材种植规范性标准，对于地方道地药材如川药、南药、陇药等种植的环境、采摘时间、品种选择上应依据地方种植经验逐步形成适用于地方的规范性标准；对于我国常用中药材如黄芪、麦冬、茯苓等应出台统一的种植环境标准和采摘标准；对于不规范种植的企业或基地应出台政策予以惩罚和市场禁入。同时，应积极改变现有中药材种植业依赖"农户自行种植、销售"的局面，大力发展订单种植，鼓励中药企业采取"企业+基地+农户"的产业化运作模式建立中药材规范化种植基地。引导中药材规范化种植基地、企业、中药材销售市场形成产销联合新模式，控制中药材种植的规范与安全，保障供应与需求、销售间的关系，形成稳定的商业环境。对于中药产业发展较为成熟的地区，其大型企业应注重提高中药饮片、中药提取物生产基地的建设规模，形成规范化、标准化生产标准。

三、整合优化现有中药资源，促进中药产业转型升级

我国中药产业发展过程中已充分暴露出中小企业在新药开发和科技创新上的能力短板，因此，应当及时出台企业并购重组鼓励政策，积极引导中小型企业向"专、精、特、新"的方向转型，优化整合现有中药产业企业规模、资金、设备、人才等资源。政府应在当地经济水平允许范围内，进一步放开投融资政策，引导社会资本进入中药产业进行投资，鼓励具有实力的中药企业在新三板、中小板上市融资，从而改变现有融资难、设备人才引进难的困境，逐渐形成大企业引导行业发展方向，中小企业积极承担

行业辅助角色的产业格局。同时，应当鼓励已形成的国内知名中药相关企业转变固有发展理念，加大药品科研投入资金，提升药品药效和安全性，对于科研投入占年度总营收比重高的企业予以相应政策鼓励和支持。通过大企业为中药产业提供动力源泉，把握产业发展进度，中小企业完善中药产业链供给，填补产业链服务功能空白的方式，进一步推动中药产业结构发生改革和提升。

四、加强中药人才的培养

随着中医药国际化发展，中药农业人才的紧缺问题日益凸显。由于中药农业岗位艰苦、薪酬不高，大批中药相关专业毕业生不愿进入中药农业生产一线，造成了目前中药农业专业人才的匮乏。实施中药农业现代化需要大量既具有较好的作物生产学知识，又要具有较好的中药学知识的高素质专业人才。建议：一方面可以通过政策资金鼓励中药相关专业毕业生投入中药农业生产一线；另一方面鼓励高校设置中药农学专业，以满足中药农业对专门技术人员的需求，培养出更多适合中药农业发展的高素质人才。鼓励农林牧渔类本科高校、高职高专院校通过市场调研，开设相关专业，制定合理的人才培养方案，搭建适合市场需求的中兽药农业专业群，采用"现代学徒制"的人才培养模式，培养出"量大、质优"的高素质中药农业专业人才，为中药产业的健康发展提供智力支持。

第七章　中药资源的保护

第一节　药用生物资源保护全球发展概况

一、药用生物资源保护发展历程

1. 药用植物遗传资源收集保护历史与发展历程

人类很早就开始了药用植物的收集保护工作，最早的植物园以药用植物种质收集为核心。植物园是人类文明发展的标志，与生物资源开发和利用密切相关，是生物多样性保护和驯化的重要基地，也是开展学术交流、普及科学教育、提高民众素养的园地以及提供旅游休憩的旅游景点。

秦汉时期的皇家园林——上林苑，是我国乃至全世界有史书记载的最早的植物园雏形。上林苑为秦孝公首建，秦始皇扩建，项羽焚毁，汉武帝重建。汉建元三年（公元前 138 年）汉武帝重修秦上林苑，"群臣远方，各献名果异卉三千余种植其中。"（《三辅黄图·卷四》）。上林苑在汉初就引种植物 3000 多种，种类之多，面积之大，即便处在今天与许多植物园相比亦毫不逊色。史书亦记载汉之上林苑颇多药食两用植物，如从西域移植苜蓿、胡桃等，而从南方移种则更多。汉武帝为移植岭南和交趾药食两用植物，特地兴建扶荔宫，"扶荔宫在上林苑中。……以植所得奇草异木：菖蒲百本，山姜十本，甘蕉十二本，留求子十本，桂百本，蜜香、指甲花百本，龙眼、荔枝、槟榔、橄榄、千岁子、甘橘皆百余本……"（《三辅黄图·卷三》）。可见上林苑从南方引种的菖蒲、山姜、龙眼、荔枝、橄榄、柑橘等多是药食同源植物。晋代开始出现"药圃"记载，而"药园"一词最早出现在北齐时期（550～570 年）诗词中："千金买药园，中有芙蓉树。"（《乐府诗集·卷八十七·杂歌谣辞五》）。即表明了我国古代药园在民间的出现，侧面反映了这个时期药用植物栽培业的迅速发展[①]。

现代植物园最早起源于欧洲，建于 1544 年的意大利比萨植物园（Orto botanico di Pisa）是世界上尚存原址的最早的植物园，最初以引种药用植物为主，服务医学科学和教学[②]。公元前 4 世纪，希腊人开始使用草药；公元 1 世纪，罗马人开始交易和栽培草药。17 世纪末，欧洲建立了一批重要的植物园，如英国皇家植物园邱园，切尔西药用植物园等，构成了世界现代植物园的基本框架及基础生物学研究平台，并逐渐扩大了药用植物和其他实用植物的收集范围，功能上也从物种的实用转向物种的研究和分类鉴别，可见现代植物园最初角色是药用植物园。

18～19 世纪，随着殖民地扩张和生物物种进化论的提出，全球大量民族药用植物被欧洲殖民者发现、收集、整理、挖掘与利用，药用植物的非原生境保护在这一时期迅速发展。进入 20 世纪后，人类

---

① 袁经权，缪剑华. 我国药用植物园的历史沿革［C］// 中国植物园学术年会. 2009.
② 许再富. 民族文化：植物园的个性标签［J］. 生命世界，2004（3）：55－55.

对生态环境、生物多样性、可持续发展的认识加深，生物多样性保护理论和技术迅速发展，生物多样性保护组织、国际公约、就地保护、迁地保护和种质资源库等逐渐成熟。1987 年著名植物学家 Vernon Hilton Heywood（1927– ）创建了国际植物园保护联盟（Botanic Gardens Conservation International，BGCI），对植物园发展战略、植物迁地保护作出重大贡献，并按照功能变迁将现代植物园划分为早期大学药用植物园、经典欧洲模式植物园、热带植物园、市政植物园和特殊类型植物园 5 大类[①]。至 20 世纪 90 年代保护植物多样性成为现代植物园的重要议题和综合功能，公众环境意识逐步成为植物园的重要议题，植物园迈入科学植物园时代。现代药用植物园的科学内涵也更加丰富，在迁地保护、引种驯化各地药用植物，保存传统药物种质资源、园林景观和开展药学教育的基础上，新增了许多社会服务的输出。

2. 生物多样性保护理念的演变

19 世纪中期至 20 世纪初，人们逐渐意识到"征服自然"的人类活动已经威胁到了自身的生存发展，保护自然环境的概念得以广泛应用。自然资源保护理论的出现以 19 世纪中期首次应用科学原则保护印度森林为标志，保护伦理包括 3 个核心原则：人类活动破坏了自然环境、公民有责任为后代维护环境、以经验主义为基础的科学方法确保实施保护职责。20 世纪 50 年代，世界经济空前繁荣，人与自然的矛盾日益突出，人口爆炸，资源短缺，环境污染等问题成为人类发展的共同难题，发达国家率先寻求用资源经济和生态学的方法解决一些实际问题，以达到经济增长与环境保护两者协调发展的目的。资源经济最开始是研究矿产资源的可持续利用问题，后来延伸到淡水、能源、空气等环境领域，近些年才引入生物资源领域。

Mace（2014）将现代自然保护理念分为 4 个主要阶段的转变[②]（表 7–1）。20 世纪占主导地位的保护方法是建立自然保护区，人类被排除在外。20 世纪 60 年代以前，保护理念是"保护自然"的本来面目，重点是维持野生状态和自然栖息地的完整。这种保护以物种保护和保护区管理为重点，通常不考虑人类的需求的保护理念，一直延续至今。二十世纪七八十年代，随着人类对栖息地破坏、自然资源过度利用以及物种入侵的认识逐渐增强，出现了以群落为基础的生物多样性保护和自然资源管理方法，关注重点转移到"人类对自然的威胁"和"防止（或减少）人类破坏自然平衡"的策略上。20 世纪 90 年代后期，大量证据显示人类对自然的压力不可消除，且人类努力保护自然的措施未见成效；物种灭绝速度并未放缓，生物多样性保护压力越来越大。自然资源和生态系统服务对人类的支持作用，以及潜在的利益关系日渐清晰，保护思想转变为维持生态系统平衡，为人类提供可持续的资源和生态系统产品与服务，即"自然为人类服务"的理念。21 世纪初，人类进一步认识环境变化的规律以及人类与环境的相互作用，提出社会生态系统平衡的观点，形成"人与自然共存"的理念。

表 7–1　自然保护观念转变

时间	保护理念	主要观点	科学基础
1960～1970	保护自然	物种 野生状态 保护区	物种、栖息地和野生生物生态学
1980～1990	防止人类破坏自然	物种灭绝、受威胁和濒危 栖息地丧失 污染 资源过度利用	种群生物学 自然资源管理

---

① 黄宏文. 植物迁地保育原理与实践 [M]. 北京：科学出版社，2018.
② Mace GM. Whose conservation? [J]. science, 2014, 345 (6204): 1558-1560.

续表

时间	保护理念	主要观点	科学基础
2000～2005	自然为人类服务	生态系统 生态系统方法 生态系统服务 经济价值	生态系统功能 环境经济学
2010	人与自然共存	环境变化 可恢复力 适应性 社会生态系统	资源经济学 社会科学和伦理生态学

3. 生物遗传资源及获取和惠益共享

遗传多样性是生物多样性的最基本的组成部分，遗传资源可产生重大经济利益，是国民经济持续发展的基础。历史上，因遗传资源产权的纷争，遗传资源原产国和提供国（多为发展中国家）与遗传资源使用国（多为发达国家）之间的斗争激烈，引起了国际的广泛关注。遗传资源的获取与惠益分享成为国际谈判的焦点之一，并逐步达成共识。1992 年缔结的联合国《生物多样性公约》明确了遗传资源的国家主权原则，将"公平和公正地分享由使用生物遗传资源所产生的惠益"作为该公约的三大目标之一，并开展了建立相关国际制度的谈判。2010 年 10 月 18～29 日在日本名古屋召开的《生物多样性公约》缔约方大会第十次会议通过的一项关于遗传资源及其相关传统知识获取与惠益共享的重要国际法——《生物多样性公约关于获取遗传资源和公正和公平分享其利用所产生惠益的名古屋议定书》（以下简称《名古屋遗传资源议定书》）。我国于 2016 年 9 月 6 日正式成为《名古屋遗传资源议定书》缔约方，标志着中国已融入生物遗传资源获取与惠益共享国际新规则，由此迈入生物产业惠益共享时代[①]。

遗传资源问题越来越广泛，已涉及多个领域的国际公约、条约和协定，包括贸易和知识产权等方面。中医药产业发展的物质基础——中药资源主要是生物资源（来源于植物、动物、微生物的中药材占所有中药材种类总数的 99%）。中药遗传资源相关的多种活动如保护、引种选育、生物合成、有效成分修饰与开发、国际贸易、传统知识获取等均属《名古屋遗传资源议定书》范畴。

《名古屋遗传资源议定书》在中药产业可持续发展中的积极作用。一是可以有效遏制我国中药资源及其相关传统知识的非法流失；二是可以充分挖掘和利用国际先进经验，通过培训和交流提升我国中药资源管理水平；三是可以加强中药种质资源的"公平惠益分享"，提升遗传资源提供者的收入，切实保障科研人员的合法权益，提升研究积极性，从而促进中药资源种质资源保护和新品种选育更加完善；四是有助于我国合法合理利用他国药用生物遗传资源。

二、药用生物资源保护主要机构

1. 国际保护组织及工作特点

（1）WHO 从用药安全的角度保护优良药用植物资源

自 20 世纪 60 年代末至今，世界卫生组织（World Health Organization，WHO）对传统医学产品安全性的关注逐渐加强，并根据不同时期传统医学的发展需求，制订了相应的传统医学政策、发展战略、规范和指南以促进草药产品的安全性。在药用植物种植采收、植物药质量控制及《药品良好生产质量管

---

① 武建勇. 生物遗传资源获取与惠益分享制度的国际经验 [J]. 环境保护，2016，44（21）：71.

理规范》（good manufacturing practices，GMP）的建立方面为各国提供了技术支持，并为传统医学的质量和安全标准的制订提供了重要的技术支持。

药用植物种植和采收操作规范是控制传统草药质量的第一步，也对药用植物自然资源保护意义重大。面对越来越多由低质量草药引起的不良反应的报告，WHO 于 2003 年出版了《世卫组织药用植物种植和采收操作规范（GACP）指南》，为药用植物的质量控制提供技术支持。该指南对药用植物采集所需的技术及必要的数据资料文档进行了详细的说明：包括药用植物识别、育种、选址、生态环境、气候、土壤、采摘人员、检验、初级加工、包装、储存和运输等方面的要求；同时也指出该指南的实施和理论之间还存在很大差距，即使制药企业都在努力满足草药材质量控制要求，但很难使农民、生产者和加工者都遵循 GACP。所以，对农民和其他相关人员进行培训是保证高品质药用植物的重要途径。

1996 年，WHO 发布了《生产操作规范：生产草药产品的补充指南》。但当时很少有国家会考虑在传统草药产品的生产中使用 GMP，所以，该指南只涉及传统草药产品生产过程中的关键问题。2007年，WHO 出版了《世界卫生组织草药生产操作规范》对生产人员、设备、消毒、原料储存、投诉、自查、记录、生产以及质量控制等方面提出了标准，并要求成员国根据本指南结合本国传统医药产业的现状来制订 GMP。世界各国也在 WHO 相关政策的指引下，根据各自国情逐步建立起了传统草药的质量和安全性标准[①]。

（2）IUCN 从资源可持续利用的角度保护药用生物

国际自然与自然资源保护联盟（International Union for Conservation of Nature，IUCN）是世界上规模最大、历史最悠久的全球性非营利环保机构，在物种评估、拯救濒危植物等领域处于领先地位，每年评估数以千计物种的绝种风险，将物种编入 9 个不同的保护级别。目前，已完成评估的全球物种中，18590 种在全世界被发现具有药用价值，其中中国有 2 种绝灭、1 种野外绝灭、75 种极危、256 种为濒危、488 种易危、522 种近危。

1988 年 3 月 IUCN、WHO、世界自然基金会（World Wide Fund for Nature，WWF）共同发起关于保护药用植物的国际协商会议，发布《药用植物保护指南》（Guidelines on the Conservation of Medicinal Plants），为药用植物的保护和可持续利用提供框架。该指南主要包括 4 个方面：①概述了药用植物的生物多样性以及背后深厚的传统知识；②阐明药用植物保护的目的是药用植物的合理利用与可持续发展；③提出药用植物就地保护与迁地保护具体措施；④通过沟通和合作建立公众对药用植物保护的支持。

（3）WWF 从环保和公益事业的角度保护药用生物资源

世界自然基金会（WWF）是在全球享有盛誉的、最大的独立性非政府环境保护组织之一，自 1961 年成立以来，WWF 一直致力于环保事业。2001 年，WWF 办公室设立中国项目，力求以药用动植物资源保护为切入点，通过与政府相关部门、医学界、高等院校以及企业的交流与合作，使药用动植物的使用逐渐找到可持续利用的有效途径，既合理利用自然资源，又有效地遏制非法的野生药用资源贸易。

（4）CITES 从贸易的角度保护野生濒危野生药用动植物

《濒危野生动植物种国际贸易公约》（CITES）于 1975 年 7 月 1 日正式生效，目的是确保物种的贸易不致危及野生动物和植物的生存。至今缔约方已有 182 个国家和地区，各国还有大量注册科研机构，中国共有 11 个，其中中国医学科学院药用植物研究所于 2018 年 1 月注册，是我国第一个专业从事药用植物资源研究的注册单位。CITES 附录中涉及的主要药用植物包括白及、沉香、大戟、甘松、金毛狗脊、紫杉、云南红豆杉、龙血树、芦荟、木香、独蒜兰、云南独蒜兰、杜鹃兰、兜兰属、石斛属、手参、桃儿七、天麻、西洋参、仙人掌等。

① 苏芮，陈岩，孙鹏，等. 世界卫生组织促进传统医药安全性相关政策回顾 [J]. 中国中医药信息杂志，2015，22（8）：9 – 12.

2. 国内药用植物保护机构及其工作

我国已建立了较完善的药用植物种质资源保护和研究体系，按照组织形式可分为 2 类：一类是国家科研机构、高校或其他相关学术平台；另一类是学会、协会或民间组织。

（1）科研机构和学术平台

中国医学科学院药用植物研究所率先组建了专门的药用植物保护和研究体系，由北京总所及位于云南、海南、广西、新疆、重庆、贵州和湖北的 7 个分所组成。该所以支撑和引领我国中药资源学及中药资源可持续利用，促进中医药可持续发展为目标，面对国家、行业、社会和经济的重大需求，重点解决药用植物研究的难点、热点问题，在药用植物的种质收集、迁地保护、育种、栽培和资源开发利用等方面取得了丰硕的研究成果。

中国中医科学院中药资源中心，牵头全国第四次中药资源普查，联合各地中医药研究院、中医药大学、中医院等开展传统药用植物资源的研究。通过这次普查，我国于 2012 年、2013 年、2015 年分三批在 20 个省区布局建设了 28 个中药材种子种苗繁育基地，各基地结合自身区域地理环境特点，对 5 种以上省域为道地的或稀缺的药材品种进行繁育生产，目前 28 个基地繁育中药材种子种苗约 120 种，推广种植面积超过 3 万亩。同时，大宗常用中药材的栽培、品种选育、中药生态农业等技术方面取得突破，有效地缓解了资源的供需矛盾，促进了中药资源的可持续利用。

农、林、药监系统中的科研院、大学涉及部分药用植物种质资源研究。如药用植物的新品种认证与保护工作主要依靠农业部植物新品种保护办公室和国家林业局科技发展中心（植物新品种保护办公室），与专利法平行的植物新品种保护由《植物新品种保护条例》界定，其中草本植物新品种保护由农业部受理，木本植物新品种保护由林业部受理，均按公布的保护名录受理和测试。药监系统更多的是从质量监管方面，围绕药用植物标准开展大量种质量的研究工作。

（2）学会、协会和民间组织

2008 年 10 月 24 日，中国野生植物保护协会成立了药用植物保育委员会。是一个针对药用植物资源保护、引种栽培、开发利用，科研教育和经营管理等事宜的专业性、非营利性组织，以团结组织社会各方面的力量，宣传国家有关的政策和法令，普及和推广药用植物保护的相关知识，提高全民族的药用植物保护意识，规范药用植物的经营利用行为，有效保护、合理开发利用我国药用植物资源，推动我国药用植物资源保护和产业发展为宗旨。2018 年 12 月 13 日在山东烟台召开药用植物保护与利用专题研讨会，重点围绕我国重要濒危稀缺药用植物的资源现状、繁育、栽培技术，以及产业可持续发展途径进行交流。

为进一步推进中药材行业的发展，加强国际的交流与互信，搭建全球药用植物资源利用与保护共享的平台，2013 年 10 月 12 日，世界中医药学会联合会成立了药用植物资源利用与保护专业委员会。2018 年 5 月，该专委会联合中华中医药学会等共同举办了第二届中国中药资源大会，会上就中药资源评估、中药资源保护与"一带一路"，以及中药资源可持续利用等问题进行了探讨。

三、药用生物资源保护相关法规

1.《中药资源评估技术指导原则》

2017 年 12 月 25 日，为了保护中药资源，实现中药资源可持续利用，保障中药资源的稳定供给和中药产品的质量可控，原国家食品药品监督管理总局发布了《中药资源评估技术指导原则》（以下简称《指导原则》）。《指导原则》依据《中华人民共和国药品管理法》《药品注册管理办法》等有关规定制定，要求中药生产企业在药品生产上市前开展中药资源评估，即药品上市许可持有人或中药生产企业对未来 5 年内中药资源（专用于中成药、中药饮片等生产的植物、动物及矿物资源）的预计消耗量与预计可获得量之间的比较，以及对中药产品生产对中药资源可持续利用可能造成的影响进行科学评估的过程。

2. 《关于严格管制犀牛和虎及其制品经营利用活动的通知》

2018 年 10 月 29 日，经李克强总理签批，国务院印发《关于严格管制犀牛和虎及其制品经营利用活动的通知》（国发〔2018〕36 号）（以下简称《通知》），自公布之日起施行。犀牛和虎是国内外广泛关注的珍稀濒危野生动物。根据《中华人民共和国野生动物保护法》等法律法规和《濒危野生动植物种国际贸易公约》等国际公约的规定，为加强对犀牛和虎的保护，有力打击犀牛和虎及其制品非法贸易，严格管制犀牛和虎及其制品经营和利用等活动，公布本《通知》共 5 项内容：

（1）严格禁止法律规定的特殊情况以外所有出售、购买、利用、进出口犀牛和虎及其制品（包括整体、部分及其衍生物，下同）的活动。包装、说明中声明含有犀牛和虎及其制品的，一律按犀牛或虎制品对待。

（2）切实强化对特殊情况下犀牛和虎及其制品的监管。因特殊情况出售、购买、利用、进出口犀牛和虎及其制品，一律依法申请行政许可，经批准后实施。

（3）妥善处理库存或个人收藏的犀牛和虎制品。

（4）严厉打击犀牛和虎及其制品非法贸易。积极发挥打击野生动植物非法贸易部际联席会议制度的作用，把查处违法出售、购买、利用、进出口、运输、携带、寄递犀牛和虎及其制品等行为列入执法重点。

（5）着力加强保护犀牛和虎宣传教育。加强保护宣传和公众教育，大力倡导生态文明理念，引导公众自觉抵制非法购买及从境外向境内运输、携带、寄递犀牛和虎及其制品等行为，营造有利于犀牛和虎保护的良好社会环境。

第二节　我国药用植物遗传资源保护现状和进展

目前我国已全面开展药用植物遗传资源收集和保护工作，种质资源收集与离体保存在第四次中药资源普查的工作中取得了良好的进展，药用植物（活体）的收集、保护和育种在延续以往的工作中取得新的研究成果，药用植物种质创新以及药用植物保护技术突破为药用植物资源保护提供技术保障。

一、药用植物种质资源的收集和保护

"药用植物种质资源标准化整理、整合及共享试点"平台项目，由中国中医科学院中药资源中心牵头，北京中医药大学、中科院植物所、中国药材公司等 57 家单位共同建设。2004～2008 年获得国家科技基础条件平台建设项目资助，整合了 20 个省 57 家研究院所和大专院校所等的药用植物种质资源，共 324 种、1.8 万份。制定了 161 种药用植物种质资源保存规范（表 7-2），构建了统一的描述标准和数据库，包括 3 万张照片、160 万个描述数据等。2009～2013 年，以种质资源圃为载体，向全国 137 家单位提供 176 种药用植物种子 22 万粒，种苗 283.9 万株，接待参观访问 9200 人次。为 44 项国家级项目提供了信息和样品，支持了省部级科研项目 76 项，指导中药材种植基地 10 万亩。

表7-2 161种药用植物种质资源保存规范目录

分类	品种
根及根茎类	宽叶羌活、金刚藤、地榆、掌叶大黄、远志、檞蕨、东北铁线莲、黄精、温郁金、巴戟天、川牛膝、白及、北沙参、防风、羌活、秦艽、云木香、垂序商陆、明党参、牛膝、狼毒大戟、北细辛、白头翁、姜黄、蔓性千斤拔、白花前胡、膜荚黄芪、金荞麦、刺五加、金毛狗脊、山药、川芎、续断、大三叶升麻、菊芋、知母、何首乌、黄连、当归、徐长卿、射干、北苍术、泽泻、光果甘草、重齿毛当归、蒙古黄芪、川乌、素花党参、三七、昆明山海棠、平贝母、虎杖、白术、龙胆、芍药、穿龙薯蓣、粗茎秦艽、野葛、玉竹、毛百合、川贝母、两面针、西洋参、太子参、胀果甘草、麦冬、菘蓝、广西莪术、威灵仙
藤木类	白木香、雷公藤、三叶木通
皮类	凤丹、杜仲、南方红豆杉、厚朴、肉桂、白鲜、合欢、黄皮树
叶类	枸骨、芦荟、银杏、艾、枇杷
花类	荷花、华南忍冬、月季、灰毡毛忍冬、玉兰、金莲花
果实及种子	八角茴香、山茱萸、酸浆、桃儿七、华东覆盆子、草豆蔻、木豆、山楂、酸枣、川楝、牛蒡、东北天南星、华中五味子、水飞蓟、花椒、金樱子、贴梗海棠、五味子、女贞、益智、山桃、扁豆、蒺藜、吴茱萸、槐、红蓼、罗汉果、余甘子、小决明、绿壳砂仁、月见草、化州柚、麦蓝菜、连翘、桃、决明、小茴香、阳春砂
全草类	老鹳草、管花肉苁蓉、蕺菜、贯叶金丝桃、蛇足石杉、金钗石斛、碎米桠、美花石斛、箭叶淫羊藿、马齿苋、绞股蓝、紫苏、束花石斛、筋骨草、千里光、车前、荫风轮、半枝莲、黄花蒿、薄荷、高山红景天、铁皮石斛、鼓槌石斛、平车前、朝鲜淫羊藿、流苏石斛、荆芥、霍山石斛、一点红石竹、草麻黄
其他类	海金沙

二、药用植物就地保护与迁地保护

1. 药用植物就地保护研究

（1）民族药用植物的保护

我国民族医药资源也是中药资源的重要组成部分，藏医药学在独特的自然环境和深厚的文化滋养上千年，已成为具有浓厚民族特色、理论独特完整的传统医药体系。由于藏民族一直生活在青藏高原，以致藏医药使用藏药资源大多来源于青藏高原。随着人们对藏药越来越多的关注以及国民经济的快速发展等，藏药资源的需求量急剧升高，在青藏高原地区不同程度地出现了其资源的掠夺性采挖或捕杀，造成野生资源锐减，极大限制了藏药产业的可持续发展。为了初步摸清青藏高原濒危藏药的家底，赵彩云等[1]使用《中国珍稀濒危植物》的等级划分方法，整理出青藏高原濒危藏药物种名录，分为一级（濒危）11种、二级（稀有）21种和三级（渐危）42种，共74种。其中除《中国珍稀濒危植物》等国家保护名录收录的，还包括建议增加的青藏高原五省（区）藏区濒危藏药物种。同时结合藏药资源濒危现状，探讨了从定期进行濒危藏药物种的调查、建立濒危藏药的种质资源库、就地保护、人工种植研究和更新观念，合理开发利用五个方面开展工作的保护策略，以期为青藏高原藏药资源保护和可持续发展利用提供科学依据。

（2）特殊生态系统药用植物的保护与合理利用

甘南草原是黄河、长江源头的重要水源涵养地，是祖国西部天然的生态屏障。有草原面积272万公顷，

---

① 赵彩云，刘欢，苏锦松，等.青藏高原藏药濒危现状及其资源保护策略［J］.中国中药杂志，2016（23）：4451-4455.

占全州土地总面积的 70.28%，其中可利用草原 256 万公顷，大面积连片草地主要分布在夏河、碌曲、玛曲、卓尼、合作 5 个县（市），以及临潭、迭部、舟曲 3 县的草原与林地、农田相间地带。作为甘肃省药材主产区之一，境内药用植物种类 3000 多种，约占全国药用植物总数的 1/4。当归（*Anfrelica sinensis*）、独一味（*Lamiophlorn isrotata*）、红景天（*Rhodiola rosea*）、川贝母（*Fritiliaria cirrhosa*）、雪莲花（*Saussurea involucrata*）等驰名中外。近年来由于乱采滥挖等行为，严重破坏了草原植被，从而造成草原持续退化的问题，不仅影响了中药资源的可持续利用，引发中药资源供需矛盾；同时也威胁到了整个黄河、长江流域生态安全[①]。学者建议需加强自然保护区对野生药用植物保护与管理，引导药农树立甘南野生药用植物资源应进行适时、适地、留种和保护利用原则，以遏制乱采滥挖现象，实现甘南草原野生药用植物资源的可持续利用。

（3）濒危药用植物的保护和育种

珍稀濒危药用植物保护目标是对珍稀濒危药用植物资源及其遗传多样性进行保存和原生地的整个自然环境生态系统的保护。保护区在珍稀濒危药用植物种质资源的保护方面，既要采取措施保护具体保护对象，同时特别要加强对药用植物物种和原生地生态系统保护，保存其生长繁衍及环境[②]。在药用植物就地保护的基础上，对物种进行野外回归保育研究，是当前药用植物保护发展的前沿。药用植物保育即在研究清楚种群动态和更新的规律的基础上，对脆弱生境中的关键物种引入回归，有利于自然生态系统平衡的恢复与重建，这也是当前药用植物生态系统人工恢复的有利措施之一。广西药用植物园以喀斯特地貌药用植物为例[③]，开展了药用植物保育学研究实践，为促进中国南方喀斯特退化生态系统的恢复重建，推动药用资源的可持续开发利用提供参考。

2. 药用植物迁地保护研究

（1）构建药用植物迁地保护数据库

中药资源中心通过多年的实地调研和文献资料，收集到中国科学院系统下的 12 个植物园和 19 个专业的药用植物园收载的物种目录，结合《中国药典》《中药资源志要》《中华本草》等 50 多本药用植物书籍和药用植物数据库，构建了中国迁地保护药用植物数据库。研究发现我国迁地保护高等植物共 16351 种，其中药用植物 6949 种，隶属于 276 科，1936 属，共占全部药用植物的 50.4%；《中国生物多样性红色名录——高等植物卷》（以下简称《红色名录》）中的受威胁物种的药用植物 1280 种（占受威胁物种的 19.6%），迁地保护受到威胁的药用植物 762 种，占受威胁药用植物的 59.53%；迁地保护无危药用植物 4809 种；中国特有药用植物 3988 种（占中国特有种的 22.5%），迁地保护了其中的 53.3%。

《红色名录》中评估的高等植物、药用植物、科植园和药植园迁地保护物种数及比例存在差异（表 7-3）。科植迁地保护已评估物种数为 9449 种，受到威胁物种占 20.64%，受威胁药用植物仅 703 种（7.44%）；科植园迁地保护无危药用物 4358 种，占无危药用植物总数的 55.15%。药植迁地保护已评估物种数为 4116 种，受到威胁物种占 16.01%，受威胁药用植物仅 418 种（10.16%）；无危药用植物 2790 种，占无危药用植物总数的 35.31%。

---

① 吴俏燕，何应学，陈海鹰，等. 乱采滥挖野生药用植物对甘南草原生态环境的破坏 [J]. 草业科学，2011，28（12）：2225－2227.

② 赵多明，张杰，胡生新，等. 甘肃民勤连古城国家级自然保护区珍稀濒危药用植物及其保护 [J]. 甘肃科技，2017（05）：123－126.

③ 梁莹，韦坤华，张占江，等. 中国南方喀斯特地貌药用植物保育策略 [J]. 中国现代中药，2017，19（2）：226－231.

表7-3　中国生物多样性红色名录——药用植物

红色名录等级	高等植物 34450 种		药用植物 9538 种		科植园保护 9449 种		药植园保护 4116 种	
	物种数	比例	物种数	比例	物种数	比例	物种数	比例
绝灭（EX）	27	0.08%	2	0.02%	3	0.03%	0	0.00%
野外绝灭（EW）	10	0.03%	2	0.02%	3	0.03%	1	0.02%
地区绝灭（RE）	15	0.04%	0	0.00%	2	0.02%	0	0.00%
极危（CR）	583	1.69%	73	0.77%	185	1.96%	52	1.26%
濒危（EN）	1297	3.76%	228	2.39%	462	4.89%	155	3.77%
易危（VU）	1887	5.48%	451	4.73%	656	6.94%	253	6.15%
近危（NT）	2723	7.90%	524	5.49%	639	6.76%	198	4.81%
无危（LC）	24296	70.53%	7902	82.85%	7029	74.39%	3341	81.17%
数据缺乏（DD）	3612	10.48%	356	3.73%	470	4.97%	116	2.82%

（2）构建药用植物迁地保护优先性评估方法

优先保护评估是评估生物物种保护的优先权，为有效保护重点物种，分层次保护生物多样性奠定研究基础。通常的做法是根据受威胁程度等对物种的优先程度进行排序，筛选出优先保护的物种名单。阚灵等总结并借鉴国际上植物受威胁和优先保护评估的方法，构建了专用于药用植物的迁地保护优先权的评估方法（以下简称优先保护评估法）。该方法采用层级分析的逻辑框架，从药用植物现有迁地保护指数（C）和药用植物保护需求指数（S）两个方面确定物种的迁地保护优先系数（A），其中，迁地保护指数（C）包括科植保护程度（X_1）和药植保护程度（X_2）；保护需求指数（S）包括物种受威胁指数（X_3）、价值指数（X_4）和急切保护系数（X_5）。上述 5 个指标具有代表性强、数据易获取、可操作性强的特点。并以人参等 10 种药材为评估案例，验证了方法的可行性，结果表明新方法在指标灵敏度、数据获取容易程度、批量评估等方面有进一步的提升，适用于评估我国药用植物的迁地保护重点。

专栏 7-1　药用植物优先保护评估的方法

药用植物迁地保护优先系数 A	现有迁地保护指数 C	科植中的保护程度 X_1	科植园数	$n>12$，5 分；$n \in [9, 12]$，4 分；$n \in [6, 8]$，3 分；$n \in [3, 5]$，2 分；$n \in [2, 1]$，1 分；$n=0$，0 分。
		药植中的保护程度 X_2	药植园数	$m>19$，5 分；$m \in [14, 19]$，4 分；$m \in [9, 13]$，3 分；$m \in [4, 8]$，2 分；$m \in [1, 3]$，1 分；$m=0$，0 分。
	迁地保护需求指数 S	受威胁系数 X_3	濒危程度	灭绝物种，10 分；野外灭绝物种，9 分；地区灭绝物种，8 分；极危物种，7 分，濒危物种，6 分，易危物种，5 分，近危物种，4 分，无危物种，0 分，未评估物种，1 分
		价值系数 X_4	遗传价值	单科单种型（科内仅 1 属 1 种植物），5 分；少种科型和单属少种型（科内所含物种数少于16，或科内仅 1 属 2~10 种植物），4 分；属下单种型（属内仅含 1 个种植物），3 分；属下少种型（属下物种数少于 20），2 分；属下多种型（属下物种数大于 20），1 分
				中国特有种 3 分，非中国特有种 0 分
			药用广度	物种（包括异名物种）在众多典籍中药用记载频次大于等于 30，5 分；频次少于 30 大于等于 20，4 分；频次少于 20 大于等于 10，3 分；少于 10 大于等于 5，2 分；少于 5 大于等于 1，1 分
		急切保护系数 X_5	市场需求大小	一般药用植物，1 分；物种是国家 500 种常用中药材的基原，2 分；物种是国家基本药物的基原，3 分；物种是国家大宗常用中药材产量监测数值较少（排名 100 以外）的品种，4 分；物种是国家大宗常用中药材产量监测数值较多（排名前 100）的品种，5 分

　　研究根据各物种 A 值的大小，将保护优先顺序按照优先等级从高到低划分为Ⅰ～Ⅵ级 6 个等级（表 7-4）。其中，Ⅰ～Ⅵ级反映物种现有保护力度不足，还需进一步加强保护投入；Ⅴ级反映物种现有保护力度适中，暂时可不做保护投入的调整；Ⅵ级反映物种现有保护力度充分甚至过度，可适当调整保护力度或转移到迁地保护主体机构之外。药用植物优先等级划分的依据来源于文献的比较和实证分析。

表 7-4　药用植物物种迁地保护的优先等级和取值范围

等级	A 的取值范围	说明
Ⅰ 级	（0.400≤A＜1）	优先等级极高，急需保护
Ⅱ 级	（0.160≤A＜0.400）	优先等级较高，优先保护
Ⅲ 级	（0.125≤A＜0.160）	优先等级中等，适当加强保护
Ⅳ 级	（0.005≤A＜0.125）	适当加强保护
Ⅴ 级	（-0.200≤A＜0.005）	物种现有保护力度适中，暂时可不做保护投入的调整
Ⅵ 级	（-1≤A＜-0.200）	物种现有保护力度充分甚至过度，可适当调整保护力度

　　（3）药用植物优先保护研究结果与评价

　　Ⅰ级优先保护物种有 374 种，分布在 98 个科，Ⅰ级物种数量统计排名前 20 的科中，兰科植物最多，有 40 种，代表植物有手参 *Gymnadenia conopsea* 和角盘兰 *Herminium monorchis* 等，优先级别高的主要原因是物种受威胁程度很高。其次百合科植物，有 34 种，代表植物有川贝母 *Fritillaria cirrhosa* 和毛重楼 *Paris mairei* 等，其主要原因是物种受威胁指数和价值指数都较高。排名第三的是毛茛科植物，有 27 种，以乌头属 *Aconitum* 为代表，具有重要药用价值或资源分布较小等特点。此外，还有人参、三七、新疆紫草、肉苁蓉、黄连等国家珍贵药用植物也列入其中。迁地保护Ⅰ级优先物种在迁地保护方面的共同特点是，没有受到迁地保护或仅在少数科植园内有迁地保护（在药植园内迁地栽培的物种仅 6 个），物种受威胁程度属于易危以上等级、价值系数较高等。

　　Ⅱ级优先保护物种共 1290 种，分布于 232 个科。菊科和兰科药用植物最多，分别为 80 种和 74 种，其次是毛茛科 43 种、百合科 43 种。代表药用植物有：桫椤 *Alsophila spinulosa*、管花肉苁蓉 *Cistanche tubulosa*、羽叶三七 *Panaxbipinnatifidus*、独一味 *Lamiophlomis rotata*、矮牡丹 *Paeonia rockii* subsp. *Taibaishanica* 等。此外，Ⅱ级优先物种还包括了所有具有药用价值的低等藻类植物和地衣植物共 35 科，91 种，该类植物价值系数大于 0.4，物种受威胁情况未知，个别物种具有较大的市场需求，如海蒿子 *Sargassum confusum* 和羊栖菜 *Hizikia fusiforme* 等。Ⅱ级优先保护物种中受威胁程度较低、价值系数较高的物种占大多数，870 个物种没有迁地保护记录，420 个物种有迁地保护，但保护力度不足。

三、药用植物种质创新与评价

1. 中药材种子种苗繁育技术

　　近年来，现代育种技术在药用植物品种改良中的应用越来越广泛，如转基因技术、分子标记选择技术、诱变技术、组织与细胞工程技术等，大大的提高到了药用植物品种改良的研究进程，促进了药用植物种质资源保护。以著名"四大怀药"之一的地黄 *Rehmannia glutinosa* Libosch.为例，了解现代育种技术在药用植物育种的研究深度。

　　怀地黄因受自然环境和生产措施的影响，经有性杂交和块根变异，形成了很多地黄栽培品种及其变种，这些栽培品种和变种在其外部的形态、内部的结构、产量和质量方面都存在一定的差异。王莹等[①]收集建立了 8 个怀地黄主栽品种的核心种质资源圃，从外部形态、内部结构、化学指标成分和化学指纹图谱对 8 个怀地黄种质资源进行了评价，探讨了地黄种质划分的依据并运用中药化学指纹图谱鉴别怀地黄质量的方法；并对主栽品种北京 3 号不同产区的产量和品质进行了研究，探讨了适宜地黄开发种植的区域；利用资源圃中 8 个怀地黄品种，采用完全随机区组设计进行杂交，创制了 61 个杂交后代，为怀地黄新品种选育奠定了技术和物质基础。综合各项指标表明地黄沿温县向东，顺黄河冲积平原经获嘉、新乡北环、封丘到山东单县，都适宜种植地黄，可根据当地情况适当发展。利用资源圃中 8 个怀地黄农家品种和 1 个野生地黄，采用完全随机区组设计进行杂交，杂交组合共 72 个，进而探讨了杂交组合结果率、单果结籽数、千粒重、正交和反交平均单果结籽数和千粒重之间的关系。结果表明，不同农家品种杂交亲缘关系越远结实率越高，单果结籽数和千粒重相对也高，正反杂交有一定差异，品种内部杂交不结实。创制了 61 个杂交后代，为怀地黄新品种选育奠定了技术和物质基础。

2. 中药材种子种苗质量分级标准研究

近年来，随着国家标准化战略的推进，中药材规范化生产对于中药材种子种苗标准化的需求日益明显，出现了一系列中药材种子种苗分级标准方面的研究成果。中药材种子种苗标准化包括中药材良种生产、种子种苗生产、种子种苗质量分级、检验方法规程、种子包装、运输、贮存等一系列内容，其中种子种苗质量鉴定分级是基础。中药材种子的检验是采用科学有效的手段，对种子纯度、净度、发芽率、含水量、粒重、真实性、生活力等指标进行检测，依据这些检验结果聚类分析即可对种子进行质量分级，等级差异较真实地反映了种子内在品质，对中药材规范化生产意义重大。目前，我国常用的 300 多种中药材中，仅人参等少数中药材的种子质量有国家标准，当归、党参、黄芩、牛蒡、板蓝根、秦艽、羌活、北柴胡、西红花等中药材种子质量有地方标准，其余品种没有种子标准。

对中药材种苗质量进行分级包括两部分内容：即先对移栽前的种苗进行单株株高、叶长、根长、叶片数、单株鲜重等指标的聚类分析，再对种苗移栽后生物量增加、化学成分变化等试验进行监测评定，从而对该中药材种苗进行等级划分并制定分级标准。与中药材种子相比，中药材种苗质量分级的研究较少。目前仅人参种苗具有国家标准，当归、党参、黄芩、秦艽、羌活具有地方标准。现有已报道的研究中，根及根茎类中药材如掌叶大黄、甘草、岗梅、知母、丹参、块根紫金牛等，全草及叶类中药材如艾纳香、返魂草、广金钱草、车前等，以及花类中药材菊花均开展了种苗质量分级标准的研究，而其他类中药材未见相关报道[②]。

四、药用植物保护技术突破与标准的制定

长期过度开发利用、生态环境恶化等原因导致我国多数药用植物种质资源濒临灭绝，加强收集保存刻不容缓，而国内种质资源保存技术和标准方面非常薄弱。为推进中医药标准化建设，制定一批满足市场和创新需求的团体标准，加快中医药标准化发展进程，中华中医药学会标准化办公室于 2018 年 11 月 19 日召开了团体标准立项论证会，会上经专家论证通过了《药用植物顽拗性种子超低温保存技术通则》、《30 种药用植物顽拗性种子超低温保存技术规程》、《药用植物正常型种子低温低湿长期保存技术通则》、《中药材（植物药材）规范化生产技术规程编制通则》、《200 种中药材（植物药材）规范化生产技术规程》、《降香檀心材整体诱导技术操作规程》等 6 项团体标准立项。

---

① 高娜，孙永军，张建军，等. 中药材种子种苗质量分级标准研究进展 [J]. 中国中医药信息杂志，2018，25（4）：129－132.
② 王莹. 怀地黄种质资源评价与新种质创制研究 [D]. 新乡：河南师范大学，2013.

1. 药用植物种质保存技术突破

药用植物顽拗性种子超低温保存技术研究，包括：药用植物种子贮藏习性、保存材料分类、液氮超低温冷冻程序以及种子补给规则等技术，建立适合药用植物顽拗性种子种质资源保存的标准，以保证药用植物种质资源这一宝贵的国家战略物资的可持续发展。

液氮超低温保存法是植物顽拗性种子长期、稳定、有效保存的最佳方法，但国内研究起步晚、发展慢，特别是药用植物顽拗性种子超低温保存方面非常薄弱。针对此现状，中国医学科学院项目组分类开展土沉香、降香、益智等 30 种典型的药用植物顽拗性种子超低温保存技术的研究，包括 30 种药用植物顽拗性种子繁殖材料、种子选择、种子超低温保存前处理、超低温保存方法及恢复培养等关键技术，建立 30 种药用植物顽拗性种子液氮超低温保存技术规程，为全国具有条件的单位开展药用植物顽拗性种子保存提供规范的技术参考和指导，推动我国应用超低温保存药用植物珍贵遗传资源技术的发展。

《药用植物正常型种子低温低湿长期保存技术通则》（以下简称《通则》），旨在建立长期、安全保存药用植物正常型种子标准，以确保药用植物种质资源的可持续利用。进一步为我国更多单位，保存更多的药用植物珍贵的基因资源，奠定和夯实我国中医药发展在国际竞争中的战略资源优势地位。《通则》规定了药用植物正常型种子（即根据种子的贮藏行为划分，能在干燥、低湿条件下长期贮藏的药用植物种子），低温低湿长期保存通用技术规范，适用于药用植物正常型种子生产者、经营者和使用者。内容包括：范围、规范性引用文件、术语和定义、低温低湿保存流程及种子更新。

2. 中药材生产种植技术规范取得进步

规范化生产技术规程是中药材生产企业建设规范化中药材生产基地时，必须遵循的技术文件。然而，迄今我国没有正式发布过国家或行业的通用的中药材规范化生产技术规程标准，因此各企业编制和实施的生产技术规范五花八门，对基地建设和生产的指导性差，标准本身很不标准。为配合国家实施中药材标准化工程，配合修订版《中药材生产质量管理规范》的即将实施，通过明确中药材规范化生产技术规程编制的原则和要求，规范技术规程编制需要考虑的生产环节、关键技术要求等，用以指导每种中药材规范化生产技术规程的编制，为众多拟建设中药材 GAP 基地的企业，提供编制中药材规范化生产技术规程的参考和指导。

第三节　我国药用生物资源保护面临的挑战、问题与建议

一、面临的挑战

1. 全球气候变化与生物多样性丧失

全球气候变化不但会影响农业和自然生态系统，影响药用植物栽培产业，也会影响许多疾病的生态，以及昆虫和节肢动物疾病传播媒介，进而影响人类健康，如疟疾、登革热、血吸虫病、黄热病、盘尾丝虫病、淋巴丝虫病、利什曼病以及美国和非洲锥虫病。在瑞典，病毒蜱传播的脑炎发病率的增加与最近温和的冬天和早春的到来有关。保护药用植物遗传多样性，可为新药创制提供可能。

我国拥有较好的药用植物遗传多样性，但长期以来一直处于"吃资源"的状态，70%的药用物种仍然依靠野生资源，随着人们对土地、森林资源的开发利用，野生药用植物资源的多样性正在消失，部分

常用中药材的野生种质已经消失，如三七、野生人参也基本灭绝。尽管人工栽培产业的发展一定程度上缓解了部分品种的压力，但在高产或其他某一特性的追求下，遗传多样性同样在急速下降。还有部分道地药材遗传资源因为地区产业结构的调整而消失。

2. 国际环境变化

经济全球化背景下安全的内涵和外延均发生了变化，构建安全概念的理论范式也因此发生了变化，这一新理论范式的核心概念就是非传统安全。而药用生物资源及传统知识是国家公共卫生安全的基本保障，我国从其他国家大量进口生物资源，同时也大量出口生物遗传资源，传统知识进入与流失，知识产权的界定与保护越发困难。随着国际环境的不断变化，生物遗传资源的公平获取与惠益共享将对中药资源的保护与发展产生深远的影响。

3. 扶贫、乡村振兴与中药资源可持续发展

2011 年国务院印发《中国农村扶贫开发纲要（2011—2020 年）》明确了"充分发挥贫困地区生态环境和自然资源优势，培植壮大特色支柱产业，带动和帮助贫困农户发展生产"的工作部署。根据《中共中央、国务院关于打赢脱贫攻坚战的决定》《脱贫攻坚责任制实施办法》《国务院关于印发"十三五"脱贫攻坚规划的通知》等文件提出的："支持中医药和民族医药事业发展，加强中药民族药资源保护利用，立足贫困地区资源禀赋，建立健全产业到户到人的精准扶贫机制，每个贫困县建成一批脱贫带动能力强的特色产业"的工作任务，全国各地各部门均在积极推进扶贫攻坚工作。中药材广泛分布于我国贫困地区，中药材种植是我国农村贫困人口收入的重要来源之一。建立中药材产业扶贫机制，是调整结构、增加农民收入、促进生态文明的重要举措，也是推动中医药发展和健康中国建设的重要内容之一。各地区在选择和培育道地药材时，需要格外关注民族药特色药材的资源，既要保护原有的中药种质资源也要品种创新，在保证原生种质资源自然繁衍的基础上进行品种创新，并严格防止杂化品种淘汰原生种质（以日本黑柴胡为例）。

4. 中药新品种与知识产权保护

植物新品种产权是一种涉及育种者权利的特殊知识产权。基于创新驱动发展战略，通过阐述植物新品种权的内容及我国植物新品种保护的现状，发现目前我国植物品种权保护范围有待扩大、植物新品种保护意识相对薄弱、植物新品种保护结构单一和区域性过度集中，且植物新品种研发和保护集中于科研院所和大型种业企业等问题[①]。目前，我国植物新品种的申请和授权主要依据《主要农作物范围规定》包含的植物种类展开工作，适用的是 UPOV 公约 1978 年文本。按照 UPOV 公约 1991年文本规定要求，植物新品种的保护范围要扩大到所有植物的属和种，其规定保护范围远大于我国的"主要农作物"所对应的植物种类类别。从发展的角度考虑，保护范围相对狭小与以农业为基础的国家地位难相匹配，小范围保护的劣势在短时间内难以显现，但从长远发展视角看，对整个国家农业经济会产生巨大影响。我国幅员辽阔，植物资源独特多样，造就了丰富的遗传育种资源，鉴于植物新品种保护的重要性与急迫性，必须在现有保护名录的基础上继续扩充植物新品种保护的种类与数量，维护农业经济的稳定和植物资源的安全。

---

① 张超，周衍平. 基于创新情境下的植物新品种保护问题及对策研究 [J]. 山东科技大学学报（社会科学版），2016，18（2）：73－79.

二、存在的问题

1. 保护体系还需完善

原生境保护：药用资源具有道地性，对于原生境的保护尤为重要，目前中国还没有一个专门的国家级药用资源保护区，原位保护体系尚不完善。

非原生境保护：已有的异位保护体系的遗传资源收集和保护需要按类别更有针对性，以提高保护的有效性，树立权威性。

原生境与非原生境保护之间的协调机制未建立，鲜有异位保护机构开展与原位保护机构间的合作，对已成功迁地物种进行回归。

2. 保护误区和盲区

大部分野生资源无原生境保护措施，绝大多数药用植物的生产仍然依靠采集野生资源，其中部分物种尚无任何保护措施，不乏濒危物种。

异位保护中对遗传多样性保护不足，存在追求保护物种数量提升，忽略多样性现象，大部分物种未进行多样性保护。

3. 研究水平有待提升

本土药用资源：优异基因资源发掘利用严重滞后，阻碍了资源巨大潜力的有效发挥；针对已经保护较好和还没有保护的物种，缺乏客观的评价方法，如何评价药用植物保护成果与投入，提高药用生物资源保护的效率值得深入研究。

进口药用资源：中国自古有使用海外药用资源的习惯，大部分品种至今仍依赖进口，并且对其在海外的资源状况不明。

其他国家药用资源：国外还有大量使用的药用植物，以及传统医药中使用的药用生物资源，我们还很少触及。

4. 资源的统筹布局

资源的保护与中药材产业发展关系密切，脱离了产业，谈资源保护是无头苍蝇，不保护资源的产业是夕阳产业。目前我国药用生物资源保护仍以政府行为为主导，企业缺乏认识和行动力。

三、保障措施与发展建议

1. 提高药用植物保护意识

一方面，加强药用种质资源保护是建设生态文明的重要任务，是提升我国药用生物资源保护管理水平的重大举措。野生药用植物保护是生物多样性保护的重要组成部分，随着全球气候变暖和经济社会快速发展，药用植物保护面临的形势越来越严峻。加强药用植物园建设与发展，充分发挥其应有作用，是新形势下加强药用植物保护工作的战略举措，有利于推动我国生物资源保护事业的进一步发展。药用植物园以其多样的自然生态环境、丰富的物种多样性、科学发展观的内涵和深厚的文化底蕴成为生态文化的重要载体，为营造生态文明的良好氛围发挥着重要作用。加强药用植物园植物物种资源迁地保护，对于展示野生药用生物保护成果、表达人与自然相互依赖的关系、建设生态文明、满足国民日益增长的精神文化需求、提高人民的生活质量具有十分重要的意义。

另一方面，加强药用植物保护是保障药用种质资源、促进健康医疗可持续发展的需要。药用植物尤其是野生药用植物，蕴藏着丰富的遗传资源，是人类防治疾病、应对突发重大疾病的物质基础，是社会进步和可持续发展的重要战略资源。保存药用植物种质资源、开展科学研究和可持续利用是药用植物园建设与发展的重要使命。多年来，我国药用植物园研究开发的药用植物资源对发展新兴产业、形成新的经济增长点、推动国民经济可持续发展做出了重要贡献。加强药用植物迁地保护相关机构的建设与发展，保护种质资源，开展可持续利用研究，对促进人类社会的进步和经济社会可持续发展具有不可替代的重要作用。

2. 制定阶段发展目标

（1）到 2020 年

①开展药用植物遗传资源保护现状的评估，对已经保护、未保护的进行识别，急需保护的、重点保护的进行分级。

②开展濒危、栽培及海外重点保护药用植物资源的抢救性收集，保护药用植物遗传资源总数达到 8 万份。

③50 种常用大宗药用植物种质评价，筛选优良种质。

④50 种濒危和资源短缺药用植物的保育技术研究。

⑤开发具有地域特色的中药资源健康旅游产品和线路。

（2）到 2025 年

①建立重点保护野生药用植物资源的原生境保护区 5 个。

②全面开展我国栽培药用植物种质资源收集与评价。

③我国全部进口药用植物在国外的种质收集。

④100 种濒危和资源短缺药用植物的保育技术研究。

⑤积极探索药用植物资源的国际化道路，开展"一带一路"国家药用植物遗传资源的合作和交流，积极布局中药材的海外原料基地。

（3）到 2035 年

①世界其他国家使用的重点药用植物种质资源收集。

②建成高效的药用植物遗传资源鉴定评价体系，开展优异基因资源评价与发掘利用

（4）到 2050 年

①实现我国药用植物遗传资源保护全覆盖。

②实现我国药用植物遗传资源保护、利用及管理在国际上占有主导地位。

3. 建立广泛合作机制

（1）加强药用植物园植物物种迁地保护国际交流与合作

药用植物园是我国向国际社会展示植物物种保护成果的重要窗口和平台。目前我国的植物园与世界 70 多个国家和地区的 600 多个植物园建立了合作关系，要加强我国药用植物园与国内外植物园的交流与合作，推进与国际植物园保护协会（BGCI）、国际植物园协会（IABG）、受威胁植物委员会（IUCN－TPC）、国际植物遗传资源委员会（IBPGR）等机构的交流与合作，及时了解药用植物迁地保护的相关信息与技术，促进我国药用植物园建设管理水平全面提升。

（2）结合国家"大健康"产业加强药用植物园服务能力建设

药用植物园是进行中医药文化科普教育的重要场所，结合国家大健康产业发展规划，未来我国药用植物园可与中医药文化产业园、中医药养老和旅游等服务有更加深入和广泛的合作。良好的体验服务，是提升社会对药用植物迁地保护认知最直接的一种方式，因此，药用植物园需要具备良好基础设施并做好宣传服务。已有一定基础的药用植物园需要进一步强化药用植物园的科普功能，立足于不同民族或地区的特色药用植物，区分不同对象采取有针对性、有特色的形式和方法，向公众宣传植物园迁地保护的科学知识，增强全社会保护野生植物的意识和行动。

第八章　中药资源精准扶贫政策解读

我国是世界上中药资源生物多样性最丰富的国家。中药作为中医传承和发展的重要载体，是关系国计民生的战略性资源，在我国悠久的历史中发挥了巨大作用，在世界医学文明在前进的道路上做出了突出贡献。"十二五"以来，中药产业的重要性日益彰显，中药材政策的扶持资金规模、扶持品种和范围也逐步加大。地理位置偏远和交通不发达的贫困地区，碎片化的地理环境正是绝佳的中药材生产条件，合理利用中药资源，推动中药材产业发展，对贫困地区脱贫致富具有重要的推动作用。在当前推动全面建成小康社会和健康中国的大背景下，依托当地特色中药资源，因地制宜建立中药材产业扶贫机制，推进中药资源精准扶贫政策贯彻实施，对响应党中央脱贫攻坚决策部署具有积极意义。

第一节　中药资源相关扶持政策简介

一、《中药材保护和发展规划（2015—2020 年）》

2015 年 4 月 27 日，工业和信息化部、国家中医药管理局等部门发布《中药材保护和发展规划（2015—2020 年）》（以下简称《规划》），对当前和今后一个时期，我国中药材资源保护和中药材产业发展进行了全面部署，这是我国第一个关于中药材保护和发展的国家级规划。

《规划》指出，中药材是中医药事业传承和发展的物质基础，是关系国计民生的战略性资源。保护和发展中药材，对于深化医药卫生体制改革、提高人民健康水平，对于发展战略性新兴产业、增加农民收入、促进生态文明建设，具有十分重要的意义。

《规划》坚持以发展促保护、以保护谋发展，坚持市场主导与政府引导相结合、资源保护与产业发展相结合、提高产量与提升质量相结合的基本原则。目标是力争到 2020 年，中药材资源保护与监测体系基本完善，濒危中药材供需矛盾有效缓解，常用中药材生产稳步发展；中药材科技水平大幅提升，质量持续提高；中药材现代生产流通体系初步建成，产品供应充足，市场价格稳定，中药材保护和发展水平显著提高。

二、《中医药健康服务发展规划（2015—2020 年）》

2015 年 5 月 7 日，国务院办公厅印发《中医药健康服务发展规划（2015—2020 年）》，对当前和今后一个时期，我国中医药健康服务发展进行了全面部署，这是贯彻落实《国务院关于促进健康服务业发展的若干意见》①制定的唯一的专项规划，也是我国第一个关于中医药健康服务发展的国家级规划。

《中医药健康服务发展规划（2015—2020 年）》指出，中医药（含民族医药）强调整体把握健康状态，注重个体化，突出治未病，临床疗效确切，治疗方式灵活，养生保健作用突出，是我国独具特色的健康服务资源。中医药健康服务是运用中医药理念、方法、技术维护和增进人民群众身心健康的活动，主要包括中医药养生、保健、医疗、康复服务，涉及健康养老、中医药文化、健康旅游等相关服务。充分发挥中医药特色优势，加快发展中医药健康服务，是全面发展中医药事业的必然要求，是促进健康服务业发展的重要任务，对于深化医药卫生体制改革、提升全民健康素质、转变经济发展方式具有重要意义。

《中医药健康服务发展规划（2015—2020 年）》根据我国健康服务业发展的总体部署和中医药健康服务发展现状，提出了 2020 年的发展目标：基本建立中医药健康服务体系，中医药健康服务加快发展，成为我国健康服务业的重要力量和国际竞争力的重要体现，成为推动经济社会转型发展的重要力量。

三、《中医药发展战略规划纲要（2016—2030 年）》

2016 年 2 月 26 日，国务院印发《中医药发展战略规划纲要（2016—2030 年）》（以下简称《纲要》），明确未来十五年我国中医药发展方向和工作重点，促进中医药事业健康发展。

《纲要》指出，中医药作为我国独特的卫生资源、潜力巨大的经济资源、具有原创优势的科技资源、优秀的文化资源和重要的生态资源，在经济社会发展中发挥着重要作用。随着我国新型工业化、信息化、城镇化、农业现代化深入发展，人口老龄化进程加快，健康服务业蓬勃发展，人民群众对中医药服务的需求越来越旺盛，迫切需要继承、发展、利用好中医药，充分发挥中医药在深化医药卫生体制改革中的作用，造福人类健康。

《纲要》提出了以下目标：到 2020 年，实现人人基本享有中医药服务，中医医疗、保健、科研、教育、产业、文化各领域得到全面协调发展，中医药标准化、信息化、产业化、现代化水平不断提高，中医药产业成为国民经济重要支柱之一。到 2030 年，中医药治理体系和治理能力现代化水平显著提升，中医药服务领域实现全覆盖，中医药健康服务能力显著增强。我国在世界传统医药发展中的引领地位更加巩固，实现中医药继承创新发展、统筹协调发展、生态绿色发展、包容开放发展和人民共享发展，为健康中国建设奠定坚实基础。

四、《中药材产业扶贫行动计划（2017—2020 年）》

2017 年 9 月 25 日，国家中医药管理局、国务院扶贫办、工业和信息化部、农业部、中国农业发展银行等 5 部门联合印发了《中药材产业扶贫行动计划（2017—2020 年）》（以下简称《计划》），以贯彻落实党中央、国务院脱贫攻坚部署，充分发挥中药材产业扶贫优势，促进贫困地区增收脱贫。

《计划》提出：在贫困地区实施中药材产业扶贫行动计划，以建立切实有效的利益联结机制为重点，将中药材产业发展和建档立卡人口精准脱贫衔接起来，基本实现户户有增收项目、人人有脱贫门路，助力中药材产业扶贫对象如期"减贫摘帽"。

《计划》明确：通过引导百家药企在贫困地区建基地，发展百种大宗、道地药材种植、生产，带动农业转型升级，建立相对完善的中药材产业精准扶贫新模式。到 2020 年，贫困地区自我发展能力和脱贫造血功能持续增强，实现百万贫困户稳定增收脱贫。工作的重点任务是打造一批药材基地，形成产业

---

① 《国务院关于促进健康服务业发展的若干意见》是 2013 年 9 月 28 日国务院为促进健康服务业发展发布的文件。

精准扶贫新格局；培育一批经营主体，提升产业精准扶贫成效；发展一批健康产业，推动扶贫效果有效增值；搭建一批服务平台，支撑扶贫产业可持续发展。

五、《中共中央国务院关于打赢脱贫攻坚战三年行动的指导意见》

2018 年 8 月 19 日，《中共中央国务院关于打赢脱贫攻坚战三年行动的指导意见》（以下简称《指导意见》）由新华社受权播发，对今后三年的脱贫攻坚工作做了全面部署。为了全面贯彻落实党的十九大精神，根据各地区、各部门贯彻脱贫攻坚工作中出现的新情况、新问题，中央决定出台《指导意见》，进一步完善顶层的政策设计、强化政策措施、加强统筹协调，以便推动脱贫攻坚工作更加有效开展，确保如期实现脱贫攻坚的目标任务。

《指导意见》强调，要坚持精准扶贫、精准脱贫基本方略，坚持中央统筹、省负总责、市县抓落实的工作机制，坚持大扶贫工作格局，坚持脱贫攻坚目标和现行扶贫标准，聚焦深度贫困地区和特殊贫困群体，突出问题导向，优化政策供给，下足绣花功夫，着力激发贫困人口内生动力，着力夯实贫困人口稳定脱贫基础，着力加强扶贫领域作风建设，切实提高贫困人口获得感，确保到 2020 年贫困地区和贫困群众同全国一道进入全面小康社会，为实施乡村振兴战略打好基础。

《指导意见》指出，要加大产业扶贫力度，深入实施贫困地区特色产业提升工程，因地制宜加快发展对贫困户增收带动作用明显的种植养殖业、林草业、农产品加工业、特色手工业、休闲农业和乡村旅游，积极培育和推广有市场、有品牌、有效益的特色产品。加大产业扶贫力度，全力推进就业扶贫。提出实施中药材产业扶贫行动计划，鼓励中医药企业到贫困地区建设中药材基地。

第二节　中药材：助推精准扶贫的强劲引擎

——《中药材产业扶贫行动计划（2017—2020 年）》详解

2017 年 9 月 1 日，国家中医药管理局、国务院扶贫办在贵州省六盘水盘州市举行中药材产业扶贫行动启动仪式，26 家企业、23 家贫困县共同签署了《关于实施中药材产业扶贫行动的合作意向书》，中药材产业扶贫行动正式启动。9 月 25 日，国家中医药管理局、国务院扶贫办、工业和信息化部、农业部、中国农业发展银行等 5 部门联合印发了《中药材产业扶贫行动计划（2017—2020 年）》，为我国贫困地区中药材产业的发展提供了政策支持，创造了良好机遇。

一、总体思路解读

文件提出，"深入贯彻习近平总书记系列重要讲话精神特别是关于扶贫开发重要指示，坚持精准扶贫精准脱贫基本方略，在贫困地区实施中药材产业扶贫行动，以建立切实有效的利益联结机制为重点，将中药材产业发展与建档立卡贫困人口的精准脱贫衔接起来，基本实现户户有增收项目、人人有脱贫门路，助力中药材产业扶贫对象如期'减贫摘帽'"。

中药材产业扶贫的内涵包括了扶贫和产业两个方面：扶贫是中药产业发展自然带动产业链中的农户或合作社增收，产业发展是在适宜中药材种植的地方发展中药材的产业经济。我国中药材生产历史悠久，有关中药材及其种植的记载可追溯到 2600 多年前。近年来，我国的中药材产业得到了迅速恢复和发展，在改进栽培技术、引种驯化野生药材、引进国外药材以及规范化生产等方面都取得了重大进展，发展中药材生产已经成为调整农业结构、增加农民收入、发展地方经济的重要举措。

"精准扶贫"具体来说是粗放扶贫的对称，是指针对不同贫困区域环境、不同贫困农户状况，运用科学有效程序对扶贫对象实施精确识别、精确帮扶、精确管理的治贫方式。一般来说，精准扶贫主要是就贫困居民而言的，谁贫困就扶持谁。推进精准扶贫，加大帮扶力度，是缓解贫困、实现共同富裕的内在要求，也是实现全面小康和现代化建设的一场攻坚战。

"产业扶贫"是指以市场为导向，以经济效益为中心，以产业发展为杠杆的扶贫开发过程，是促进贫困地区发展、增加贫困农户收入的有效途径，是扶贫开发的战略重点和主要任务。具体来说，是在县域范围，培育主导产业，发展县域经济，增加资本积累能力；在村镇范围，增加公共投资，改善基础设施，培育产业环境；在贫困户层面，提供就业岗位，提升人力资本，积极参与产业价值链的各个环节。

在贫困地区扶持农户发展中药材种植加工是实现精准扶贫，加快农村居民脱贫致富的有效途径。据统计，我国的中药资源种类有 12807 种（含种下分类单位），药用植物占全部种类的 87%，药用动物占 12%，药用矿物约 1%。我国贫困地区多位于自然的角落地带和交通不发达地区（即老少边穷），呈现为碎片化地理生态特点，这些地区由于生产生活条件恶劣，农林牧业的生产效益非常低下，仅靠生态补偿或传统农业难以脱贫致富。而贫困地区碎片化的地理环境正是中药材绝佳的生产条件，中草药种植不需要大规模农业机械投入，药材产值较农产品较高，因此适合农村贫困户根据所在地区自然条件，选择合适的中药材种植。中草药行业不光包含农户种植方面，在村或县级层面，也可借助当地中药材种植优势，深度发展中药材加工行业，从而推进产业扶贫。

二、行动目标解读

文件明确，"通过引导百家药企在贫困地区建基地，发展百种大宗、道地药材种植、生产，带动农业转型升级，建立相对完善的中药材产业精准扶贫新模式。到 2020 年，贫困地区自我发展能力和脱贫造血功能持续增强，实现百万贫困户稳定增收脱贫"。

中药材产业扶贫行动目标可概括为三个"百"，分别是百家、百种、百户。首先是引导百家药企在贫困地区建基地，其次是发展百种大宗、道地药材种植、生产，最后是实现百万贫困户稳定增收脱贫。

"道地药材"是我国几千年悠久文明史、中医中药发展史形成的特有概念。《中华人民共和国中医药法》中将道地药材解释为经过中医临床长期应用优选出来的，产在特定地域，受到特定生产加工方式影响，较其他地区所产同种药材品质佳、功效好且质量稳定，具有较高知名度的药材。由于道地药材在道地产区种植规模相对较大，栽培加工技术先进，加之质量优良，市场信誉好，具有良好竞争优势和较高经济效益。

贫困地区农户种植的中药材很难走进市场，所以产业扶贫一定要有企业支持和带动，适时引导药企进驻贫困地区，建立药材基地，既提升中药材品质，又为药农打开市场。一些道地药材种植区域在达到一定的规模之后，形成不同规模的县市级集约产区，中药材种植就从简单的资源结构产业向中药材产区产业结构转变发展，并形成完善的产业链条，包括标准化种质资源、标准化种植、标准化加工、饮片加工、专业的药材市场等，从而建立相对完善的中药材产业精准扶贫新模式。

三、主要内容解读

1. 打造一批药材基地，形成产业精准扶贫新格局

作为中草药产业扶贫中市场和原料产地的衔接方，企业是重要参与者和带动者。各地政府应积极引

导中药企业到贫困县建设扶贫示范基地、原料药材供应基地（"定制药园"）与良种繁育基地，或与贫困县共建共享基地，充分利用贫困县原料产地优势。中药企业进驻贫困地区，通过建立基地或初级加工厂等机构可开发多种就业岗位，吸纳贫困人口在当地就近就业。并鼓励公立中医医院优先采购以"定制药园"中药材为主要原料的药品，增加贫苦地区中药产品销售渠道。

大部分中药材生产受生物自身特性、自然生态环境因素、社会经济因素的交互影响，表现出强烈的地域性。2018 年 7 月 24 日，国家药品监督管理局发布《中药材生产质量管理规范》（征求意见稿），向社会各界征求意见。规范中提出，企业应当根据种植中药材的生长发育习性和对环境条件的要求，制定产地和种植地块或者养殖场所的选址技术规程。中药材生产基地一般应当选址于传统道地产区，在非传统道地产区选址，应当提供充分文献或者科学数据证明其适宜性。

"道地产区"是指该产区所产的中药材经过中医临床长期应用优选，与其他地区所产同种中药材相比，品质和疗效更好，且质量稳定，具有较高知名度。贫困县发展中药材种植，应该因地制宜，科学布局，选择合适的中药材种植，考虑传统道地产区发展历史，促进道地药材向最佳生产区域集中。

为提升中药材供种保障能力，加快中草药产业发展，可借鉴农业部 2017 年开展的农产品区域性良种繁育基地建设经验，支持集中连片贫困地区建设区域性中药材良种繁育基地。鼓励企业开展中药材优良品种选育，中药材种子种苗或者其他繁殖材料应当符合国家、行业或者团体标准，保证良种繁育基地健康、快速、持久发展。

2. 培育一批经营主体，提升产业精准扶贫成效

贫困地区中药种植户作为单一主体，在中药材培植、加工、流通、承担风险、规模化经营方面不具备优势。为增强农民参与市场竞争、抵御市场风险的能力，推动中药材种植业产业化、规模化发展，全面提升现代化水平，各地政府应扶植支持种养大户、推动农企联动、引导股份合作，发挥其带动作用，培育新型中药材经营主体。

鉴于农村劳动力"老龄化""空心化"的现象日益显现，农业发展后劲不足，要借鉴国外农业成熟的发展模式，以及国内农村"三变"改革的经验，适度合理地发展现代家庭农场、合作社等成熟的农业经营形式，开展适度规模经营。引导和组织小农户参与和发展专业合作，包括土地入股、股份合作、参与农业产业化经营等，实现风险共担、利益共享。着力在培育专业大户、家庭农场、合作社、联合社、龙头企业等主体上下功夫，积极推行订单带动、利润返还、股份合作"中药企业+种植大户+农户"、"中药企业+专业合作社+农户"的利益联结机制，将新型经营主体对小农户的带动能力作为政府扶持政策的重要衡量指标。在资金支持方面，财政扶持资金可考虑量化到农村集体组织和农户后，以自愿入股的方式投入到新型农业经营主体，并以股份分红的方式让农户享受收益。

3. 发展一批健康产业，推动扶贫成果有效增值

很多贫困地区中药材知名度不高，再加上信息流通不畅，导致出产的中药材缺乏市场。为增强中药材市场竞争力，拓宽中药材销售渠道，应着力发挥中药材大品种、大品牌的带动作用。梳理特色中药材资源和品种，坚持强化品牌意识与提升品牌价值并重，鼓励企业申报名牌产品、地理标志保护产品及申请注册商标、地理标志证明商标，大力宣传当地中药材品牌。坚持注重品质与扩大规模并重，加快建立道地中药材质量标准，大力推进规范化种植养殖，稳步提高道地中药材产量。实施精准招商，瞄准引进国内外一流企业，借助其规模和品牌效应，壮大中药材产业。

为扩大中药材产品市场，提升产业化程度，中药材的综合开发利用工作也要不断推进。随着全民健康意识不断增强，我国健康食品人均支出、消费人群有了显著提升，但相关市场仍处于发展初期。中药材在中医药事业和健康服务业发展中占据突出的基础地位，其可应用的保健食品、健康食品、功能食品等细分领域多，未来增长空间巨大，应持续推动以药食两用中药材为原料的健康类产品产业化开发。此

外，中药材还可用于食品和日用品等诸多行业，可适当对开发中药材为主要原料的功能性食品、保健食品、化妆品、添加剂、日用品、植物提取物等产品的企业给予支持。

在利用中药资源生产及深加工产业发展的同时，也存在着资源浪费巨大，环境压力增大等问题，应支持研究机构开展中药资源综合利用研究，激励企业实施中药资源循环利用实践，对中药材开发利用中产生的废弃物，研究其剩余利用价值，提升综合利用率。

除了推动种植、加工、产品研发同一业态的纵向融合外，还应注重推进中医药产业与其他不同业态之间的横向融合。引导中医药产业与文化、旅游、大健康产业融合联动发展，突出中医药养生特色。中药材种植可兼顾观赏和药用价值，拓展农业功能，建设一批国家中医药健康旅游示范基地，推动中药材种植基地建设与乡村旅游、文化推广、生态建设、健康养老等产业深度融合。

4. 搭建一批服务平台，支撑扶贫产业可持续发展

建设中药材生产公共服务平台类项目，包括技术服务平台、信息服务平台和供应保障服务平台，可以促进解决道地优质中药材生产、加工、质检、仓储和供应等各环节技术难题，强化中药产业链上游的数字化质量管理，构建中药材种植溯源体系，提升中药材质量和品质，实现中药材产业的转型升级和全产业链的资源整合。

科学规范的产销信息服务体系能够减轻药厂资金和成本等各方面压力，从种植源头保证中药材质量，从而带动经销商和种植户的积极性。同时通过积极利用网络电商平台，拓展中药材电商营销渠道，可逐步扩大中药材销售市场。

目前很多地区由于没有指导性的规划、市场供求信息不对称、不了解药材生长习性、缺乏种植技术等原因，不少种植户盲目扩张种植面积，最终导致药材滥市、无人收购，或者遭受游商的肆意打压，造成药农增收不增效，给药农和当地经济带来了极大的负面效应。

对于缺乏种植经验和技术的农户，根据中药材的生长习性提前布局，合理安排，精准到户地为药农种植提供行业培训、技术指导和咨询服务等支持，确保中药材种植规范化。此外，可广泛开展与中医药院校的专业合作，实现药材种植利益最大化，风险最小化。

四、计划落实解读

《中药材产业扶贫行动计划（2017—2020 年）》由国家中医药管理局、国务院扶贫办、工业和信息化部、农业部、中国农业发展银行等 5 部门联合印发，建立工作协调机制，完善配套措施和办法，加强组织领导和督导检查，共同推进行动计划落实。贫困地区按照省负总责、市县主体的工作原则，考虑各省实际情况，制定各自工作方案，要求有关部门要加强协同配合，明确责任分工，落实年度任务，强化评估考核，切实推进中药材产业扶贫。

在具体实施过程上，《计划》要求加强组织领导、落实优惠政策、加强资金统筹、强化宣传推介。具体工作任务、负责单位和时间进度见表 8-1。

表 8-1 《中药材产业扶贫行动计划（2017—2020 年）》重点任务分工方案

序号	工作任务	负责单位	时间进度
1	编制贫困县药材种植推荐目录，指导贫困县因地制宜、科学布局中药材产业发展	中医药局、扶贫办、农业部（列第一位者为牵头单位，下同）	2017 年 8 月底前完成编制
2	支持中药企业建设"中药材产业扶贫示范基地"	工业和信息化部、中医药局、扶贫办、农业部、中国农业发展银行分别负责	持续实施

序号	工作任务	负责单位	时间进度
3	开展"百企帮百县"活动，推动百家以上医药企业到贫困县设立"定制药园"作为原料药材供应基地	工业和信息化部、中医药局分别负责	持续实施
4	公立中医医院优先采购以"定制药园"中药材为主要原料的药品（含中药饮片）。	中医药局	持续实施
5	支持集中连片贫困地区建设区域性良种繁育基地	农业部、扶贫办、中医药局	持续实施
6	开展道地药材、中药材商品规格等级、示范基地建设等标准规范的制定	中医药局、扶贫办、工业和信息化部、农业部	持续实施
7	指导贫困地区开展道地药材品牌建设，开展"中药材产业扶贫示范基地"认定	中医药局、扶贫办、农业部、工业和信息化部	持续实施
8	开发一批具有地域特色的中医药健康旅游产品和线路，建设一批国家中医药健康旅游示范基地	中医药局	2017年12月底前完成
9	充分发挥农业服务中心、中药资源动态监测信息和技术服务体系等服务机构的作用	农业部、中医药局分别负责	持续实施
10	在中药材主产区建设一批中药材种植信息监测站点，逐步构建贫困地区中药材种植溯源体系	中医药局	持续实施
11	构建技术培训平台	农业部、中医药局分别负责	持续实施
12	鼓励金融机构创新符合贫困地区中药材产业发展的金融产品和服务方式	扶贫办、中国农业发展银行、农业部、中医药局	持续实施
13	农业政策性银行应发挥示范引领作用	中国农业发展银行	持续实施
14	积极宣传推介贫困地区中药材产品，组织企业参加国内外各种中药博览会、药品展销会、中医药产业发展大会、主要产品文化节、中医药研讨会等活动	中医药局、扶贫办、工业和信息化部、农业部、中国农业发展银行	持续实施
15	按照国家有关规定，对在中药材产业扶贫工作中作出突出贡献的单位和个人予以表彰	中医药局、扶贫办、工业和信息化部、农业部、中国农业发展银行	2020年底前

2017年5月4日，国家财政部、税务总局发出通知，对包括农产品等货品的销售、进口税率从13%降低到11%，以减少农村合作社和农副产品税负。作为农副产品的中药材，在本次降税范围之内。除中药材税收减免政策外，贫困地区中药材扶持政策还包括扶贫捐赠税前扣除、税收减免等扶贫公益事业税收优惠政策，以及各类市场主体到贫困地区投资兴业、带动就业增收的相关支持政策。

缺乏足够的启动资金是药农和药企面对的共同难题，作为散户的药农规模较小，而药企受中药市场价格波动影响，时常缺乏充足的流动资金。针对药农、药企资金困难问题，对积极参与扶贫开发、带动贫困群众脱贫致富、符合信贷条件的各类企业给予信贷支持，并按有关规定给予财政贴息等政策扶持，支持其利用多层次资本市场融资，鼓励保险机构和贫困地区开展中药材产品保险和扶贫小额贷款保证保险，探索开展价格保险试点。利用现有资金渠道，引导和支持"中药材产业扶贫示范基地"，发挥中药材技术服务、信息服务平台作用，保证供求、价格信息及时流通，并鼓励有条件的企业自主设立扶贫公益基金，切实做好资金统筹。

为促进中药材产销衔接，实现中药材优质安全、市场平稳，推广道地品种成果，在打造当地中药材品牌的基础上，加强当地中药材产品宣传推介。组织企业参加国内外各种中药博览会、药品展销会、中医药产业发展大会、主要产品文化节、中医药研讨会等活动，利用微信、微博等新媒体宣传中药材产品，提升生产技术和产品品质。照国家有关规定，对在中药材产业扶贫工作中作出突出贡献的单位和个人予以表彰。

第三节　中药资源精准扶贫政策评价

我国的中药资源拥有数千年悠久历史，集独特的卫生资源、潜力巨大的经济资源、原创优势的科技资源、优秀的文化资源以及重要的生态资源于一身，是国家重要的战略资源之一。为保障其健康稳步发展，国家出台了一系列的政策扶持计划，特别是《中药材产业扶贫行动计划（2017—2020 年）》的出台，为贫困地区中药材产业的发展营造了良好机遇，充分发挥中药材产业优势，凝聚多方力量推进精准扶贫、精准脱贫。

中药材之所以会成为各地政府扶贫选择，主要是因为中药材绿色健康的特征，十分符合各地产业结构调整大主题。其次，我国中药材资源分布范围较广，适应性强，适合不同地区因地制宜发挥地域特色。此外，中药材种植有利于与当地旅游、养生和医药工业等产业链深度对接，是较好的地方协同区域经济模式。

然而，不少地方政府、相关组织机构在推动中药材脱贫致富的优先发展项目时，仍然存在不少问题。中药材规模种植一定要严格按照中药材标准化种植，由于种植不规范、技术水平落后、管理粗放，有的农户在中药材田间管理过程中为追求产量和经济效益，照搬农业高产模式，种植中药材犹如农作物，大肥大水外加农药，从而导致重金属或农残大幅超标，产出的中药材品质良莠不齐，直接降低了药材的有效成分含量，带来药品安全和环境污染危机。因此，中药材种植过程中如何合理使用肥料、农药、模拟和回归生态环境，应成为今后中药材种植的探索方向。

由于缺乏科学的规划和有效的管理，盲目推广中药材种植后的几年，部分产地便处于无序种植的状态，各家各户各自为政，致使产地中药材品种多、单品种产量小、产品质量次，种植上不了规模。同时，又因为没有充分对接市场和深入分析产业发展现状，所以缺少能占领市场的主导和优势品种。有部分中药扶贫效果较差甚至越扶越贫的地区，其制定的中药材种植扶贫项目，前期在选择种植品种时缺乏市场调研，存在着盲目跟风现象，与预期市场的实际需求脱轨，最终导致药材虽然丰收，却没能达到预期的扶贫效果。

因此，无论是地方政府还是生产方，务必保证信息的及时性和有效性，充分了解信息、利用信息，科学规划，发挥信息平台的导航作用，快速对接需求端。在市场经济条件下，市场会通过价格合理调整产需平衡，政府在规划和指导生产的时候，对目前的产能过剩要保持清醒认识，对可能存在的严峻产销失衡局面要有足够警惕。在设计当地中药材生产规划时，首要考虑市场风险，包括是不是道地药材，有没有明显地域竞争优势，有没有企业订单，绝不可因为有政策扶持，就一哄而上，盲目发展生产。目前普通中药材生产过剩明显，但优质道地中药材，无论产能还是生产成本上，仍有较大提升空间。各地政府要树立优质优价观念，打造核心竞争力，切实发挥中药资源对贫困地区精准扶贫工作的引擎作用。

第九章 中药产业扶贫现状与进展

第一节 中药产业扶贫现状与进展

根据《中国农村扶贫开发纲要（2011—2020 年）》精神，按照"集中连片、突出重点、全国统筹、区划完整"的原则，以 2007~2009 年 3 年的人均县域国内生产总值、人均县域财政一般预算收入、县域农民人均纯收入等与贫困程度高度相关的指标为基本依据，考虑对革命老区、民族地区、边疆地区加大扶持力度的要求，国家在全国共划分了 11 个集中连片特殊困难地区，加上已明确实施特殊扶持政策的西藏、四省藏区、新疆南疆三地州，共 14 个片区，680 个县，作为新阶段扶贫攻坚的主战场。全面建成小康社会，时间紧迫、任务艰巨，难点在农村，重点在老少边穷地区。2014 年，科技部、中组部、财政部、人社部和国务院扶贫办等 5 部门出台《边远贫困地区、边疆民族地区和革命老区人才支持计划科技人员专项计划实施方案》，正式启动了"三区"科技人员专项计划。

中药材是中医药事业传承和发展的物质基础，是关系国计民生的战略性资源。中药材广植于我国贫困地区。中药材种植是我国农村贫困人口收入的重要来源之一，建立以提高质量、促进增收脱贫为核心的中药材产业扶贫机制，是调整农业结构、增加农民收入、促进生态文明建设、打赢脱贫攻坚战的重要举措，是推动中医药振兴发展和健康中国建设的重要内容。发展中药材产业是助力农民增收脱贫的迫切需要。

农业农村部、国家药品监督管理局、国家中医药管理局印发《全国道地药材生产基地建设规划（2018—2025 年）》按照因地制宜、分类指导、突出重点的思路，将全国道地药材基地划分为 7 大区域：东北道地药材产区、华北道地药材产区、华东道地药材产区、华中道地药材产区、华南道地药材产区、西南道地药材产区、西北道地药材产区。道地药材生产大多分布在贫困山区，是当地的特色产业和农民增收的主导产业，对促进脱贫攻坚至关重要。加快发展道地药材，推进规模化、标准化、集约化种植，提升质量效益，带动农民增收，是确保 2020 年实现同步进入小康社会的重要举措。坚持政府引导、市场主体。发挥政府的引导作用，加强规划引导，规范中药材市场行为。

为深入贯彻党中央、国务院关于脱贫攻坚的决策部署，全面落实《中医药发展战略规划纲要（2016—2030 年）》《中医药健康服务发展规划（2015—2020 年）》《中药材保护和发展规划（2015—2020 年）》，充分发挥中药材产业优势，凝聚多方力量推进精准扶贫、精准脱贫，制定了《中药材产业扶贫行动计划（2017—2020 年）》。全国各省出台《实施科技扶贫专项行动项目管理细则》《科技扶贫服务类项目实施细则（试行）》《科技扶贫脱贫攻坚专项行动实施方案》，持续开展以下中药材科技扶贫行动。

实施中药材产业科技项目。着力围绕贫困县优势特色中药资源和产业基础，统筹全省中药产业资源，协调全省科技力量，根据贫困地区中药产业发展需要，每年组织实施中药材产业科技扶贫项目，提升贫困地区中药产业发展的竞争力及经济发展的内生动力，加快贫困地区脱贫致富步伐。

选派中药材科技人才。结合"三区"科技人才专项和科技特派员行动计划等，围绕贫困地区中药材支柱产业和中药材扶贫龙头企业的科技需求，每年选派中药材科技人员赴基层一线提供专业技术服务，指导贫困地区发展中药材特色产业，帮助群众走上产业脱贫、精准脱贫致富之路。

培养中药材乡土人才。结合中药材科普及适用技术传播工程、"三区"科技人才专项培训任务及科技下乡等活动，每年为贫困地区培训有文化懂技术的新型中药材职业农民、本土中药材技术带头人、农村致富能手等，提高农民中药材职业技能和创业致富能力。

建立中药产业服务站点。结合各省农村信息化发展，加强贫困地区"互联网+农业"、农业大数据、农业物联网、农业云平台的应用与示范，每年面向全省贫困村选择建设科技信息服务站点。

培育中药材种植示范基地。以具有一定中药材产业基础的贫困村为重点，每年引导培育建设中药材产业科技示范基地，转化、集成、示范一批中药材新品种、新成果、新技术，辐射带动其他贫困村产业结构进一步优化。

建设星创天地。每年着力打造融合中药材科技示范、技术集成、融资孵化、创新创业、平台服务为一体的星创天地，利用线下孵化载体和线上网络平台，为农民工、科技人员、大学生、乡土人才等提供创新创业机会。

加强贫困地区中药材种植科学普及，持续开展科技下乡、科技活动周等科普活动，同时着力构建中药材科技服务平台体系、中药材产业发展技术支撑体系、中药材科技人才服务体系、中药材科技信息服务体系、中药材科技培训和示范体系等五大体系，建立比较完善的覆盖各省贫困县的科技扶贫网络体系。

以各省贫困县为主战场，以派驻第一书记所在村为重点，从中药材产业扶持、科技服务、素质提升入手，组织各省科技系统实施科技扶贫专项行动，为精准扶贫、精准脱贫提供强有力的科技支撑。

第二节　集中连片特困区中药材产业扶贫重点工作介绍、经典案例

深入贯彻习近平总书记系列重要讲话精神特别是关于扶贫开发重要指示，坚持精准扶贫、精准脱贫基本方略，在贫困地区实施中药材产业扶贫行动，以建立切实有效的利益联结机制为重点，将中药材产业发展与建档立卡贫困人口的精准脱贫衔接起来，基本实现户户有增收项目、人人有脱贫门路，助力中药材产业扶贫对象如期"减贫摘帽"。通过引导百家药企在贫困地区建基地，发展百种大宗、道地药材种植、生产，带动农业转型升级，建立相对完善的中药材产业精准扶贫新模式。力争到 2020 年，贫困地区自我发展能力和脱贫造血功能持续增强，实现百万贫困户稳定增收脱贫。

2011 年以来，随着中国农村扶贫开发纲要、"三区"人才支持计划科技人员专项计划、中药材产业扶贫行动计划的实施，中药材科技特派员制度得到更深入的推行，各地广泛发动，特别是集中连片特困区，认真推进，为广大中药材科技特派员创造了更为广阔的舞台。在中药材产业科技扶贫精准脱贫第一线涌现出一大批扎根贫困乡村、乐于奉献、传播科技成果、服务于创新创业的重点工作和经典案例。他们用勤劳和坚守织就了一幅幅美丽的中药产业科技扶贫画卷，用辛劳和奉献创造了一项又一项精准脱贫业绩。现将我国集中连片特困区中药材产业扶贫重点工作、经典案例介绍如下：

一、甘肃省

甘肃省五大名药为红芪、当归、大黄、党参、甘草。结合精准扶贫、精准脱贫，按照一村一品、一乡一业的思路，各县区大力调整和优化产业结构，依托山区生产中药材的产业优势合理规划，因势利

导、科技引领，助推中药材适宜品种向优生区集中，发挥产业优势。

1. 甘肃中医药大学道地药材安全生产及绿色加工创新团队王引权教授

王引权教授潜心钻研当归良繁技术，助推药农产业脱贫。岷县柱才中药材种植农民专业合作社成员240多户，现有当归育苗基地 210 亩左右，当归良种、原种基地 20 多亩，当归种植 1100 亩，年投入地膜、化肥、人工费等 50 多万元，免费修建村道 2 公里，每年修理 3～4 次；先后在雪地河等村建立了中药材基地，辐射带动卓尼、三岔、临潭等临近县市的多个乡镇县区的中药材种植业的发展，带动农户种植药材面积达 15300 余亩，合作社年收入达到 1390 多万元，户均收入 5 万多元，取得了良好的经济和社会效益。

2. 岷县柱才中药材种植农民专业合作社法人安柱才

安柱才一直开展当归品种改良、提纯复壮工作，潜心研究当归新品种选育；系统研究了选地整地、种子处理技术、播种、苗田管理、采挖适期、种苗储藏等方面的关键技术，形成了一整套当归熟地育苗技术并在当地推广应用。初步建立了当归良种推广模式为合作社与成员之间依靠合作协议，形成松紧适度、统分结合、互利共赢的合作关系；合作社负责提供种子（种苗）、技术指导、产品销售等产前、产中、产后服务；合作社成员负责基地建设和生产管理，在产中环节实行分散管理；这种以合同为保障的合作关系，既保证了双方实现合作共赢，也符合当前中药材产业发展的特点。以合同方式明确双方的责权，使各方利益得到法律保障；合作社一方履行产前、产中、产后服务义务，使合作社成员最大限度地降低生产成本，规避市场和技术风险，实现稳赚不赔；合作社以市价提供种栽，免费提供技术指导，保证稳定的种苗收益和稳固和生产基地；以略高于市场价保底回收产品，使农户无市场风险，有效保证了农户的利益。以合同方式联结双方利益关系，实现责权与利益相辅相成：通过合同约束双方履行义务，合作社有偿提供种栽，保底回收产品，使合作社成员付出一定的生产成本，同时靠向合作社出售产品获得收益，使生产管理水平和收益挂钩，付出和收益成正比，对合作社成员有了利益上的约束，增强了农户的责任意识、风险意识和履责意识，有利于提高生产管理水平，降低管理成本。

3. 甘肃省陇南市

以"企业+合作社+农户"方式加大了党参、红芪、当归、大黄、半夏、黄芪、柴胡等中药材种植规模，总面积达 105.88 万亩、良种繁育基地 3720 亩，产值达 20.39 亿元；注册中药材品牌商标 15 个；礼县大黄、文县纹党、西和半夏、武都红芪、宕昌党参、哈达铺当归、宕昌黄芪已取得国家地理标志产品保护认证；独一味胶囊获省级名牌产品称号；以大宗中药材为主要原料的加工营销企业有 30 多户，中药材专业合作组织 60 多个。

二、重庆市

1. 重庆市中药研究院中药种植研究所所长陈大霞团队

该团队一直专注于解决中药农业发展中的关键性技术难题，常年摸爬滚打在科研和重庆市各区县中药材生产第一线。完成玄参、木香、川续断等多个中药材品种的规范化种植技术研发，累积推广面积达60 万亩；选育并在重庆率先通过审（认）定的中药材新品种有秀山银花"渝蕾 1 号"、粉葛"地金 2号"与"苕葛 1 号"、玄参"渝玄参 1 号"、青蒿"渝青蒿 2 号"共 5 个，累计推广 20 万亩以上；组织了 38 个中药材生产技术标准的起草、审查与报批，并主导和参与 16 个标准的具体研究与起草工作，改变了重庆中药材生产无标准可循的现状；培育的玄参等重庆道地药材技术和新品种示范基地带动辐射作用明显，支撑了重庆市主要药材种植基地县的药材生产发展，作为第一主研技术支撑南川玄参通过了国家 GAP 认证；常年下区乡、跑基地，在重庆渝东南、渝东北主要中药材种植基地县开展多种形式的技术培训，年培训 500 余人次，将新技术和新品种引入山区农村，辐射到千家万户。

2. 重庆三峡医药高等专科学校张建海和冯彬彬团队

重庆市万州区作为三峡移民工程最重要的环节，三峡库区的建设一直是国家和政府工作的重点。该团队先后与巫山、奉节、巫溪、万州等多个区县、乡镇进行了科技扶贫及技术服务工作，涉及三峡库区的乡镇 20 个、行政村 14 个、企业或合作社 10 家。指导企业引进了黄精、淫羊藿等药材的种植，川党参示范基地 1000 亩、育苗基地 200 亩，巫山川党参种植已经达到 10 万亩，仅川党参（庙宇党参）一项产值就达 2.5 亿元，川党参的种植为当地人民带来年净收入亩产 6000 元左右的收入，增收 1800～2700元。开展中药技术培训涉及约 1500 人次，发放技术资料 5000 余份，科技信息服务 300 人次、科普教育5000 人次，辐射带动 8000 人，涉及品种有川党参、黄精、川牛膝、独活、白及、大黄、金银花、佛手、前胡、金荞麦、杭白菊等，以点带面，发挥示范作用，帮助农民脱贫致富。

三、四川省

1. 四川农业大学农学院陈兴福教授团队

该团队围绕四川省广元市特色产业发展与升级，以科技扶贫为目标，以柴胡产业化开发为重点，与青川德康源药业有限公司一起开展了柴胡品种资源引进与新品种选育研究、推广柴胡优良品种、建立柴胡生产基地，助推了四川柴胡产业化开发。先后 40 多次深入青川县马公乡等地进行调查与试验研究，选育出柴胡优良品种 2 个："川北柴 1 号""川红柴 1 号"，并通过四川省种子站组织的田间技术鉴定、四川省农作物新品种审定委员会药用植物专业委员会的审定。"川北柴 1 号"填补了南方地区柴胡产区北柴胡生产与优良品种选育的空白，为四川柴胡乃至南方柴胡产业的发展奠定了基础；"川红柴 1 号"是目前全国通过法定程序审定的首个南柴胡优良品种，它可有效解决南柴胡生产品种混杂、产量不稳定、质量优劣不等的南柴胡生产问题，为南柴胡产业化开发提供了优良品种。科技扶贫服务于四川省甘孜州泸定县重楼 100 亩林下种植基地、四川省阿坝州茂县重楼 50 亩林下种植基地、四川省阿坝州茂县红毛五加 10 亩大田野生变家种示范基地，并帮助四川省甘孜州雅江县秦艽 10 亩大田引种成功。

2. 四川省中医药科学院药物资源研究所方清茂、李青苗研究员团队

李青苗研究员团队多年来一直致力于川产道地药材姜黄、丹参的资源、生产加工技术等方面的研究。围绕科技扶贫，以川产道地药材丹参、姜黄产业化发展为重点，开展丹参、姜黄优良新品种选育及优质高效绿色生产技术等研究，推广优良品种和配套栽培技术，建立种子种苗繁育基地和规范化生产基地，助推了四川姜黄、丹参的产业化发展。与四川逢春制药有限公司、国药广安医药有限公司一起推广丹参优良新品种"中丹 1 号"（审定编号：川审药 2012 005），建设了 200 亩丹参种子种苗繁育基地和3200 亩丹参 GAP 基地建设，带动了周边丹参产业发展。与沐川县富民投资有限公司合作，通过四川省种子站组织的田间技术鉴定姜黄新品系 JH1，推广果树－姜黄立体生态种植技术和玉米－姜黄复合生态种植技术。通过优良品种种子种苗发放、技术培训、一对一技术指导等方式，帮扶贫困户种植优良品种、掌握优良品种配套的先进生产技术和关键技术，助推了科技脱贫。

3. 绵阳市农业科学研究院王涛科技扶贫团队王涛副研究员

该团队以四川省绵阳市、阿坝州等市州道地特色中药材为资源基础，以国家中药材产业技术体系绵

阳综合试验站为技术支撑，以地方新型农业经营主体为抓手，以科技示范、培训为手段，以降本增收为目的，利用国家现代农业产业技术体系、四川省科技扶贫万里行、四川省科技扶贫项目、四川省三区科技人才等项目经费支持，先后 60 余次赴平武县响岩乡、北川县禹里镇、若尔盖县等地进行考察、调研，并与当地科技局、平武华益中药材种植有限公司联合开展了白及种子直播技术、白及条锈病防控技术、金果榄引种驯化技术研究，制定了《白及种子种苗繁育技术规程》《白及田间病害防控技术规程》《特色中药材金果榄栽培技术规程》，此 3 项技术主要在平武县响岩乡实施。与当地种植大户联合开展附子种源繁育技术研究并制定了《优质附子种源繁育技术》，此项技术主要在北川县禹里镇实施。与当地种植能手联合开展当归高海拔育苗及除草技术研究并制定了《当归种苗繁育及草害防控技术规程》，此项技术主要在若尔盖县巴西乡实施。团队通过多年试验示范于 2017 年荣获绵阳市科技进步一等奖 1 项，共建立试验示范基地 48 亩，发放技术资料 800 余份，协助企业建立了育苗设施大棚 3 个，面积约 500m²，协助企业引进滇重楼并建立 600 余亩柳杉林下种植基地，协助种植大户建立附子、当归育苗基地 36 亩，无偿提供种苗、农资共计 5 万余元。通过多年的持续跟踪发现，在药材生长期可解决 900 余人就业问题，通过采取新技术田间病害大幅降低，节约农药成本约 4.8 万元，受援单位累计增收 130 余万元。

4. 西南医科大学税丕先教授团队

该团队协助当地返乡大学生万永吉建立天麻种植技术标准、加工技术标准，编写资料、培训种植户，目前该基地发展到 1500 余亩，修建了加工厂房和育种房，从事种植农户 100 余户，脱贫 80 余户。协助曾经在成都荷花池药材市场从事药材经营的张思其成立四川天植中药股份有限公司，为将产业链延伸到上游，决定种植枳壳和佛手，同时申报 GAP 备案；该公司与西南医科大学签订战略合作协议，成立枳壳枳实研究院，开发枳壳、佛手产品，并成为西南医科大学的教学实习基地；该基地以农户土地流转入股，"公司+专合社+农户"的"政－产－学－研－用"合作模式运作，政府搭台，高校科研团队负责种植技术、加工技术、产品开发，制药企业、医疗单位等负责使用，并成功申报教育部健康旅游扶贫项目，将该基地打造成健康乡村旅游景点，将枳壳、枳实、佛手开发成健康旅游产品，让老百姓真正受益脱贫；目前，该基地核心区种植枳壳 3000 余亩，佛手 1000 余亩，已开发产品 5 个，计划三年内带动辐射周边农户种植 10000 亩，让 1000 户农户脱贫，开发产品 10 个。四川古蔺赶黄草、四川合江金钗石斛、贵州赤水金钗石斛、四川叙永天麻、四川泸县枳壳枳实、四川纳溪栀子等基地的建设和发展以及当地药农的脱贫致富无不与西南医科大学税丕先教授团队的辛勤付出有关。

5. 西南民族大学青藏高原民族医药创新团队刘圆教授

该团队在海拔 3670 米的四川省阿坝藏族羌族自治州红原县邛溪镇西南民族大学青藏基地，成立了"青藏高原藏羌彝道地药材保护与利用研究中心"；已经采集、制作青藏高原药用植物腊叶标本、药材标本和种子标本 4 万份，野生变家种成功收集种子 40 种，研究开发藏羌彝特色药用植物新资源食品 6 个；在青海省海晏县，建立起高寒典型沙化地区的中藏药材种植示范基地 500 亩，通过与草、灌木结合，形成了"草－药－灌"的经济型沙化治理模式；在黄南州尖扎县建设了 500 亩的"黄南州尖扎县中藏药材仿野生扩大繁育和规范化种植基地"，筛选出了 3～4 种适生的中、藏药材；建立了四川省阿坝藏族羌族自治州汶川县水磨镇白石村（七叶一枝花）、云南省保山市腾冲县明光乡沙河村（云南重楼）的仿野生繁育试验基地各 50 亩；建设了重楼优质种源育种、育苗基地（核心试验地）150 亩、生产示范地 440 亩、技术推广服务地 1000 亩；通过与科技扶贫药材种植业企业和合作社联合，对当地高山半高山的三区农牧民开展学习种植、产地加工牛蒡、重楼、党参等技术增收，2015 年、2016 年、2017 年、2018 年根据各户投入的时间不等，年纯收入在 5000～6000 元左右，净增纯收入在 3300～3800 元左右；遍布四川、云南、青海等地近百亩的"高原药用植物驯化选育基地"，涉及品种有重楼、甘松、红毛五加、牛蒡、绿绒蒿、重冠紫菀、坚杆火绒草、石格菜、蓝玉簪龙胆、乌梅、唐古特大黄、粗茎秦艽、狭叶红景天、雪上一枝蒿、九寨刀党、川贝母、牛尾蒿、藏茴香、鹅绒委陵菜、菊芋、珠芽蓼、酸模等。

6. 四川省中医药科学院团队蒋舜媛团队

该团队长期期致力于中国特有高原濒危药用植物羌活野生变家种的系统研究和人工繁育技术攻关，成功突破了羌活人工栽培技术瓶颈，获得国家发明专利 3 项，取得国内领先的自主创新性技术成果，其中包括成功将羌活种子发芽率从自然条件下的 0.52%提高到 80%以上，建立羌活种子真伪快速鉴别方法，构建了完整的组培技术体系，大幅缩短采收周期从野生 7 年以上至 3~4 年不等，同时构建起一套完整的野生资源植物驯化、开发的研究方法和思路。通过"产–学–研"合作积极推进成果转化，在四川阿坝州、云南丽江、甘肃陇南等高寒山区为藏、羌、纳西等民族地区羌活种植提供技术服务，指导种植户、专合社、企业建设规范化、规模化羌活种植基地，其中与四川诺托璞生态药材有限公司合作建立的羌活种苗繁育基地可实现年产优质羌活种苗 500 万株以上，为"川羌"产业的可持续发展奠定了基础。科技扶贫服务于四川省阿坝州小金县羌活大田规范化种植基地 200 亩，羌活种苗繁育基地 50 亩，羌活林下生态种植基地 600 亩；四川省阿坝州松潘县羌活大田规范化种植基地 150 亩，羌活林下生态种植基地 450 亩；四川省阿坝州黑水县羌活大田规范化种植基地 180 亩；阿坝州马尔康市羌活 70 亩；四川省阿坝州壤塘县羌活大田规范化种植基地 30 亩，羌活林下生态种植基地 150 亩，大黄大田规范化种植基地 30 亩；四川省甘孜州丹巴县羌活大田规范化种植基地 50 亩。

7. 四川省农业科学院经济作物育种栽培研究所中药材团队

该团队长期致力于四川道地中药材川芎、丹参、川红花、赶黄草、白芍等新品种选育、栽培技术研究与示范推广，近年围绕中药材产业和科技扶贫，积极深入贫困地区开展中药材规范化种植技术。2017~2018 年团队成员 50 余人次在四川省藏区、彝区、秦巴山区、乌蒙山区等贫困地区开展中药材规范化栽培和生态栽培技术试验示范，指导企业建立示范基地，通过示范基地带动贫困户种植中药材，通过示范探索，建立了"专家+企业+示范基地+贫困户"的中药材科技产业扶贫模式。通过示范基地带动，与指导企业合作，直接带动 200 余贫困户，800 余贫困人口脱贫。甘孜泸定指导种植重楼、赤芍规范化栽培示范基地 2 个，面积 400 亩，藏药材波棱瓜大田示范种植 1000 亩，稻城县指导大田示范种植雪上一支蒿 900 亩；在阿坝汶川指导建立黄连林下生态种植示范基地 1 个，面积 300 亩，四川省凉山州木里县指导大田示范种植续断 1000 亩，800 户农户种植，其中贫困户 100 户。在秦巴山区的巴中市指导建立示范基地 3 个，分别示范枳壳–黄精套作栽培模式面积 300 余亩；在南江建立金银花（川银花）新品种南银 1 号示范基地 1 个，面积 500 余亩；在苍溪建立瓜蒌新品种和规范化栽培技术示范基地 2 个，面积 300 余亩；在乌蒙山区的古蔺建立赶黄草新品种新技术集成示范基地 1 个，示范面积 1000 余亩。

8. 四川农业大学生态农业研究所侯凯教授团队

该团队以科技创新引领供给侧结构优化升级与高质量发展，以优质种子种苗及其配套栽培体系示范推广为重点，以标准化生态种植技术为抓手，为贫困地区送去科技培训、产业发展理念及示范性建设。团队负责人侯凯现任四川农业大学新农村发展研究院彭州分院院长，生态农业研究所特用植物研究室主任，国家中医药管理局中药材产业扶贫行动技术指导专家组成员。团队协助自贡市中医院、阿坝州黑水县建设药用植物园 2 个，建立平坝浅丘和半高山种子种苗保种繁育基地。在凉山州甘洛县推广重楼、柴胡良种及林下间套作种植技术，指导彭州市蔬菜种质工程技术中心建设，打造从土壤到健康的功能性蔬菜生产园区，助力蔬菜和中药产业升级。选育白芷、紫苏新品种 2 个，研发白芷美白和大蒜饮料并申请专利 2 项，将紫苏提取物应用于果蔬保鲜，参与制定大黄、川贝母 2 项种植技术标准。目前致力于品种选育、土壤改良、种植机械化、产品加工与包装等中药全产业链标准制定与技术推广等方面。团队近 3 年来 20 余次深入凉山、甘孜和阿坝贫困地区，进行科技培训和帮扶建设，被红原县评为"精准扶贫农业科技培训优秀工作者"荣誉称号（2016～2017 年度）。

四、陕西省

1. 西北农林科技大学生命科学学院中药材规范化栽培技术研究与实践团队

该团队对陕西省延安的酸枣、六盘山的秦艽、哈达铺的党参和黄芪开展了系统研究，攻克了种植多项关键性技术问题。药用植物种植技术合作遍布陕西省各地，如陕西宝鸡市凤县和陈仓区的柴胡基地、陕西商洛的丹参基地、陕西省汉中略阳县的黄精基地、陕西渭南蒲城县的金银花基地、云南文山县的三七基地、浙江杭州市三叶青基地、甘肃省宕昌县党参黄芪基地、宁夏隆德县的秦艽基地等。9 个基地通过了国家药品监督管理局的《中药材生产质量管理规范》（GAP）认证，包括天麻、玄参、黄连、3 个丹参、红花、决明子、夏枯草等；4 个地理标志产品认证，包括附子、丹参、天麻、黄芪等；建立了 20 种大宗中药材完善的生产操作规程；选育出了 4 个杜仲优良品种和 2 个丹参优良品种。协助各地政府逐步建立并建成了多个中药材示范基地，以陕西省略阳县为例，全县已建成中药材规范化示范基地 8 个，其中 500 亩以上黄精基地 2 个，10000 窝以上猪苓示范基地 2 个，10000 窝以上天麻示范基地 2 个，1000 亩以上柴胡示范基地 1 个，千亩精品杜仲基地 1 个；当年中药材基地销售实现年均收入 2 亿元以上，农民人均增收 1285 元。深入秦巴山区贫困县开展"中药材规范化栽培技术"培训每年 10 余次，培训人员 1000 人次，培训范围包括政府技术人员、中药种植户及贫困户，指导广大农民规范化种植大黄、丹参、厚朴、金银花等中药材，受到了当地政府和农民的广泛认可。培训结束后，团队成员通过建立微信群的方式，第一时间解答药农生产中遇到的问题。

五、贵州省

1. 威宁县万源恒种养殖专业合作社宋乃敏

威宁县万源恒种养殖专业合作社法人宋乃敏是威宁县及周边地区出名的宋老板、中药材种植土专家，当地各县聘请的农民讲师，在全县各个乡镇进行过 30 多次现场培训指导；全国各地到基地考察学习的企业和单位也络绎不绝。采取土地入股的方式，现有固定社员 523 户，专门从事中药材种植生产加工的技术人员 29 人，其中本科以上文化 6 人，大专 19 人，中专 4 人；办公楼一栋 628 平方米，储藏仓库 2500 平方米，加工用房 400 平方米；建标准化育苗遮荫棚 50 亩。采取"科研单位 + 公司 + 合作社 + 基地 + 农户"，标准化种植，专业化管理，全方位服务的生产经营模式。实行统一规划、统一育种育苗、统一种植、统一管理、统一回收、统一销售的"六统一"管理模式；合作社通过流转土地建设中药材育苗基地 500 亩，标准化种植基地 2200 亩，其中党参 1200 亩、半夏 300 亩、金铁锁 100 亩、重楼 100 亩、魔芋 100 亩、其他品种 500 亩，辐射带动农户种植 25000 亩；申请注册"威宁党参"商标；合作社每年收购销售中药材产品 3000 多吨，销售额达 5000 多万元；种植收购覆盖 23 个乡镇，每年示范带动 11000 多户农户种植发展中药材，其中建档立卡的精准扶贫农户 6250 户 26400 人，药农户均年收入达 10000 元以上，人均 2500 元左右。在他和合作社的带动下，无数的农户发家致富奔小康，无数的贫困农户解脱了贫困走上了致富的道路。

2. 贵州科学院草海生态站李青团队

该团队协助贵州毕节市威宁彝族回族苗族自治县迤那镇"梦想高原现代农业产业生态种植专业合作社"在原有种植 500 亩优质党参的基础上，捐出 2 万元"三区科特派"经费中 1 万元给合作社，作为滇牡丹引种驯化项目和种植骨干培训的启动资金，在选种、施肥、病虫害防治等环节进行了技术指导；整合外出务工人员闲置耕地和偏远耕地种植滇牡丹，面积已达 385 亩；牵头组织当地村民进行了 50 人次的种植培训，辐射带动当地山区农户 110 户，让当地合作社和贫困农户解脱了贫困走上了致富的道路。

六、广西壮族自治区

广西药用植物园牵头，联合广西大学、广西植物研究所等 14 家单位，组成了广西中药材产业科技服务团。团队共有 53 名贫困村科技特派员，分成 7 个服务小组。

该团队针对广西各贫困县对种植、养殖药用动植物的实际需求，开展了何首乌、罗汉果、牛大力、草珊瑚、砂仁、竹鼠以及贫困村创业致富带头人中草药种植培训，共计开展培训班 15 期，培训基层帮扶人 919 人，培训贫困户 466 户，编印、发放技术资料 253 份，培育产业技术能人 19 人。开展集中服务河池行活动，先后前往河池市天峨县、环江县开展中药材产业技术集中服务；举办技术培训 2 期，实地技术指导 4 次，培训中药材种植户 100 多人次，解决当地具有较大种植面积的吴茱萸、白及、魔芋、罗汉果、黑老虎和橘红等中药材在种植过程中存在的问题。2018 年科技扶贫服务 286 个贫困村，组织科技服务共计 745 次，1557 天，培训贫困户 6069 人次，引进优良新品种 35 个，示范推广先进适用技术 84 项，攻关解决关键技术问题 234 项，指导建设示范基地 176 个，收到了比较好的成效。从中药材科技服务团服务的 40 多个贫困村种植基地中，择优选出 16 个具有一定面积、种植积极性高、有较好示范作用的基地作为科特派员科技服务的创新创业基地；建立钩藤、金银花、青蒿、砂仁、牛大力、佛手、黑老虎和吴茱萸等 16 个中药材种植示范基地，面积 1300 亩，开展技术培训 750 人次，技术指导 450 人次；完成黑老虎、钩藤等 14 个药种植关键技术手册材料的编写。

七、河北省

河北省承德市植保植检站马秀英团队在河北省隆化县张三营镇、韩麻营乡和滦平县金沟屯镇、大屯乡创建面积达 7600 亩的中药材、蔬菜、食用菌、水稻 4 个科技创新与技术集成示范区；在滦平县金勾屯镇下营村，创建河北省燕山（滦平）中药材经济核心示范区。在滦平县金沟屯镇下营子村开展"中药材科技创新与技术示范基地"创建下乡蹲点开展服务，以优良品种种植及 51 个道地中药材品种展示，开展节水技术、农业机械化技术、土壤有机质提升技术、病虫害绿色防控技术等为核心；累计培育新型职业农民 150 人，普训农民 3000 人次；总结提炼了 42 项道地、大宗中药材栽培新技术；制定了适合承德市的黄芩、黄芪、桔梗 3 个品种的仿野生栽培技术规程和 42 个北方道地中药材品种的栽培技术方案。

八、山西省

山西省中药材 GAP 工程技术研究中心秦雪梅教授团队，该团队多年从事中药材规范化种植与加工研究，针对山西仿野生黄芪种植、连翘野生抚育产业存在的瓶颈问题，提出了在疏松的沙壤土发展仿野生黄芪种植，不仅有效避免了鼠害问题，而且促进了仿野生黄芪品质的提升。分别制定了青翘、老翘标准，有效防止了"抢青"导致药材品质下降的问题。此外，历时多年完成了连翘叶食用习惯、资源调查、安全性评估以及相关标准立项等工作，标志连翘叶可作为食品原料使用。该标准的颁布为充分利用山西省的连翘资源、将资源优势转化为产业优势及区域经济优势，为贫困山区农民脱贫致富开拓了新的途径，意义重大。

中心合作单位山西振东道地药材开发有限公司，在平顺县包扶的 78 个贫困村为例，通过建立中药材种植基地，推出"公司+政府+专业合作社+基地"的模式，由公司投资垫付，和农民签订最低保护价协议，保证了农民的收益。到 2016 年底，平顺全县种植中药材的户数达到 2 万户，其中贫困户 4000 余户、贫困人口 1.2 万余人，中药材总收入达到 2.16 亿元，农民人均药材收入 1600 余元。发展到目前，振东集团在平顺已经建立了 50.34 万亩中药材种植基地和 6 万平方米的仓储基地，安置贫困户就业 300 余人，人均年增收入 1.2 万元。同时，振东集团还在全省范围内的黎城、壶关、潞城、左权、和顺、中阳、浑源等地发展中药材，使得这些区域的种植户年人均收入增长 930 余元，给 1.6 万农民带来了稳定收入，较好地完成了脱贫任务。

九、河南省

河南省农业科学院梁慧珍及团队开展种质资源收集、鉴定、评价和新品种选育工作，在河南省现代农业研究示范基地建立了包括 2000 多份红花、200 多份药用菊花、100 多份金银花及 20 多种河南省道地中药材的种质资源圃，选育了豫红花、怀菊花等多个河南省道地药材新品种；分别在红花和怀菊花道地产区建立红花新品种农药减施增效技术示范基地和菊花标准化种植示范基地；在道地药材产区对板蓝根、半夏等药材开展病虫草害绿色防控与高效生产技术示范基地建设，示范面积超过 500 亩，通过示范项目的实施引导当地贫困户及药农对中药材的规范化种植。针对秦巴山区贫困县内乡县与唐河县丰景园农业种植合作社合作集成了一套菊花与红花间作套种技术，菊花和红花按 1∶1 比例间作套种，该技术效果成效显著，每亩增收 200 元以上。前往贫困县进行红花、金银花、菊花、白术等道地中药材种植技术培训，通过授课培训、田间指导和发放技术资料等多种形式参与中药材产业扶贫。

十、西藏自治区

西藏农牧学院兰小中教授是藏药资源与开发利用创新团队的负责人该团队先后对林芝市、拉萨市、山南市的 20 余个县进行了资源探查，收集药用植物标本 1000 余种，5000 余份，利用普查成果为西藏自治区林芝市朗县、墨脱县建立西藏县级药用植物标本馆；先后为藏药材生产企业提供藏药材种子 20 余种，500 余公斤。目前建立种质资源保存圃 30 余亩；通过对藏药材生态适应性、植物生理生化等研究，开展濒危藏药材的人工驯化与推广示范研究。

十一、青海省

青海大学农牧学院段晓明教授团队协助尖扎县马克唐镇勒见村 3 位农户自筹资金 10 万元，流转已经撂荒 20 年的土地 500 亩，在当地政府的大力扶持下，成立了"尖扎县成来中藏药种植专业合作社"，种植药材 400 亩，其中育苗 80 亩，产值可达 120 万元以上，开展了大黄、羌活、铁棒锤、柴胡、黄芪、党参、当归、黄芩、甘草、款冬花、独活、藏木香、藏红花、桔梗等 14 个品种的种植技术指导，部分品种已取了明显的经济效益。在三江源生态保护区黄南州尖扎县（马克唐镇勒见村）和同仁县（拉毛乡立仓村）海拔 2700~3100m 的地域内建立了两处中藏药材种植基地，开展了黄芪、党参、当归、柴胡、大黄、黄芩等 6 种中藏药种植试验及种植示范，累计示范种植各类中、藏药材 511 亩，采收黄芪、党参等中药材 277.35 吨，实现产值 199.71 万元，纯收入 43.82 万元，比种植油菜增收 1300 元/亩，取得了较好的经济效益，同时与具有 GMP 生产资质的企业合作将种植的中藏药加工成切片，延伸了其产业链，提升了产品的附加值；培训农牧民 520 人次；总结制定出了黄芪等 6 种药材的栽培技术规范，编写了种植技术手册。

第十章 中药资源精准扶贫工作展望

一、中药资源精准扶贫的工作背景

打赢脱贫攻坚战是党中央、国务院作出的重大战略部署，是党向全国人民作出的庄严承诺。党的十八大以来，习总书记把扶贫工作摆到了治国理政的重要位置，亲自挂帅出征，全面打响了脱贫攻坚战，把脱贫开发工作作为实现第一个百年奋斗目标的重要任务，以前所未有的力度推进脱贫攻坚工作，谱写了人类反贫困历史的新篇章。

习近平总书记进行了 40 多次涉及扶贫的考察，连续 6 年国内新年首次考察均看扶贫，走遍了全国 14 个集中连片特困地区，多次在扶贫重要会议、关键时点、重大场合中明确指出，扶贫开发贵在精准，重在精准，成败之举在于精准。精准扶贫，关键的关键是要把扶贫对象摸清搞准，把家底盘清，这是前提。精准扶贫，一定要精准施策。要坚持因人因地施策，因贫困类型施策。对不同原因、不同类型的贫困，采取不同的脱贫措施，对症下药、精准滴灌、靶向治疗。

习近平总书记强调，"发展产业是实现脱贫的根本之策，把培育产业作为脱贫攻坚的根本出路"。总书记对产业脱贫做出了一系列的重要论述，为中药资源精准扶贫工作提供了根本遵循和行动指南。贫困地区尽管自然条件差、基础设施落后发展水平低，但也有各自的有利条件和优势。一个地方必须有产业，有劳动力，内外结合才能发展，要坚持因地制宜、科学规划、分类指导、因势利导，一定从实际出发，真正使老百姓得到实惠，尤其是深度贫困地区，要改善经济发展方式，重点发展贫困人口能够受益的产业。

中药资源是中医药事业传承和发展的物质基础，是关系国计民生的战略性宝藏。中药材广植于我国贫困地区，是农村贫困人口收入的重要来源之一。实施中药材产业扶贫行动是坚持精准扶贫、精准脱贫、推进中药资源产业化扶贫的重要举措，是践行"四个意识"的具体行动。

二、中药资源精准扶贫工作的举措

1. 实施中药材产业扶贫是中医药系统落实精准扶贫、精准脱贫基本方略的重要实践

中药资源精准扶贫工作就是立足于中医药系统，聚焦"发展生产脱贫一批"这个重点，辨证论治开出的一剂"良方"，根本目的是立足贫困地区的资源禀赋，坚持因地制宜，突出精准发力，打好生态绿色健康牌，大力发展农业优势特色产业，优化调整农业结构，让绿水青山充分发挥经济社会效益，着力走出一条实现脱贫与巩固脱贫成果可持续、生态保护与经济发展相协调的新路子。

2. 实施中药材产业扶贫是中医药系统激发贫困地区内生动力的重要手段

贫困地区大多分布于山区、丘陵和高原地区，许多还是重要的生态保护区，且国家对于这类地区有碍于生态环境保护的经济开发活动进行了种种限制，仅仅靠生态补偿或传统农业难以脱贫致富。虽然此

类地区虽然生产生活条件恶劣，但通过中药资源普查试点工作，初步分析 14 个集中连片贫困地区和832 个国定贫困县，发现这些地区都有适宜种植的中药品种。

扶贫不是慈善救济，是要引导和支持所有有劳动能力的人，依靠自己的双手开创美好明天。实施中药材产业扶贫，就是要充分发挥中药材产业经济价值高、环境适应力强、产业链条长、带动就业广的特点，把精准扶贫的着力点放在培育贫困户的自我发展能力上，激发贫困群众的信心和斗志，让贫困群众心热起来、身动起来，真真正正靠自己的双手最终摆脱贫困。

3. 实施中药材产业扶贫是夯实中医药产业基础的重要举措

中医自古讲道，中医中药不分家，药为医所用，医因药而存。党的十八大以来，以习近平同志为核心的党中央把发展中医药提升到国家战略高度、作为健康中国建设的重要内容，谋划和推进一系列富有创造性、开拓性、长远性的工作，推动中医药从认识到实践发生了历史性、全局性的变化，中医药振兴发展迎来了天时、地利、人和的大好时机。国务院印发了中医药发展战略规划纲要、中医药健康服务发展规划、中药材保护和发展规划等一系列重要规划，都部署了中药材发展的任务，突出了中药材在中医药事业和健康服务业发展中的基础地位。随着人民群众健康意识的增强，越来越渴望在全生命周期的不同阶段、不同环节都享受到中医药健康服务。这些需求对发展中药材产业提出了新的更高的需求。实施中药材产业扶贫行动，就是要发挥政府规划引导、政策激励和组织协调作用，突出企业在中药材保护和发展中的主体作用，充分发挥农民种植中药材的主观能动作用，提高中药材生产规范化、规模化、产业化水平，确保中药材市场供应和质量，让人民群众能够吃的上中药、吃上好中药，为中医药振兴发展提供重要物质基础和战略物资储备。

三、中药资源精准扶贫工作进展情况

1. 加强部门协作

以行动计划为指导，结合中央打赢脱贫攻坚战三年行动指导意见重要政策措施分工，建立了部门间协作机制，先后召开 3 次部门联络员会议，研讨推动工作。

2. 协同推进行动

国家中医药局先后成立中药材产业扶贫技术指导中心和项目办，对 22 个省 832 个贫困县的中药材扶贫情况开展基线调查，编制并公开发布《贫困地区生态适宜种植中药材推荐目录》。起草中药材产业扶贫定制药园建设指南和中药材产业扶贫示范基地建设指南。举办全国中药材生产技术交流与培训班，在甘肃省渭源县举办中药材产业扶贫论坛，在黑龙江省林甸县（东北片区）和四川省成都市（西南片区）开展中药材产业扶贫推进活动，推广部分地区和单位开展中药材产业扶贫工作的成功经验。在安徽省金寨县举办中药材产业扶贫行动专家培训，充分发挥专家作用，解决基层实际问题。

工信部将推进行动计划作为《工信部 2018 年脱贫攻坚工作计划》的一项重要任务，组织专家赴贫困地区调研指导中药材生产。分别在北京、甘肃省陇西县、广州召开 3 次中药材产业扶贫工作推进会，推动 15 家中药企业、科研院所与 25 个贫困县签署合作协议，共同实施中药材产业扶贫。组织实施中药材供应保障平台项目，对建设内容涉及在贫困地区建设中药材种植基地、初加工车间的 3 个项目优先给予支持，计划拨付财政补助资金 7900 万元。

农业农村部将中药材产业发展纳入农业结构调整之中，一是以良种繁育基地为引领，推进中药材规模化种植。利用现代种业提升工程，安排中央财政资金 1700 万元，在湘西、鄂西等贫困地区建立中药材良种繁育基地；二是以科技为支撑，推进中药材高质量发展。安排中央财政资金 3000 多万元，启动建设国家中药材产业技术体系，并举办中药材绿色生产技术培训班；三是以绿色控害为保障，推进中药材绿色生产。鼓励农药企业研发、登记安全的中药材对路农药，并纳入优先支持范围。农业农村部会同国家药品监督管理局、国家中医药管理局编制的《全国药材生产基地建设规划》已于2018年12月出台。

3. 促进带动地方产业扶贫

产业扶贫是脱贫攻坚的根本之策，在贫困地区发展中药材产业是将中药资源优势、生态优势转化为经济优势、后发优势的重要举措，是促进农民增收、实现就地脱贫的有效手段。据初步统计，目前全国中药材种植面积约3500万亩，比2010年增加1500多万亩，实现产值约2000亿元。其中贫困地区种植中药材2277.8万亩，2017年产量达431万吨，有中药材基地1630个，中药材企业1198个。

中药材产业扶贫已在很多贫困地区发挥了助力脱贫攻坚的实际成效，如贵州省广泛开展中药材产业扶贫定制药园建设；河北省2/3的贫困县、甘肃省1/3的贫困县均把中药材当成特色产业发展；四川省、广西壮族自治区、云南省、山西省积极开展中药材规模化种植，将中药材产业作为扶贫主导产业，"苦药材"结出了脱贫"甜蜜果"。这些实践经验表明，发展中药材产业经济效益好、农民积极性高，对带动地方产业扶贫、促进农民脱贫增收具有良好效果，规划发展中药材产业的市场前景较广阔。

四、下一步中药资源精准扶贫工作展望

随着中央脱贫攻坚、乡村振兴等重大战略部署的逐步推进，中药材产业扶贫面临着难得的历史机遇。做好新时代中药材产业扶贫工作，应坚持新发展理念，深入贯彻中央决策部署，把促进农民增收作为核心，发挥市场在资源配置中的决定性作用，把发展中药材产业同乡村振兴、保护生态环境、促进农业供给侧结构性改革结合起来，发挥资源优势，强化政策引导，大力推动中药材规范化、规模化、产业化，提升中药材质量效益和竞争力，走出一条中医药助力脱贫攻坚的新路子。下一步，将重点从以下几个方面开展工作。

1. 优化区域布局

坚持绿水青山就是金山银山的理念，坚持因地制宜、精准施策。立足各地资源禀赋和比较优势，结合第四次全国中药资源普查，贯彻实施《全国药材生产基地建设规划》，推进道地药材种质资源收集、保存和利用，有序开发中药材资源，优化中药材种养殖体系，促进农业结构调整，发挥中药材在治理荒漠化、石漠化、水土流失等方面的重要作用，着力打造中药材产业一乡一业、一村一品的发展格局，培育一大批道地药材主产区。

2. 强化科技支撑

在中药材种植的全过程、全环节加强科技支撑。围绕中药材种质选育，提供中药资源种质经济性、抗逆性和适应性的技术指导，加强良种繁育技术推广，培育质量稳定的种子种苗，解决"好药育好苗"的问题。围绕中药材种养殖，提供测土配方施肥、仿生栽培、病虫草害绿色防治等技术指导，开展中药材生长发育特性、药效成分形成及其与环境条件的关联性研究，挖掘和继承道地中药材生产和产地加工技术，结合现代农业生物技术创新提升，形成优质中药材标准化生产和产地加工技术规范，发展中药材现代化生产技术，突破部分中药材的连作障碍，加快品种改良，推进机械化生产，促进中药材种养殖规模化、规范化、产业化。围绕中药材品牌建设，开展中药材商品规格等级等标准规划制定，强化中药质量标准体系建设。

通过科技创新发掘中医药科学内涵，推动中医药的传承与创新。提高中药资源保障水平和新药研发

能力，攻克一批常用大宗中药材种植（养殖）、加工、质量控制的技术难题，培育一批中药材大品种，打造中药材大健康产业链。针对中药产业发展的现实需求，加强基础研究、关键共性技术、产品创制集成，示范应用全产业链科技创新，打造以中药资源为核心的"大品种、大产业"的中药材产业发展新格局，促进全面提质增效。

3. 畅通产销对接

建立中药材包装、仓储、养护、运输行业标准，支持建设现代化中药材仓储物流中心、电子商务交易平台及现代物流配送系统。支持企业与农民联合建立生产、加工基地和营销体系，引导产销双方无缝对接，促进产业融合发展。探索建立"企业+合作社/种植户+农户"的利益联结机制，完善订单采购、利润返还、股份合作等生产模式，将企业、合作社/种植户、贫困户三方联系起来，维护利益、共御风险。探索"保底收益+按股分红"等模式，让农户共享发展收益。加强中药材生产信息及趋势预测，防止生产大起大落和价格暴涨暴跌。

以定制药园和中药材产业扶贫示范基地建设为重要抓手，加快制定建设标准并开展认定工作，与《中药材保护和发展规划》"百强企业要有基地"的要求相衔接。出台相关指导意见，鼓励引导大型医院、中药企业等单位积极到贫困地区建设定制药园和示范基地，促进"第一车间"与"第二车间"的无缝对接，发挥中药材产业扶贫示范引领作用。

4. 创新工作机制

探索建立中药材全产业链追溯机制，实现中药材从种植养殖、加工、收购、储存、运输、销售到使用全过程的可追溯管理，确保来源可查、去向可追、责任可究。创新金融政策，开发支持中药材产业发展的产品和服务。坚持质量优先、价格合理的原则，探索进一步建立优质优价的中药材价格形成机制。整合各部门已安排的项目和数据，摸清中药材产业扶贫行动家底，指导将中药材产业扶贫项目优先纳入扶贫项目库，统筹用好扶贫资金。鼓励地方设立中医药产业基金，多渠道筹措经费，支持地方发展中药材产业。

5. 产业融合发展

推动中药产业与乡村旅游、文化推广、生态建设、健康养老等产业深度融合，开发一批具有地域特色的中医药健康旅游产品和线路，建设一批国家中医药健康旅游示范基地。当道地药材种植区域达到一定规模后，探索形成不同规模的县市级集约产区，实现中药材种植从简单的资源结构产业向中药材产区结构产业发展转变，融合带动上下游产业和周边产业，形成完善的产业链条或集群，推动扶贫成果有效增值。

6. 加强宣传推广

加强中药材产业扶贫工作有关政策的宣传，扩大贫困地区政府和农户的政策知晓度、利用度、认可度。强化中药材产业有关报道的专业性，营造尊重中药材生产规律、采收规律的舆论氛围，科学引导中药材规范化种植。紧扣"扶贫效果"总结本地区产业扶贫模式，梳理推广各地好经验和做法，宣传扶贫各项工作任务的落实、进展及实施效果。加强对先进典型人物和企业的宣传，进一步调动全社会参与中药材产业扶贫的积极性和创造性。

第十一章 国家中药材产业技术体系概况

一、成立背景及简介

现代农业产业技术体系是农业农村部和财政部推动农业科技创新的重大举措。自 2007 年启动运行以来，已成为我国科技改革的成功典范。

"十三五"期间，现代农业产业技术体系紧紧围绕农业供给侧结构性改革和绿色发展新要求，在保持 50 个体系总量不变情况下，通过合并小体系，新增中药材等 4 个传统特色类产业技术体系。

根据农业农村部的总体部署，国家中药材产业技术体系（以下简称"中药材体系"）由中国中医科学院黄璐琦院士担任首席科学家，围绕中药材产业发展需求，设置了一个产业技术研发中心，包括遗传改良、栽培与土肥、病虫草害防控、机械化、加工、产业经济 6 个功能研究室，聘用 23 位岗位科学家。同时，在全国范围内 23 个省、自治区、直辖市的中药材主产区，设置 27 个综合试验站，135 个示范县，270 个示范基地。

中药材体系致力于推进中药材安全生产，建设从产地到临床、从生产到消费、从研发到市场各个环节紧密衔接、服务国家目标的产业技术体系，提升中药材生产保障和中药农业科技创新能力，保证中药材的优质、安全、可持续生产供应。

二、提出"有序、安全、有效"的建设目标

目前，中药材生产中存在较多的问题，主要为：一是中药材整体的开发与保护工作处于无序和重负低能状态，中药材生产处于盲目混乱之中，优良品种短缺、种子质量低劣、市场管理混乱，道地产区意识不强，盲目扩大种植面积，致使药材质量下降、药效不稳定，导致价格不稳定，药贱伤农的现象时有发生。二是中药材过量用药、违规用药问题突出，中药材生产中农药使用亟待规范。由于中药材种类多、种植面积相对较小、农药市场规模小和药害风险高等因素，导致企业开发和登记中药材专用农药产品的积极性不高，因此，病虫草害防治需要的高效、低毒、低残留农药产品严重不足，农药滥用现象严重，进而引起中药材农残重金属含量严重超标、土壤农残重金属积累，严重威胁临床用药安全，中药农业的可持续发展面临巨大挑战。三是种植技术不完善，优质中药材种植技术的关键技术有待于完善和推广。中药材种植中存在的共性问题主要为中药材规模化种植主要依赖大田作物的种植经验，存在种植技术不完善、种植模式传统粗放、病虫害发生严重、肥料农药滥用等问题。

因此，基于产业现状，中药材体系"十三五"建设目标为"有序、安全、有效"。"有序"即依据中药材道地性原理，全面优化全国中药材生产布局；"安全"即防止有害物质产生和污染，强化绿色安全生产，保障药材质量安全和环境生态安全；"有效"即一方面在中医药理论指导下，遵循中药植物或药用植物的基本生物学特性，以提高中药的临床疗效为宗旨，确保药效，另一方面还要兼顾药农的经济效益。

三、制定"补齐短板、夯实基础、建立队伍、融合发展"的工作原则

2017 年中央一号文件提出要补齐农业农村短板，夯实农村共享发展基础。但是中药材种植业作为农业的重要组成部分，却明显落后于其他作物种植水平，良种推广率不足 10%，规模化种植主要依赖大田作物的种植经验，种植技术不完善，机械化才刚刚起步，与现代农业相比有 20～30 年的差距，主要表现为：一是生产组织化程度低，仍以千家万户分散生产交易为主，农场化、合作社刚开始发展。二是规范化水平不高，按 GAP 严格实施规范化生产的基地少之又少。三是农田基础设施落后，产地初加工水平落后，仓储物流等配套基础设施极度匮乏，质量难追溯。四是产业基础数据不健全，如大部分种植药材对营养元素的需求种类、量、时期，对水分需求量、时期特点不清楚。中药材生产迫切需要补齐自身短板、夯实基础，成为现代农业的一部分。

同时，中药材体系人员来自农业领域和医药领域，两领域人员具有不同的专业方向，以及思维方式，需要相互适应熟悉，尽快发挥各自的优势，互补短长，融合发展成为一支中药材产业的国家级科研队伍。

因此，中药材体系"十三五"期间的工作原则是"补齐短板、夯实基础、建立队伍、融合发展"。

四、确定体系重点品种和任务

"十三五"期间，中药材体系针对"有序、安全、有效"的建设目标，通过多方调研，确定人参、三七、金银花等 30 个"十三五"重点品种，120 种中药材主产区信息收集及布局品种。同时，凝练出 8 项重点任务，其中包括体系重点任务 2 项，功能研究室重点任务 6 项。体系重点任务分别为"全国中药材生产区划及布局"和"中药材绿色安全生产及加工技术研究及示范"。

"全国中药材生产区划及布局"任务核心内容为：一是中药材产地相关信息收集：包括至少 100 种中药材道地产区变革及当前主产区信息、产地初加工及仓储的技术与能力等信息收集。二是中药材的产地适应性区划研究及其生产布局，开展至少 50 种栽培中药材的产地适宜性区划研究、结合中药材生产信息，进行中药材生产布局，包括不同品种的优化布局。三是建设中药材特色农产品优势区：推进一批区域优势明显、生产基础好、产业品牌突出、产业链健全、标准体系完善的中药材特色农产品优势区建设。

"中药材绿色安全生产及加工技术研究与示范"任务核心内容为：一是建立中药材绿色化栽培制度体系：完善适宜不同品种、不同区域的中药材绿色栽培制度，创新果药、林药、粮药和菜药等间作套种模式和仿野生栽培、野生抚育制度，实现绿色化生产的同时提高药材质量、节约和集约利用耕地水肥等资源。二是集成推广绿色化生产技术。分区域、分种类集成组装一批可复制、可推广的绿色生产技术；大力推广有机肥替代化肥、水肥一体化、黑膜除草等绿色生产技术，用健康的土壤、优良的品种、绿色的技术生产优质中药材。除此之外，该项目核心内容还包括集成中药材病、虫、草害绿色防控技术体系、绿色安全加工、中药材资源绿色综合利用技术研究和示范。

五、体系岗站科学家及其任务目标

1. 6 个功能研究室

（1）遗传改良研究室

①种质资源收集与评价：岗位专家王继永博士，研究员，主任中药师。现任中国中药公司药材资

源产业中心副主任、科技研发部经理，中国中药公司中药研究院副院长。承担体系中中药材种质资源收集与评价工作。任务目标：中药材种质资源的收集；中药材种质资源样品保存库和信息库建设；中药材种质资源评价研究；开发重要性状基因及其实用分子标记；中药材种质资源的保存方法研究；中药材种子种苗相关规范、规程和标准的制定；检测平台和种业公司培育。

②育种技术与方法：岗位专家魏建和研究员，现任中国医学科学院药用植物研究所博士生导师、副所长。多年聚焦珍稀濒危药材再生技术和优质药材新品种选育重大创新研究。承担体系中育种技术与方法的研究工作。任务目标：中药材绿色安全生产及加工技术研究与示范，持续开展柴胡种质资源搜集及优势资源利用工作；柴胡种鉴定方法；白木香优良种质筛选方法；桔梗集团选育法和三系配套繁育制种方法；砂仁种质提纯复壮方法；中药材种子种苗标准数据库建设等。

③药食同源品种定向选育：岗位专家张秀新博士，研究员，硕士生导师，中国农业科学院牡丹研究中心常务副主任，中国园艺学会牡丹芍药分会理事长，花卉协会牡丹芍药分会副秘书长。主要从事牡丹、白芍、紫苏、桔梗等药食同源植物资源评价与育种等工作。承担体系中药食同源品种定向选育工作。主要任务：编写牡丹皮、桔梗新品种配套绿色化栽培技术手册，制定适合不同栽培区域的栽培模式；建立牡丹皮、桔梗植物资源保存圃；完成牡丹皮的育种技术体系框架设计、育种选育实验方案、新品种认定体系框架材料；建立牡丹皮栽培示范基地等。

④根及根茎类：岗位专家王志安教授、研究员，中药研究所所长。是浙江省 151 培养人才，浙江省重大科技专项专家组成员，省级法人科技特派员首席专家，是体系中根及根茎类药材专家，主要任务：浙麦冬新品种配套绿色化栽培模式研究；构建重楼 DNA 条形码技术；完成麦冬新品种认定的 DUS 测试体系等任务。

⑤果实与种子类：岗位专家董玲研究员，主要从事安徽道地药材的品种选育、繁育及规范化种植技术研究。承担体系中果实与种子类工作。主要任务：制定栝楼新品种配套绿色化栽培模式；研制连翘绿色栽培模式；承担栝楼等新品种选育工作；白芍提纯复壮综合技术研究等。

⑥全草类药材：岗位专家温春秀研究员，为河北省农林科学院药用植物研究中心遗传育种研究室主任，河北省突出贡献中青年专家，河北省中药材产业技术体系遗传育种岗位专家。体系中主要任务：穿心莲和紫苏调研报告（生产区划布局、生态环境、遗传背景、植物学特征等）；穿心莲、紫苏新品种选育及配套栽培技术；全草类药材荆芥、薄荷、夏枯草、蒲公英新品种选育等。

⑦花类药材：岗位专家梁慧珍教授、研究员，开展中药材及油料作物的遗传育种、分子机制和功能基因组等研究，获得省部级以上科技进步奖 13 项（第一完成人 3 项）；主要任务：红花新品种豫红花 1 号配套的栽培技术体系；收集金银花主产区种质资源；菊花新品系配套栽培、管理模式；辛夷、灯盏花种质创新与新品种选育等工作。

⑧种子种苗扩繁与生产技术：岗位专家杜弢教授，现任甘肃省中药材种子种苗繁育技术服务中心副主任、甘肃省中药材种子种苗质量检测中心副主任、甘肃中医药大学药用植物栽培教研室主任、甘肃中医药大学药用植物遗传育种研究所所长、甘肃中医药大学和政药用植物园负责人。制定麦冬、金银花等新品种的种子种苗繁育技术规程和质量标准；制定紫苏、红花、当归、板蓝根、党参、肉苁蓉种子质量标准等。

（2）栽培与土肥研究室

①栽培生理调控：岗位专家孙志蓉博士，北京中医药大学中药学院教授，博士生导师，国家地理标志保护产品评审专家，中药材 GAP 研究与认证指导专家，国家自然科学基金同行评议专家等。主要研究方向：中药材质量及调控机制研究，中药材规范化栽培关键技术研究与应用。在体系中担任栽培生理调控岗位科学家。主要任务：完成甘草、当归、枸杞、半夏、羌活绿色栽培制度与栽培技术的调研报告；甘草、枸杞、当归、党参等品种中药材品质提升土肥水管理技术研发。

②土壤肥料与水分管理：岗位科学家博士、研究员。中国农业科学院药用植物栽培团队首席科学家；中国农学会特产学会常务理事；吉林省特产学会常务理事等职位，一直从事人参、西洋参等药用植物栽培的土壤与营养培肥研究。主要任务：开展东三省人参药材生长特点及生产区域调查，开展中药材土壤改良及营养培肥的健化制度研究；开展丹参中药材养分需求规律实验，不同肥料对中药材的表型和质量的影响；人参部分道地主产区土壤重金属的安全风险评估；人参等中药材养分胁迫响应机制等。

③设施栽培：岗位科学家向增旭，中国药科大学中药学博士。现任职于南京农业大学园艺学院中药材科学系，副教授，硕士生导师，主要从事药用植物生物技术与设施栽培方面的研究工作。主要任务：铁皮石斛、茅苍术种苗工厂；铁皮石斛设施栽培施肥方案；设施大棚苔藓绿色防除方法。

④生态种植：岗位科学家杨利民，博士，二级教授，博士生导师，吉林农业大学中药材学院，院长；政协长春市委员会，常务委员，主要从事药用植物资源及其生态学研究，主持相关领域科研项目20余项。主要任务：黄芩等4种中药材种植制度调研分析数据库；黄芩等4种中药材土壤状况及养分需求数据；提炼挖掘有发展潜力的中药材生态种植模式；开展黄芩等4种中药材绿色生产；人参农田数字化精准灌溉栽培关键技术等。

⑤生物技术：岗位科学家高文远，天津大学药物科学与技术学院生药学系主任、教授、博士生导师；天津大学生药学学科带头人；天津大学校学术委员会委员；教育部新世纪人才基金获得者。主要任务：人参、霍山石斛、铁皮石斛、太子参、山豆根等中药材生物技术生产的应用和潜在应用调研报告；建立三七的细胞系和不定根系等工作。

（3）病虫草害防控研究室

①病害防控：岗位专家何红霞，英国 Wolverhampton 大学博士，博士生导师，云南省中青年学术技术带头人，云南农业大学植物保护学院教授，多年来一直从事农业生物多样性控制作物病害的研究。主要任务：建人参、当归、黄连等中药材的病害绿色防控关键技术；田间试验示范中草药减量化学防控病害技术；明确人参、当归、黄连等10～15种中药材主要病害种类；探明人参、当归、黄连等中药材主要病害的发生、流行及危害等。

②虫害防控：岗位专家于毅，山东省突出贡献的中青年专家、中国昆虫学会理事、中国植物保护学会理事、山东植保学会秘书长。多年来一直致力于害虫的生物防治、综合防治和生物授粉的研究工作。体系主要任务：筛选适用于中药材（金银花或枸杞）生产的高效、低毒、低残留的农药；构建中药材（金银花或枸杞）害虫绿色防控关键技术；建立丹参、菊花、栝楼、黄芪、天麻等中药材主要害虫数据库，明确主要害虫种类，初步探明它们的发生和危害；建立目前中药材种植生产中使用的农药数据库。

③草害防控：岗位科学家何林，现为西南大学教授、博士研究生导师、植物保护学院副院长；重庆市昆虫学会副理事长。主要从事农药毒理与科学应用方面的科研与教学工作，包括有害生物抗药性、农药生物活性、除草剂田间药效评价、环境安全性以及农药新剂型等。主要任务：建立柴胡、重楼、党参、黄芪、甘草、板蓝根等重点品种杂草名录并整理杂草防控系统；建立适用于重点品种药材杂草防控关键技术等。

（4）机械化研究室

岗位科学家郑志安，中国农业大学工学院农业工程系副教授、博士生导师，从事优质中草药种植管理模式的研究及应用，中药材加工关键技术及产业化研究等。在体系中从事加工机械化的研究，主要任务：中药材（茯苓或枸杞）绿色保质干燥工艺技术及装备选型方案；研制茯苓、枸杞绿色保质干燥工艺及配套设备；中药材（菊花或枸杞）机械化收获关键部件设计；中药材天麻、菊花绿色保质机械化干燥设备遴选及工艺技术等。

（5）加工研究室

①采收及产地初加工：岗位科学家曾建国，湖南农业大学教授，博士生导师。现任国家中药材生

产（湖南）技术中心主任、国家植物功能成分利用工程技术研究中心副主任，国家农业科研杰出人才与创新团队负责人等职务，一直从事中药资源及综合利用的开发与研究，作为我国植物提取物行业的倡导者，最早提出"两个标准三个规程"的"中药标准化提取物"这一产业理论，成为我国植物提取物产业的标准体系核心。主要任务：完成主要中药材产地初加工过程中二氧化硫、黄曲霉毒素等风险因子的引入和控制的评估报告；建立不同干燥工艺对茯苓、菊花品质影响报告；基于保质的枳壳、黄精产地初加工工艺报告等。

②贮藏与包装：岗位科学家巢志茂，中国中医科学院中药研究所研究员、博士生导师、中药标准样品与定值研究室主任。从中药品种、种植、采收、加工、标准等 10 个环节，以中药化学和分析化学为主要手段，以中药质量的全过程控制为中心，从事中药学的科研工作。主要任务：建立 1 份包括至少100 种中药材的仓储现状的调研报告；开展贮藏与包装关键技术的研究；制定典型药材的贮藏与包装标准化技术操作规程等。

③质量与品质综合评价：岗位科学家戴小枫，研究员，博士生导师，现任中国农业科学院农产品加工研究所所长，农业部农产加工品质量监督检验测试中心（北京）主任，长期从事农产品质量安全领域研究，重点开展农产品有害生物、生物毒素、农药残留等质量安全控制理论与技术研究。主要任务：调研特色石斛品种产业现状；建立 1 个石斛质量评价技术；开发石斛产品；建立黄芪甲苷和毛蕊异黄酮葡萄糖苷的质谱快速检测方法等。

④综合利用与深加工：岗位科学家王伟明博士，研究员，国家第二批"万人计划"百千万工程领军人才，现任黑龙江省中医药科学院副院长。长期从事中药新产品研发工作，研制出 30 余种中药新药和保健品投放市场。主要任务：开发中药饲料；研究连翘 40 种主要活性成分的最佳提取工艺；研制保健食品；开发中药食品；开发中药日化产品等。

（6）产业经济研究室

岗位科学家何玉成，华中农业大学教授，博士生导师。研究方向为企业战略管理、产业组织、财务管理和农业经济管理。主要任务：确定主要中药材的生产信息数据库；形成本体系"十三五"期间所确定的中药材的生产分析报告和需求分析报告等。

2. 27 个综合试验站

（1）承德综合试验站：站长王玉宏研究员，目前被聘为河北省科技计划项目评审与验收专家、承德市科技评审专家、承德市创业专家咨询指导委员会咨询指导专家。主要任务：本区域落实形成的中药材生产区划和布局；编写黄芩、柴胡绿色生产技术规范并开展培训；建立苍术等中药材繁育基地。

（2）长治综合试验站：站长牛颜冰，山西农业大学生命科学学院教授，任农业部转基因生物产品成分监督检验测试中心（太原）常务副主任，兼技术负责人。主要任务：确定党参、连翘等在山西的生产布局；研究玉米地间作柴胡的柴胡高效生态栽培模式；制定党参仿野生栽培技术规程；建立黄芪种子种苗繁育示范基地等。

（3）浑源综合试验站：站长田洪岭，山西省农业科学院经济作物研究所副所长。主要从事中药材品种选育及鉴定工作。主要任务：形成 1 份黄芪、黄芩、柴胡等药材在山西产区信息报告；研究核桃、枣林下间作柴胡高效模式；研发改造 1 台黄芪播种机；建立黄芪种苗繁育基地等。

（4）呼和浩特综合试验站：站长盛晋华，内蒙古农业大学博士生导师，教授。从事药用植物栽培生理与育种研究。主要任务：制定蒙古黄芪和黄芩栽培制度；形成当前黄芪（蒙古黄芪）和黄芩病虫草害防控技术措施；收集不同产地蒙古黄芪和黄芩等蒙中药材种质资源，完成分布情况调研。

（5）阿拉善综合试验站：站长李旻辉，现任内蒙古自治区特色药用植物培育与保护工程技术研究中心主任，从事药用植物资源保护与开发利用。主要任务：完成肉苁蓉、 黄芪、赤芍、桔梗、枸杞等药材道地产区变革及部分药材主产区、栽培现状、加工技术和仓储现状等相关信息调研报告；完成肉苁蓉栽培模式、生产技术规范、病害调查等。

（6）辽阳综合实验站：站长孙文松，辽宁省经济作物研究所副所长，研究所中药材学科带头人，主要从事中药材资源收集、保护、品种选育、标准化栽培及试验示范。主要任务：完成制定玉竹生产技术规范或标准；开展技术培训；完成建立人参主产区土壤肥力状况、养分需求数据库部分内容等。

（7）盐城综合试验站：站长严辉，南京中医药大学药学院中药资源学教研室任教，主要从事药用植物学、中药资源学等教学与科研工作。主要任务：完成主要中药材生产及产地加工信息，相关信息数据库；形成江苏地区菊花、芡实、浙贝母等药材生产适宜性研究报告；开展菊花等病虫害绿色防控技术等相关培训。

（8）皖西综合试验站：站长韩邦兴，博士，教授，世界中医药学会联合会李时珍医药研究与应用专业委员会常务理事，主要从事中药资源开发与利用。主要任务：石斛、牡丹、黄精和白芍在适宜产区的生产布局；建立霍山石斛、牡丹大棚栽培、林下栽培、仿野生栽培等生态栽培模式及其关键技术、初加工技术。

（9）建瓯综合试验站：站长张重义，福建农林大学作物科学学院教授，博士生导师，福建省"闽江学者"特聘教授。主要从事中药资源学和特种经济作物栽培学的教学与科研工作。主要任务：完成巴戟天、红豆杉、厚朴、薏苡的主产区信息、产地初加工技术与仓储现状信息；太子参无菌苗与种参种植对比试验数据采集、检测和分析及安全生产技术培训。

（10）南昌综合试验站：站长虞金宝，江西省中医药研究院中药所所长，主要从事中药材种植动态监测。主要任务：完成江西省境内白花蛇舌草、车前子、龙脑樟、栀子、枳壳、吴茱萸和薄荷等7种中药材主产区信息调研和产地初加工技术与仓储现状的调研；开展铁皮石斛、玉竹的产地加工、贮藏与包装、综合利用与深加工技术研究与示范等。

（11）济南综合试验站：站长王晓，二级研究员，博士生导师，山东省分析测试中心及山东省中药质量控制技术重点实验室主任，主要研究方向为中药资源及其质量控制。主要任务：收集山东产金银花的产地信息、产地初加工及仓储现状信息，提交信息数据并建立示范基地；建立金银花堤堰复合栽培技术；开展技术培训等。

（12）郑州综合试验站：站长鲁传涛，研究员，河南省农业科学院植物保护研究所教授，长期从事中药材病虫草害综合防控技术研究与示范推广工作。主要任务：完成河南省菊花、金银花等中药材主产区信息、产地初加工技术与仓储现状信息的数据收集；汇总、整理金银花现有绿色化栽培技术，集成绿色栽培技术规程；完成中药材安全生产相关技术示范和培训工作。

（13）恩施综合试验站：站长林先明，湖北省农科院研究员，1984年7月毕业于长江大学农学院，农业推广硕士，长期从事中药材育种、栽培技术和珍稀药用植物资源保护与利用研究。主要任务：承担了恩施、利川、咸丰、建始、巴东等5个县10个示范点的试验示范任务以及厚朴、黄连、党参、白术、独活等品种的绿色种植、品质创新、绿色防控、市场信息等方面的研究与调研工作。

（14）黄冈综合试验站：站长刘大会，湖北中医药大学，研究员，博士生导师，主要从事中药资源和中药栽培方面科研和教学工作。主要任务：调查了解湖北苍术、蕲艾、天麻、茯苓、菊花、夏枯草、半夏等中药材主要产地、种植面积；研究射干、菊花、蕲艾等集成绿色化栽培技术规程；展开相关技术培训和推广示范工作。

（15）湘西综合试验站：站长朱校奇，湖南省农业环境生态研究所研究员，院药用植物创新团队首席专家。主要从事药用植物资源及利用、种质创新、种苗快繁与规范化栽培等方面的研究工作。主要工作：以区域内品种及5个示范县为重点，为体系中药材产地信息数据库提供区域内相应的调研资料；研究集成玉竹等栽培技术规程；开展相关技术培训工作等。

（16）广州综合试验站：站长杨全，广东药学院科技处副处长，教授，硕士生导师。多年来一直致力于南药资源的研究工作，主要开展南药规范化生产关键技术及应用研究。主要任务：形成广东产何首乌和穿心莲 2 种中药材的产地信息及产地初加工技术与仓储现状的调研报告；建立穿心莲绿色化栽培技术体系；建立绿色安全加工规范等。

（17）南宁综合试验站：站长缪剑华，二级研究员，现任广西药用植物园主任，广西壮族自治区药用植物研究所所长，主要研究方向为中药资源学、药用植物生态学。主要任务：完成 10 个主要种植县域的山豆根、草珊瑚道地产区变革、当前主产区信息、产地初加工及仓储的技术与能力等信息调查与收集等。

（18）海口综合试验站：站长戴好富，现任中国热带农业科学院热带生物技术研究所副所长，主要从事海南黎药资源的研究与创新利用，在天然产物的研究开发方面达到了国内先进水平。沉香、益智、槟榔海南生产区划及布局的信息，形成阶段数据调研报告；海南省沉香生产区划和布局等。

（19）重庆综合试验站：站长李隆云，博士，二级研究员，重庆市中药研究院副院长。重庆市中药材产业体系牵头人。主要任务：完成黄连、川党参、川牛膝、独活、湖北贝母、金荞麦、桔梗、前胡、青蒿、山银花（灰毡毛忍冬）、银杏叶重庆产区信息、产地初加工及仓储的技术与能力等信息收集。

（20）成都综合试验站：站长张超，研究员，作物遗传育种博士，副所长，中药材研究室主任，四川省学术和技术带头人后备人选。现主要从事中药材资源收集评价、新品种选育和栽培技术研究。主要任务：收集白芷、川明参、金银花 3 种中药材生产及产地加工信息；针对丹参、重楼、栝楼、黄连绿色栽培技术举办技术培训，建立示范推广基地等。

（21）贵阳综合试验站：站长周涛，教授，现任贵阳中医学院实验中心副主任。主要致力于中药种质资源评价与品种选育、中药材标准研究、药用植物次生代谢物质形成机制研究等。主要任务：主持的"贵州天麻、白及等特色中药材的生态种植研究与示范推广""贵州太子参新品种（三泓 1 号）选育"；承担十四个集中连片特困区中药材精准扶贫技术丛书的工作等。

（22）昆明综合试验站：站长崔秀明，昆明理工大学生命科学与技术学院副院长。主要研究方向为中药资源生态及中药材 GAP 工程技术研究。主要任务：收集中药材生产区划及布局所需要的信息。配合参与体系三七、灯盏花、石斛、滇重楼、天麻等云南产中药材区划及布局所需要的信息收集等。

（23）咸阳综合试验站：站长唐志书，博士后合作导师，硕士研究生导师。从事中药剂型理论与新技术应用、中药资源生产与循环利用开展相关研究。主要任务：陕西产区中药材品种信息调研和相关资料收集工作；开展关中地区适生中药材种子种苗选育基地的建设等。

（24）河西综合试验站：站长魏玉杰，现任甘肃省农业工程技术研究院副院长、研究员。从事中药材罂粟栽培技术研究和管理工作二十多年。主要工作：完成黄芪中药材绿色生产栽培技术及相应技术规范和标准的制定；推广示范特殊药材绿色生产技术；举办中药材种子种苗标准化生产、保存技术培训。

（25）中卫综合试验站：站长李明，宁夏农林科学院荒漠化治理研究所研究员，主要从事中药资源与规范化种植技术研究。主要从事：建立根类中药材秋季机械覆膜铺管精量播种一体化节水生产技术；开展技术培训等。

（26）伊犁综合试验站：站长徐建国，现任新疆维吾尔自治区中药民族药研究所所长，新疆维吾尔自治区药学会副理事长兼秘书长，新疆医科大学硕士研究生导师。主要任务：收集并统计甘草、肉苁蓉、红花等部分中药材信息；研究甘草集成绿色化栽培技术规程，开展相关技术培训和推广示范工作等。

（27）绵阳综合试验站：站长王涛，副研究员，四川麦冬产业技术研究院专家。长期从事川产道地中药材品质评价、品种选育和生理生化等方面的研究工作。主要任务：完成麦冬产区土壤状况调查报告；制订麦冬病虫草害绿色防控技术；开展中药材安全生产培训等。

六、工作开展情况

1. 产业服务支撑情况

成立至今，多次为国家地方提供了政策建议和咨询服务。如向政协会议期间提交《进一步加大现代农业产业技术体系投入力度》《优先扶持和发展中药材产业促进深度贫困地区脱贫攻坚和绿色发展》《深度开发传统发酵食品功能价值，促进全民健康筑牢追梦基石》等议案。

中药材体系各岗站依托示范县和示范基地为主要场所，通过理论授课、专题讲座、座谈讨论会、现场答疑、观摩考察、实践操作、发放技术资料等多种方式，先后累计组织各类培训班 370 余场（次）。培训农业科技人员、农牧民共计 3 万余人（次），培训资料 2.6 万余份，有效提升了基层技术人员的技术水平和应用实践能力。

2. 创新成果情况

体系专家团队获得多项重大科技成果，如"珍稀濒危和大宗常用药用植物资源调查"获中国中西医结合学会科学技术奖一等奖、"三七标准化与产业发展关键技术研究及应用"项目获得云南省科技进步一等奖、"道地药材紫油厚朴标准化种植关键技术集成与应用"获得湖北省科技推广一等奖、"基于遗传与环境的道地药材品质保障技术研究"获 2018 年度北京市科学技术奖一等奖。此外，以首席科学家黄璐琦院士为核心的团队入选 2017 年科技部重点领域"中药生态农业创新团队"。

3. 扶贫工作情况

中药材体系首席科学家黄璐琦院士担任国家中医药管理局、国务院扶贫办联合成立的中药材产业扶贫行动专家指导组组长，具体协助国家中医药管理局、农业部等部委开展相关扶贫工作，并对行动计划提供技术支持和服务。包括编制了《贫困地区推荐种植中药材名录》，提交扶贫建议纳入国家《中共中央、国务院关于打赢脱贫攻坚战三年行动的指导意见》中，组织成立"国家中药材产业扶贫技术指导中心"等。相关工作将在中药材种植、生产产业规划、健康产品开发和增值服务、技术培训和信息服务平台建设、扶贫脱贫绩效评估等方面，为中药材产业扶贫行动提供技术支撑。

第十二章 2018年国家中药材产业技术体系建设进展

2018年12月8～9日，国家中药材产业技术体系2018年度工作会议在辽宁省辽阳市隆重召开。国家中药材产业技术体系辽阳综合试验站参与会议承办。农业农村部科技教育司产业技术处张志勇研究员、首席科学家黄璐琦院士、全国23个岗位科学家和27个综合试验站站长及其团队成员、辽宁省农业科学院隋国民院长、相关省份农业行政管理和推广单位负责人、中药材领域龙头企业代表等近150余人参加了本次会议。

开幕式上，黄璐琦院士与隋国民院长共同为"国家中药材产业技术体系辽阳综合试验站"揭牌。张志勇研究员代表农业农村部科教司，主持了对首席科学家2018年工作的考评。

首席科学家黄璐琦院士围绕各项考核指标完成情况、产业发展的决策咨询情况、技术研发的全国统筹情况、扶贫工作进展等六项内容，详细汇报了中药材体系2018年度工作完成情况，以及取得的丰硕成果，并介绍了2019年中药材体系重点工作计划与目标。各岗位科学家、综合试验站站长分别汇报了2018年度工作完成情况，并通过现场打分考核方式，完成对所有人员的年度工作评议与考核。各农业行政管理和推广单位负责人、龙头企业代表畅谈了参加会议的感受，与中药材体系进行了技术需求对接。

黄璐琦院士在总结发言中指出，中药材体系人员应注意五大问题，一是要避免"游而不学、学而不思、思而不著"现象，及时提交调研报告；二是工作总结要体现攻坚克难的过程，全面展现大家工作状态；三是岗位、试验站两者结合要紧密，其中岗位抓前沿和出任务，试验站找问题和出题目；四是中药材种质资源要统一管理，加快DUS测试基地建设进程；五是改变有"帮扶"没"评估"的现状，探索工作效益评估机制。并提出下一步工作要求，即坚持问题为导向，形成创新成果；协调体系内外，开展联合攻关；积极对接企业，促进成果转化；加强宣传报道，扩大体系影响。现就国家中药材产业技术体系各功能研究室和各区域协作组2018年度工作情况如下。

第一节 遗传改良研究室

一、工作总体情况

1. 服务产业

（1）协助国家有关部委完成的工作

①政策建议与咨询服务：参与开展了《全国道地药材生产基地建设规划（2108—2025年）》的起草；受国家药品监督管理局委托负责修订《中药材生产质量管理规范》（中药材GAP）；受国家中医药

管理局委托负责编制《中药材种子资源质量保障体系构建与常用大宗中药材生产技术规范》；受国家药品审评中心委托参与编制《中药材质量控制研究技术指导原则》；受国家药典委员会委托负责编制《中药材产地与采收期确定指导原则》。

②参与实地调研：参加由国家卫生健康委党组成员、国家中医药管理局党组书记余艳红带队，副局长闫树江、办公室主任查德忠、规财司司长苏钢强、首席科学家黄璐琦院士等领导和岗站科学家组成调研组赴山西五寨县进行定点扶贫调研，王继永为五寨县的中药材产业布局提供了相关建议。魏建和参加国家中医药管理局中药标准化中期检查及专项督导工作，配合完成华北（北京）、华中（武汉）、西南（成都）3 个片区，以及江西、黑龙江省的督导和辅导；魏建和作为组长验收河北省国家基本药物目录所需中药材种子种苗基地项目建设；梁慧珍团队协助科技部生物中心及中央国家机关青年干部调研河南中药材产业发展情况。

③协助举办或参加会议：王继永、魏建和、杜弢等参加全国农业技术推广服务中心组织的"全国中药材生产形势分析会暨农业农村部中药材专家指导组第一次工作会议"，提出了尽快出台《中药材种子管理办法》等意见。协助国家药品监督管理局多次举办《中药材生产质量管理规范》修订征求意见会；参加新组建的国家药品监督管理局焦红局长召开的中药材及中药饮片监管研讨会。

④其他工作：岗位科学家魏建和作为主要的组织者之一，2018 年先后召开中药材基地共建共享联盟会议 10 余次；组织召开第六届"中药材基地共建共享交流大会"。

（2）为地方政府提供咨询的情况

①协助省、直辖市政府完成的工作情况：王继永牵头完成北京市经信委项目"京津冀中药材生态种植调研"并提出发展建议。魏建和参与海南省沉香产业发展规划编制。王志安参与了浙江省"新浙八味"遴选工作。温春秀向河北省相关部门提交了"河北省特优农产品提质增效实施方案"中的中药材特优品种建议、"河北省上半年农业产业形势分析及预测预警报告""中药材种子种苗繁育规程标准立项"的建议和"河北省中医药管理条例"。梁慧珍起草了《河南省中药材产业现状、对策及建议调研报告》和《关于将中药材加入"四优四化"科技支撑行动计划的建议》。

②为市县政府服务的情况：王继永为内蒙古乌兰察布市化德县中药材产业发展提出相关建议。魏建和负责《遵义市中药材产业发展规划》《三台县麦冬大健康产业总体规划第一产业规划》等的编制工作。张秀新为北京市延庆区发展牡丹芍药基地提出发展建议；为五峰土家族自治县进行调研与产业指导，对存在问题及下一步的产业规划提出了各自建议。王志安进行了《磐安中药材振兴发展规划》《临岐镇中药材发展规划》等的编制工作。董玲参与"亳州市世界中医药之都规划""安国中药都建设发展规划"等的编写。温春秀为巨鹿县、内丘县编制酸枣产业发展规划，为青龙县编制中药材产业发展规划。梁慧珍协助南召县、嵩县等政府的制定实施了"加快中药材产业发展及产业扶持脱贫实施意见"。杜弢举办岷县当归产业扶贫推进会并签署扶贫协议。

2. 科技推广

遗传改良功能研究室累计组织各类科技服务活动 157 场（次），举办培训班 36 次、现场会 8 次、调研 73 次、技术咨询 40 次。培训基础技术人员 7421 人次，培训种植大户 1485 人次，培训农民 4375 人次，发放培训资料 445 套/本。推动技术示范 14 项，示范基地超过 3.3 万亩。

二、合同任务书完成情况

1. 全国中药材生产区划及布局

汇总审核完成麦冬、连翘、怀菊花等 3 种中药材配套绿色化栽培制度或模式。完成牡丹皮、桔梗相关绿色栽培技术手册（草案）编写各 1 份。开展了麦冬产区调研，对浙麦冬主要产区的环境、种植情况等形成了调研报告，针对育成的浙麦冬新品种"浙麦冬 1 号"的特点和生物学特性，集成了在浙江地区的配套栽培技术。开展重楼产区调研，完成产区调研报告，初步确定重楼的浙江适生品种。通过栝楼绿色栽培技术指南（初稿）在安徽、河南、山东、四川、河北、江西等地的应用，根据生产实际中出现的问题，对初稿的部分内容进行了修订，最终形成栝楼绿色栽培技术指南。通过产地调研、资料查阅、田间生产试验等，研制出连翘绿色栽培模式初稿。

2. 中药材绿色安全生产及加工技术研究与示范

在河北和北京"中柴 2 号"群体中筛选特异性种质 23 份，其中矮化单株 13 份。完成了黑龙江、河北柴胡产区的玉米、小麦、林下柴胡种植模式的调研。完成牡丹皮、桔梗相关绿色栽培技术手册（草案）编写各 1 份。形成一套豫红花 1 号高产栽培技术体系。制定麦冬、金银花等新品种的种子种苗繁育技术规程和种子质量标准各 1 份。

3. 中药材遗传改良技术研究与优良新品种选育

（1）启动对 27 个综合试验站涉及的重点品种和区域特色品种的中药材种质资源收集和保存工作，完成了 12 省 14 个试验站 72 种 180 个品种的活体采集（87 份 2351 株）、DNA 样本收集（146 种 2817 份），药材样本（35 份 37.1kg）、种子样本（46 份 18865g）共计 5249 份。

（2）起草并提交《北乌头种根质量标准》《川白芷种子质量标准》《川党种子质量标准》《刺梨种苗质量标准》《红禾麻珠芽质量标准》《虎杖种苗质量标准》《黄芩种苗质量标准》《霍山石斛种苗质量标准》《箭叶淫羊藿种苗质量标准》《箭叶淫羊藿种子质量标准》《金荞麦种苗质量标准》《牡丹种苗质量标准》《宣木瓜种苗质量标准》《阳春砂种苗质量标准》《重楼种子质量标准》。

（3）初步选育出"黑油格"白木香种质 1 个。完成桔梗集团选育第一次混合种子播种 5 亩；获得 145 株细长根原始单株种子。三系配套种质提纯复壮：获得父本自交系 1.7 万株；新获得 35 份育种材料种子；提纯出 2 份保持系；获得 150 株白花自交系回交紫花不育系种子；180 株典型不育株种子；杂交制种父母本比例 1:3。收集砂仁种质 15 份，获得到 4 份特异性种质；确定砂仁苗期植株生长最佳遮阴度为 50%～70%；从 4 份特异性种质中筛选出 43 株抗旱高产红果和 12 株抗旱高产黑果；筛选出 239 株早花 1 号和 414 株早花 2 号。

（4）建立牡丹皮、桔梗植物资源保存圃 3 个，圃内保存资源 40 份，6000 余株。获得杂交种子近 1500 粒，建立了其播种技术体系，并完成了播种。完善了牡丹皮远缘杂交、实生苗选种等育种方案及品种新品种认定方案，创制牡丹皮新种质 12 份、桔梗新种质 2 份，已申报牡丹皮新品种 2 个。申报牡丹花营养成分鉴定专利 1 个。在河北承德和北京延庆各建立牡丹皮栽培示范基地 1 个，面积达 250 亩。获得牡丹皮植物新品种保护权 1 个。

（5）收集重楼种质 7 份，与原有 20 份共 27 份做 ITS 序列分析。开展了麦冬新品种"浙麦冬 1 号"配套栽培技术研究，建立新品种配套栽培技术。针对新品种夏季不耐荫的缺点进行了立体种植方法探索。通过了"浙麦冬 1 号"新品种认定，初步完成了麦冬新品种认定的测试体系。

（6）建设种质资源圃 5 亩，保存栝楼资源 32 份、连翘资源 39 份。皖蒌 19 号、皖蒌 20 号栝楼新品种通过安徽省非主要农作物品种鉴定登记。将栝楼新品种 DUS 测试指南送审稿报送至农业农村部科技发展中心。针对栝楼主要病害，通过室内药剂筛选，发现双胍三辛烷基苯磺酸盐及噻菌灵具有广谱防控效果，且两者复配可以增强防效，以此申请专利一项。建设栝楼新品种种苗繁育基地 100 余亩、脱毒亳菊标准化种苗繁育基地 20 亩，新品种、新技术示范推广面积 1000 余亩。

（7）通过系统选育的方法，选育出"波叶绿心"紫苏新品系；通过开花期观察紫苏花粉情况，揭示了紫苏属于自花授粉植物，良种选育采用突变育种、多倍体育种和标记辅助选择育种方法为宜。明确了 EMS 浓度 1% 时处理 4 小时将能获得突变材料；建立了穿心莲组织培养技术体系。通过产地调研和栽培试验研究，制定了穿心莲、紫苏新品种配套栽培技术。

（8）收集金银花种质资源 12 份，红花种质资源 128 份，菊花种质资源 57 份，并通过省审定怀菊 3 号新品种，怀菊花 3 号中药材新品种通过河南省评审会田间鉴评。筛选优异红花种质 10 份、菊花 8 份、金银花种质 3 份，通过杂交、诱变创制优异红花种质 28 份。形成怀菊花无公害栽培技术规程一套。在河南省辉县高庄乡建立豫红花 1 号农药减施增效百亩示范 1 个，示范面积 300 亩，示范区红花花丝和籽实产量比常规管理区平均提高 10% 以上，化学农药利用率提高 15%、农药减量施用 35%，创收提高 10% 以上，示范带动 5000 亩左右。

三、重要科研进展

1. 分子标记辅助育种技术在中药材新品种选育中的应用

通过对黄芩、金荞麦进行全基因组测定与拼接，并对不同产地的甘草、黄芩、金荞麦样本进行基因组测序工作，通过分析不同产地间基因组差异，并结合特征选育性状进行关联分析，挖掘可用于快速筛选特征性状的 SSR 或 SNP 引物，辅助进行甘草、黄芩、金荞麦的新品种选育前期的优良株系筛选工作。

2. 柴胡矮化种质选育

矮化型柴胡种质是"中柴 2 号"品种，该品种与正常柴胡对比，矮化种质株高在 50cm 以下，株高矮化 39.7%；茎节短，最长节高在 3.5cm，节高短了 61%；单根重与正常植株相同。矮化型柴胡种质的发现，为柴胡品种选育提供了优良的育种材料，通过矮化新品种来提高产量和经济效益，调动种植积极性，促进柴胡产业快速发展。

3. 牡丹皮新种质创制与新品种权获得

建立了牡丹皮远缘杂交和实生苗选种技术，从抗性和根皮丹皮酚含量等角度，配制杂交组合 100 余份，筛选优株材料 12 份。同时建立了牡丹种子播种技术体系，可以将种子萌发率提高至 90% 以上，有效提高了牡丹皮种质创新进程。申报牡丹新品种权 3 个，其中 1 个获得国家林业局新品种保护权，品种名为"秾苑彩凤"。

4. 浙贝母新品种"浙贝 3 号"

"浙贝 3 号"对贝母干腐病和软腐病表现为"抗病"，贝母素甲乙总量 0.144%，比《中国药典》2015 年版标准提高 1.8 倍，符合要求。鳞茎繁殖系数约为 1∶2.6。

5. 选育栝楼新品种

选育出全瓜蒌型品种皖蒌 19 号和籽用型品种皖蒌 20 号，两个品种对高发的流胶病与炭疽病均有较强的抗性，高产、稳产优势明显，在全国各主要产区的多点试验中表现优异。同时完成了《栝楼（瓜蒌）新品种 DUS 测试指南研制》上报文本。

6. "优质高产抗病丹参系列新品种选育及产业化应用"获河北省科技进步三等奖

建立了以药用成分含量为首要目标，产量为主要目标的优质定向选育技术；结合病圃连续 2 年筛选"病原菌接种鉴定"的抗病选育技术；和利用"特异种质杂交+无性繁殖"的选育技术；建立起丹参高效育种技术体系。培育出丹参新品种 5 个。与神威、以岭两大制药企业联合，共同研发，推进丹参产业化应用。丹参新品种在河北、陕西、甘肃等省推广应用，近三年累计示范推广 23 万亩，新增销售额 69.72 亿元，新增利润 5.1 亿元。

四、扶贫工作情况

（1）王继永团队携国药种业有限公司与国家贫困县山西五寨县人民政府签订了《关于进一步推进"中药材产业扶贫行动"工作合作协议》，2018 年已经完成了 200 亩蒙古黄芪良种繁育基地建设。利用"公司+合作社+贫困户"的模式，拟三年内发展蒙古黄芪良种繁育基地 3000 亩，年均产值超过 3500 元/亩，可使 3000 个贫困户脱贫。

（2）张秀新团队在承德市承德县地区开展了各类咨询、培训及宣传材料的发放等，共计培训相关人员 200 人次，发放各类资料 300 余份，在当地农户中集中开展了牡丹、芍药种植、冬季防寒等方面的技术指导工作；赴贫困县五峰土家族自治县进行调研与产业指导，对当地中药材及特色蔬菜种植模式及栽培技术进行了实地考察，并对存在问题及下一步的产业规划提出了可行性建议。

（3）王志安团队主要在淳安县枫树岭镇下姜村开展了中药材产业扶持行动，发展栀子种植面积已达 7800 余亩，可让农民户均收入增加 4000 余元。

（4）董玲赴湖南、湖北、河北及安徽等多地开展栝楼的产业及栽培模式调研。深入岳西、潜山、金寨、阜南等国家级贫困县开展天麻、栝楼、半夏、菊花、白芍、白术等道地特色药材的产业情况调查，走访中药材生产企业，对茯苓、葛根等药材的生产基地进行调研指导。

（5）温春秀前往隆化县召开科技扶贫产业帮扶对接工作会，全力对接隆化县中药材产业发展需求，并对区域发展中药材品种、发展模式等进行了分析和建议。前往承德市丰宁县石人沟乡东山神庙村，为帮助该村通过发展中药材种植脱贫攻坚出谋划策。

（6）梁慧珍团队对秦巴山区的南召、嵩县、内乡和大别山区郸城等重点扶贫县的中药材产业发展情况进行了 8 次调研，进行了红花、白术、菊花等药材的高产、优质、高效绿色栽培模式示范，示范项目总计 500 亩。前往贫困县进行红花、金银花、菊花、白术等中药材技术培训和田间指导 6 次，发放技术资料 1000 余份。

（7）杜弢联合甘肃百草中药材种植有限公司、甘肃农业大学及多家参与脱贫攻坚的帮扶单位，在榆中县中连川乡黄蒿湾村高原艾草产业园举办了甘肃中部干旱地区中药材产业扶贫高层论坛。

五、机制创新情况

建立了体系内研究相同品种药材的岗位科学家、试验站的协作协同机制，进行体系内、体系间、体系外的联合协作，初步形成了独特的运营机制。充分利用本地其他农作物产业体系的试验站开展相关研究工作和示范工作，按照药材道地性和主产区的要求，与其他体系试验站建立了合作关系，并进行了示范基地建设。建立了中药材产业体系内的交流机制，从实验材料、实验方法、实验地都实现了互通。积极探索非体系内的合作机制，利用原有试验基地、试验合作单位进行非体系内的合作，保证新品种选育工作顺利开展。

第二节　栽培与土肥研究室

一、工作总体情况

1. 服务产业

（1）协助国家有关部委完成的工作

①政策建议与咨询服务：配合体系完成了"2018年度中药材产业发展趋势与政策建议""新时期农业科技政策方向及重点建议"、《全国道地药材生产基地建设规划（2018—2025年）》等。

②参与实地调研：参与中医科学院（德兴）试验培训基地的规划工作，就温室建设及中药材设施栽培等方面内容提出了合理化建议。参与国家发改委国合处对云南大理州核桃、中药材产业发展情况实地调研。

③协助举办或参加会议：举办国家中药材产业技术体系栽培与土肥功能研究室成立大会暨揭牌仪式。参加在甘肃兰州召开的全国中药材生产形势分析会暨农业农村部中药材专家指导组第一次工作会议。参加"中国自然资源学会2018年学术年会暨中药产业资源循环利用发展联盟成立大会"。

（2）为地方政府提供咨询的情况

①协助省、直辖市政府完成的工作情况：参与国家成都农业科技中心建设论证工作。撰写"吉林省人参产业发展问题与对策调研报告"；协助吉林省科技厅编制2019年度中药领域项目指南，提出将中药材生态种植专项列入指南的建议并被采纳；参加吉林省科技厅人参产业发展科技创新专家座谈会，并对人参产业面临的生态问题及对策提出立项建议；参加吉林省中医药管理局中药材产业精准扶贫工作论证会，并提出贫困地区充分利用荒山坡地及低质农田发展中药材生态种植的可行性及意见建议；协助天津市科学技术委员会制定2019年中医药发展规划及科技计划项目指南。

②为市县政府服务的情况：张亚玉被梨树县聘为科技特派专家，并参与制定了梨树县中药材产业发展规划及2018年中药材实施纲要。孙志蓉为楚雄州双柏县提出"中药材产业发展的建议"；为河北衡水冀州等提供中药材种植技术指导及政策咨询服务。杨利民为长春市提出"关于适度发展中药材种植业的建议"并提交长春市政府。向增旭为溧水区、黄山市、南京市栖霞区政府提出适时适度发展中药材的建议。高文远为吉林省抚松县人参产业和云南文山三七种植产业提出宝贵意见。

2. 科技推广

栽培与土肥研究室累计组织各类科技服务活动78场（次），其中成果推介1次，理论授课1次，专题讲座12次，座谈讨论会2次，现场答疑19次。培训基层农业科技研究和推广人员、企业技术人员、中药材从业者共计2507余人，发放培训资料300余份。推广带动林下经济合作社及农户科学发展林下参生态种植面积1500余亩，受益农户达到20余户；建立人参物联网精准灌溉示范基地30亩；建立了省部级平台、校级平台。

二、合同任务书完成情况

1. 全国中药材生产区划及布局

完成了人参、霍山石斛、铁皮石斛、太子参、山豆根等中药材生物技术生产的应用和潜在应用调研报告。以上植物组培苗都已实现了产业化生产。

2. 中药材绿色安全生产及加工技术研究与示范

调查了东三省人参种植情况、肥料使用情况，明确人参栽培制度及存在问题，并形成了人参健化栽培制度调研报告 1 份。在部分实验站分享了 3414 试验方案。完成了钾营养对人参养分吸收、生理代谢及次生物质积累的影响。完成了甘草、当归、枸杞、半夏、羌活绿色栽培制度与栽培技术的调研，形成报告 2 份。完成了黄芩等 4 种中药材吉林、河北、山西、内蒙古、河南、甘肃、宁夏等产区种植制度调研。设计了《中药材生态种植情况调查表》并依托体系的人才优势对全国中药材生态种植进行了调研，调研数据涉及全国 20 个省、市、自治区，涉及黄芩等 4 种及以外的 77 种中药材生态种植情况。完成了东北、华北、西部区黄芩等 4 种中药材及土壤样品的取样工作，2018 年共采集药材及土壤样品 232组，涉及吉林、内蒙古、甘肃、宁夏等 4 省区的 58 个样点。指导农户利用自然山地岩石和树干进行铁皮石斛仿野生栽培，经过二年的发展，目前在广南县六郎城累计发展铁皮石斛仿野生栽培面积 3000 多亩。与公司合作开展茅苍术种苗工厂化生产，4～5 月份集中在周边句容、金坛、溧水、溧阳收集茅苍术野生苗 2600 株，建立了茅苍术采穗圃。采集侧枝芽头作为外植体消毒建立无菌系，继代增殖扩繁。截至目前累计发展茅苍术试管苗 2000 瓶，为未来茅苍术大规模种苗生产和未来人工栽培奠定了基础。

3. 中药材品质提升土肥水管理技术研发及推广

形成了人参土壤中重金属的安全风险评估报告 1 份。明确 Fe、Al 胁迫对人参的表型和生理、生理及代谢的影响。完成甘草、枸杞、当归、党参、黄芪、人参、重楼 7 种药材土壤肥力和养分需求数据库建设。初步探明了人工栽培甘草有效成分的生理调控物质及作用机制。初步探明了当归抽薹开花机制及调控技术。试验设计了黄芩、黄芪、北柴胡、桔梗等中药材养分需求动态评价研究，已对种子直播黄芩等 4 种中药材采集药材及土壤样品，正在分析有关数据。正在开展人参农田数字化精准灌溉栽培关键技术研究，对精准灌溉条件下移栽 2 年生人参进行的水分、养分、病害、药材质量和产量等取样研究。建立了首部人参农田栽培数字化精准灌溉系统和示范基地 30 亩。铁皮石斛设施栽培中使用蚕沙、饼肥作为有机肥。引进相关科研机构和企业有机肥作比对试验，对目前蚕沙饼肥施肥方案进行优化。人参不定根生产达到 100 升水平。对反应器进行了研制工作，设计了球型、气升式和平板式反应器。此外研究了低温对人参不定根培养的影响。建立了三七摇瓶培养细胞系和不定根系。确定了最佳激素水平和培养条件。并对三七不定根进行了质量评价。

三、重要科研进展

进行了人参专有微生物肥料的开发，并在吉林省梨树县和辽宁省丹东进行小区实验，发现该微生物肥料可以提高人参保苗率、降低人参土传病害锈腐病的发生；γ–氨基丁酸是甘草根系三羧酸循环及氮代谢的关键点。

利用依赖网络（dependency network）分析法对当归抽薹的数据进行分析处理，得出种苗等级、海拔高度是影响当归抽薹的主要因素。

在吉林抚松县和龙县建立了人参栽培领域首部物联网精准灌溉系统，并将延伸至减肥减药水肥一体化水平。

在南京蛙鸣农业科技有限公司基地建立了茅苍术资源采穗圃，扩繁试管苗 2000 多瓶；人参不定根培养规模达到 100 升，建立了低温间歇培养模式，使人参皂苷含量显著提高 4 倍。通过大量的激素筛选，成功建立了三七不定根悬浮培养体系。

四、扶贫工作情况

向增旭团队 2018 年服务广南县凌娅铁皮石斛农民专业合作社，通过走"公司+合作社+基地+农户"的新路子，开创"石斛+扶贫"的新模式，打造特色农业庄园，并将农业科学技术、农村剩余劳动力和土地资源有效衔接。截至目前，已建成达产驯化基地 51 亩，在建六郎城林下仿生种植基地 1219 亩，吸收社员 243 户（其中建档立卡户 43 户），实现户均年增收 1.8 万元。

高文远团队对文山砚山地区 3 年生连作地种植进行了指导，并与当地的农户座谈，结合干部扶贫等一系列具体的情况，提出了"首先扶持种植大户，由大户带动散户"具体建议，并建议当地政府部门，不要盲目发展中药材种植，要根据实际情况，选择适宜品种，并先确定好销售渠道的基础上，发展中药材种植。

五、机制创新情况

根据中药材产业体系关于单品种联合攻关的要求，积极组织体系内及体系外相关专业的专家学者开展了人参单品种联合申报，并获得资助。

第三节　病虫草害防控研究室

一、工作总体情况

1. 服务产业

病害防控岗位本年度主要服务于云南三七产业的发展，针对三七种植中连作障碍严重，农药和重金属超标，产品质量难以保障等问题进行了研究和试验示范，对三七产业的绿色生态和可持续发展做出积极的努力，并在云南省的澜沧县成功开辟了一条林下有机种植三七的路子。此外，对四川绵阳麦冬的线虫病和吉林、辽宁的人参、西洋参进行了调研，围绕人参和西洋参开展林下有机种植系统研究，研究林下有机人参、西洋参关键栽培技术，为产业的健康发展提供技术支撑。

虫害防控岗位针对中药材生产上实际使用的农药大部分并未进行登记，生产用药短缺的问题，协助山东省农业厅药检所调研了山东特色小宗作物用药情况，并对山东特色小宗作物丹参、徐长卿的主要害虫进行了初步的药剂筛选，确定了可用于中药材生产登记的农药种类。

草害防控岗位主要针对生产上有草害防控需求的柴胡、重楼、党参、黄芪、甘草和板蓝根等重点中药材品种的草害及防控情况进行了调查，包括中药材的种植方式、杂草的种类及危害程度、主要除草方式、除草剂的种类及使用方式等调研调查工作。完成了任务品种黄芪、柴胡、党参和板蓝根（均涉及 2 个试验站）药材地杂草主要种类、危害程度、除草方式和除草剂使用情况等内容的调查，初步完成了任务品种甘草和重楼地（均涉及 1 个试验站）杂草发生及防除的调查内容，额外进行了任务书以外黄芩、防风、苍术、玄参、淫羊藿等品种有关草害及防控相关内容调查。同时，在绵阳试验站及重庆试验站分别对柴胡及黄连进行杂草绿色防控技术研究（黑膜除草及除草布除草），并获得初步结果。同时本年度何林教授被重庆市农业委员会聘请为"重庆市农药生产许可审查专家"，为中药材的农药生产提供咨询和决策服务。

2. 科技推广与交流情况

栽培与土肥研究室累计组织各类科技服务活动 48 场（次）。培训基层农业科技研究和推广人员、企业技术人员、中药材从业者共计 516 余人，发放培训资料 1000 余份。推广新技术 10 项，种植面积 1145 余亩，有效提升了基层技术人员的技术水平和应用实践能力。

二、合同任务书完成情况

1. 中药材绿色安全生产及加工技术研究与示范

继续完善林下有机三七病害绿色防控关键技术；探索林下有机人参、西洋参种植的病害绿色防控关键技术。研究中药材种植的避雨避病栽培技术，已成功构建三七种植中通过避雨栽培减少化学药剂防治的技术方法，同时在黄精、重楼等的种植中开展了避雨栽培试验，评价避雨避病技术在中药材生产上的广适性。筛选出 2 种生物农药可用于防控金银花主要害虫，即鱼藤酮防控蚜虫、昆虫病原线虫防治蛴螬，构建了金银花害虫绿色防控技术体系。调查了任务书中 6 种中药材品种（6 个综合试验站）杂草，建立了共计 21 科，54 种杂草名录。主要的杂草防控技术有：人工除草、化学除草、人工+化学除草。人工除草绿色安全，但成本在整个生产成本中占比高；化学除草高效，多数能够防控禾本科杂草，但阔叶杂草难以防除且时有药害发生。收集整理了 13 种在上述中药材上使用的除草剂，并评价了除草效果：其中乙草胺、精喹禾灵等是中药材上常用除草剂，突出问题是这些除草剂都没有在中药材上进行登记，属于违规用药。提出黑膜覆盖、除草布除草在柴胡、黄连种植中的应用技术。

2. 中药材主要病、虫、草害绿色防控技术研究和示范

明确了黄芪、黄芩、丹参、黄连、金银花、重楼、太子参、菊花等中药材的主要病害。黄芪有根腐病、白粉病、枯萎病；丹参有根腐病、根结线虫病、疫病、病毒病、叶斑病；黄连有根腐病、白绢病、白粉病；金银花有白粉病、褐斑病；重楼有根腐病、叶斑病，太子参有立枯病、霜霉病、花叶病、叶斑病、黑斑病、根腐病；菊花有黑斑病、病毒病、枯萎病、根腐病；桔梗有根结线虫病、斑枯病。通过到试验站采集样品、分离鉴定，获得白及根腐病镰刀菌；吴茱萸锈菌；黄花乌头白绢病小核菌；黄精炭疽病菌；玉竹上分离得到叶斑病链格孢菌、白绢病小核菌。菊花上分离得到根腐病镰刀菌；辽细辛锈菌、叶枯病菌刺孢菌。人参病害流行的原因与三七相似，主要还是照搬了农作物生产的大肥大水高产的模式，造成感病性增强，病害发生严重。对金银花、栝楼、菊花、人参、西洋参、丹参、黄芩、黄芪、柴胡 9 种中药材种植防治病害的药剂进行了调查。了解到目前种植过程中主要用多菌灵、嘧菌酯、甲托、嘧菌酯、苯醚甲环唑、三唑酮乳油、石硫合剂、甲基硫菌灵、波尔多液、代森锰锌、井冈霉素、噁霉灵、阿米西达、世高、苯丙甲环唑、退菌特、锰锌甲霜灵、氟吡菌酰胺霉威、丙森锌、枯萎灵等。进一步完善了金银花、枸杞害虫数据库，初步建立了丹参、菊花、栝楼、黄芪、天麻、人参主要害虫数据库，并初步探明了主要害虫的发生规律和危害。建立了目前中药材种植中使用的农药数据库。共调查杂草 21 科，54 种；对各药材品种杂草的发生危害程度进行了分级评价。研究了黑膜覆盖、除草布覆盖的绿色防控技术分别在柴胡和黄连种植中的应用技术。构建了黄连杂草综合防控技术：除草布（3 年降解型）+移栽+叶面肥。

3. 应急性工作完成情况

针对农业部发来的紧急任务对目前中药材生产上使用农药的问题，提出"下一步扩大中药材使用农药登记、研究的思路"。病虫草害功能研究室汇总了病虫草岗位科学家以及各试验站的植保专家，集思广益，向体系提交了报告。向体系提交了"病虫草害研究室今后三年拟集成应用的新的关键技术和模式"的紧急材料。向体系提交了"研究室和西南区域试验站的政策咨询建议和培训信息明细"等紧急材料。

三、重要科研进展

明确了松针对病原物的抑制作用和对中药材种子萌发及生长的促生作用，探索了不同海拔、不同坡向和坡度以及不同树种林下种植三七的模式，整个生产过程中不使用化肥和农药，病害发生率仅为 4.3%，三七存活率达 85% 以上，小面积成品三七亩产 82kg。该技术已被云南省澜沧县列为林下有机中药材种植的规划中，目前已示范 1000 多亩，2018 年推广应用达到 1 万亩。

成功研发了昆虫病原线虫的产业化培养技术，将昆虫病原线虫用于中草药地下害虫的生物防治，建立了以昆虫病原线虫为基础的地下害虫生物防治技术体系，成功将价格控制在每亩 100～500 元之间，防治效果达 85% 以上，为中草药虫害绿色防控技术打下了坚实的基础。

构建了石柱黄连基地除草布除草综合防控关键技术。除草布的应用对中药材种植生产具有重要意义。

四、扶贫工作情况

在云南省省委省政府的支持下，财政厅扶贫专项给予扶贫点专项支持举办了中药材林下有机种植和中药材资源院士专家培训班，培训农户 180 人，技术人员 36 人，采用课堂+田间实践+家庭实操作业的方式，累计 100 天，其中课堂和田间实践的时间为 43 天，合计 18576 人次，发放技术手册 300 份，通过专题讲授和田间实践，详细介绍了林下有机三七以及林下黄精、重楼等的种植技术和病虫害诊断及绿色防控技术，指导农户选地、理墒、种子种苗处理、播种以及管理等过程，2018 年累计在澜沧县竹塘乡以多种形式组织推广示范林下有机三七种植示范 1025 亩，包括 100 亩科技扶贫实训基地和 925 亩"高校+企业+农户"模式的林下有机三七种植关键技术示范基地的建设，带动推广了澜沧林下有机三七种植。

五、机制创新情况

病虫草害防控研究室的病虫草专家密切合作，积极配合，分工协作。研究室全面统筹病虫草害相关工作，互相联动，当一个岗位科学家在调研中发现问题时，积极联系另外两个岗位科学家进行解决，信息互通有无，为中药材病虫草害防控工作的开展奠定基础。

配合体系建设中药材体系病虫草害数据库，从中药材体系数据库平台的关键基础性工作入手，立足服务于中药材体系的健康发展。

第四节　加工功能研究室

一、工作总体情况

1. 服务产业

（1）协助国家有关部委完成的工作情况

①政策建议与咨询服务：由国家中药材产业技术体系首席科学家黄璐琦院士、岗位科学家戴小枫研究员牵头，组织形成了《我国中药材中农药使用现状调研报告》，并在此基础上提出了《我国大宗中药材主要病虫草害农药限量标准与绿色防控关键技术研究》建议。王伟明当选第十三届全国政协委员，提出了传统发酵食品对人体肠道菌群平衡、建设全民健康、发展农业及延长中药产业链的重要性。戴小枫带领团队开展农业农村部农药检定所委托的《药食同源小宗作物（中药材）农药使用现状调查》项目，配合农药检定所完成了2018年度小宗作物农药使用相关准则制定工作。

②参与实地调研：戴小枫陪同农业农村部党组副书记、副部长余欣荣、河南省省长陈润儿、省委副书记喻红秋等领导出席第二十一届中国农产品加工业投资贸易洽谈会开幕式及相关实地调研活动。王伟明协助国家中医药管理局科技司对黑龙江省稀缺中药材种子种苗基地建设情况进行调研与督导，了解其培育品种、栽培技术、扩繁等工作，并对下一步工作提出建议。

③协助举办或参加会议：加工功能研究室承办和主持了由农业农村部、河南省人民政府主办的第二十一届中国农产品加工业投资贸易洽谈会；由农业农村部乡村产业发展司主办的2018年中国农产品加工创新创业论坛暨"食药同源产业科技创新研讨会"和"2018年国家食药同源产业科技创新联盟年会"。承办了中华中医药学会中成药分会2018学术会议。承办了中国睡眠研究会第十届全国学术年会。参加了农业农村部在甘肃兰州召开的中药材种植业专家指导组会议和全国中药材生产形势分析会等。

加工功能研究室牵头开展了《中国农业百科全书·农产品加工卷·中药材加工分卷》的编撰工作。曾建国还承担了《中国农业百科全书·农业机械化卷》农产品贮藏与加工机械化分类修订工作。戴小枫主持《中国农业百科全书·农产品加工业卷》编撰启动会。

（2）为地方政府提供咨询的情况

①协助省、自治区政府完成的工作情况：戴小枫应西藏自治区政府邀请，赴西藏开展产业指导，在全区农业农村工作领导小组成员全体会议上围绕产业振兴与营养健康开展专题培训。曾建国参加由湖南省经信委带队的中药材产业专题调研工作，赴云南、江西、湖南等地进行实地调研，组织撰写湘滇赣三省中药产业对标报告，为湖南省政府献言献策；还协助湖南省农业委员会撰写《湖南省千亿中药材产业建设实施方案》。王伟明协助黑龙江省科技厅编制刺五加道地药材关键技术研究与产业化示范重大专项指南；协助黑龙江省卫生与计划生育委员会制定黑龙江省特色食药物质调研方案。

②为市县政府服务的情况：戴小枫在绵阳市三台县召开了"绵阳市人民政府与中国农业科学院农产品加工研究所座谈会"。巢志茂协助内蒙古阿拉善盟完成"科技计划项目指南"的编制评审工作。曾建国在湖南省内分别与永州市政府签订了调研和规划编制"中国植物（中药）提取物产业发展项目"的服务合同；为隆回县编制中药材产业发展规划；协助新化县举办"湖南黄精高峰论坛"会议；协助洪江市政府承办湖南省第四届"湘九味"中药材论坛暨2018年湖南（洪江）中医药研讨会；为通道县编制黑老虎产业调研与产业规划；协助新化、安化、花垣、华容、平江等县市成立中药材产业协会。王伟明为

黑龙江省穆棱市撰写北药种植、深加工及药食同源果蔬深加工建议书，制订了发展规划，并与穆棱市人民政府签订服务协议，将依托穆棱市丰富的北药资源、有机果蔬资源优势，打造北药综合利用及健康厨房全产业链，变资源优势为产品优势，提高附加值，拉动区域经济发展。

2. 科技推广与交流

2018 年，加工功能研究室各岗位团队通过理论授课、专题讲座、座谈讨论会、现场答疑、观摩考察、实践操作、发放技术资料等多种方式。先后累计组织各类科技服务活动 86 次，其中理论授课 8 次、座谈讨论会 25 次、观摩考察 23 次、专题讲座 19 次、展销会及博览会技术展示 11 次、现场答疑 2 次、国际交流 5 次、理论培训 3 次。培训基层农业科技研究和推广人员、企业技术人员共计 260 余人（次），发放《中药材采收及产地初加工技术》、资料 100 余份，有效提升了基层技术人员的技术水平和应用实践能力。发放药食同源中药宣传册 2000 余份，将中医"药食同源"理论同现代食疗保健学结合起来，有效地宣传了中药在日常生活中的实用性和经验性。

二、合同任务书完成情况

1. 全国中药材生产区划及布局

确定了十三五期间体系重点、大宗中药材品种（人参、三七、黄芪、天麻等）中的近 80 个品种进行调研，实地调研 10 余个省和直辖市、40 余个县市，发放问卷 200 余份，查阅文献 1000 余篇，完成了 80 余个品种采收及产地初加工技术现状信息收集，分析了各种工艺的特点和问题。以川贝母、百合、白芷、薏苡仁、枸杞子为重点品种，建立调研报告，进行了以贮藏为中心，涉及与贮藏环节质量控制有关的采后、初加工、包装等技术内容。

2. 中药材绿色安全生产及加工技术研究与示范

形成了《石斛品种产业现状调研报告》1 份。建立了石斛的化学成分与生物活性共同评价石斛质量的技术：利用 UPLC 建立了 5 个不同品种石斛的指纹图谱，并对其 PC－12 神经细胞保护、HUVEC 血管内皮细胞保护、抗炎神经炎症活性、免疫调节进行了检测，综合评价了不同品种石斛的质量，建立 1 个石斛质量评价技术。以铁皮石斛为原料，研发了生物提取技术、石斛多糖活性筛选和活性保持技术。开发石斛饮、石斛羹、石斛花茶、石斛唇膏、石斛面霜、石斛面膜、石斛凝露 7 款产品，目前已转化产品达 3 个。

完成了不同干燥工艺对茯苓、百合、玉竹等中药材品种的品质影响的实验。

完成了枳壳中 100 多个化合物的代谢轮廓的分析，完成了枳壳中基于 10 多个指标成分的质量评价体系的建立，完成了枳壳基于多成分评价的最佳采收期的建立。完成了不同产地不同生长年限黄精品质和黄精富硒含量分析。在基于品质评价分析的基础上完成了黄精、天麻、枳壳不同产地初加工工艺对品质影响的研究。以豆豉为主要原料，配伍玉竹、黄瓜籽、木耳、蓝莓、山楂等，开发牛轧糖、山楂丸、复合颗粒、固体饮料、果脯、蜜饯等 6 个药食同源食品，完成制备工艺及质量标准研究。从黄连须、连翘叶、金银花、黄柏等中提取活性组分，开发儿童免洗洗手液、漱口水、抗菌凝胶等 3 款日化产品，完成制备工艺及质量标准研究。

三、重要科研进展

1. 采收及产地初加工

采用高效液相色谱等分析方法建立多成分、多指标综合评价体系，根据次生代谢产物累积规律确定上述药材的最佳采收期，为中药材的采收时期提供了理论依据。开发了基于"质量保障、无硫、无添加、机械化加工"规范化、规模化、机械化产地初加工工艺，提高百合、山银花、黄花菜等基于活性成分的产品品质，解决了二氧化硫超标的问题，保障了产品安全。

2. 贮藏与包装

创新和凝练"白芷采后快速干燥技术"。无论是采用盐腌法还是盐水腌制法，获得的药材白芷，在药材产率、外观、薄层鉴别、有效成分含量等方面，均符合《中国药典》对白芷的质量规定，同时，亚硝酸盐的指标也符合盐渍品对亚硝酸盐的限量指标，并且放置在简易库中贮藏 2 年未见变质现象。

3. 质量与品质综合评价

在石斛功能因子快速筛选与功能评价体系方面的构建；利用多组学手段探索石斛抗肿瘤机制、化学修饰确证生物多糖活性基团和抗肿瘤生物碱筛选和合成途径；保护胃黏膜损伤、预防胃癌、促消化等功能的石斛品种的挖掘；不同品种石斛功能因子的富集与利用；石斛功能产品研发，突破功能因子稳态保持技术等方面取得了重要研究进展。

4. 综合利用与深加工

以黑河小粒黄豆与药食同源的人参为基质，采用优势菌种进行定量接种双项发酵，实现了人参皂苷体外生物转化，通过微生物将人参皂苷转化为苷元，使人参充分发挥补养功效。推广以微生物工程技术为核心的药食同源食疗产品，实现黑龙江大豆由普通餐桌食品向养生调理高端食品的转化，促进农业供给侧改革，带动农民增收致富。

四、扶贫工作情况

武陵山区的湖南隆回县、龙山县是山银花、百合的主产区。但前几年，百合和山银花的产地初加工大多是作坊式加工，熏硫和非法添加焦亚硫酸钠时有发生，通过与龙头企业湖南宝庆农产品进出口有限公司和湖南鸿利药业有限公司合作，开发山银花和百合无硫加工工艺，并示范推广，已杜绝了山银花和百合有硫加工产品，保证了湖南产百合和山银花品质。在花垣推广吴茱萸整形剪枝技术，吴茱萸产量大幅提高，示范推广面积 1000 多亩，亩产 150kg 干货，使药农增收近 2 万元/亩，带动 400 多户农户脱贫。

第五节　机械化功能研究室

一、工作总体情况

1. 服务产业

（1）协助国家有关部委完成的工作

岗位科学家郑志安在首席办公室安排下，代表黄璐琦院士参加了农业农村部科教司组织召开的中国农业科技进展遴选会；参与《中国农业百科全书·农业机械化卷》农产品贮藏与加工机械化分卷修订；

受邀参加了农业农村部乡村产业发展司组织召开的特色产业发展规划专家研讨会，重点研讨了《乡村特色产业发展规划（2018—2022 年）》编制思路、乡村特色产业内涵外延、发展基础、思路目标及发展模式等内容。

（2）为地方政府提供咨询的情况

岗位科学家郑志安赴河南省杞县，与杞县县委、县政府、农业主管部门、相关企业的领导和企业家，共同研讨杞县大蒜深加工、大蒜全价值利用及实现大蒜产业绿色发展等议题，并与杞县政府签署了服务协议；受邀参加了由甘肃省定西市人民政府和甘肃酒泉奥凯种子机械股份有限公司合作举办的种业装备院士工作站（定西站）揭牌仪式暨定西特色产业全程机械化技术研讨会并作了主题报告，被聘为定西市人民政府高级科技顾问；邀请花类药材岗位科学家、南昌综合试验站组团调研庐山市皇菊产业，与庐山市市委、农业局、园区管委会、相关企业等领导和企业家共同研讨了菊花产业发展规划和田园综合体项目规划。

2. 科技推广与交流

2018 年，加工机械化岗位依托综合试验站、合作企业、行业协会，通过召开发展论坛（研讨会）、展览会、专题讲座、座谈讨论会、现场答疑、观摩考察、发放技术资料等多种方式，先后累计组织论坛（培训会）2 次，专题讲座 1 次，座谈讨论会 8 次，参与行业培训 1 次，培训岗位团队成员、基层农业科技人员、企业技术人员共计 334 人次，发放论坛会议资料 200 份、并在网上发布相关资料汇编 2 份，示范技术 1 项。

二、合同任务书完成情况

1. 全国中药材生产区划及布局

提出了以指导机械选型、适应性机械研发和促进区域性中药材生产机械化发展为目标的包括技术、经济、环境、社会类指标的适应性评价指标体系 1 套，并建立了综合评价方法 1 份；开展了茯苓平地移土栽培试验研究；提出中药农业机械的定制化发展策略。

评价了 7 种茯苓干燥技术适应性，提出了茯苓真空脉动红外干燥优化工艺，并制定了绿色保质干燥装备选型方案 1 套；开发了枸杞真空脉动干燥规模化中试设备（装载量 400kg），并在宁夏百瑞源、新疆希望田野等企业示范，通过清水清洗直接干燥，成品率达到 80%、干燥时间为热风干燥的 1/4、多糖保留率提高 150%。

2. 中药材采收和干燥机械化工艺技术研究与示范

设计制造了茯苓真空脉动红外干燥中试设备 1 套，制定了使用说明书 1 份；开发了枸杞真空脉动干燥规模化中试设备，通过清水清洗直接干燥，成品率达到 80%、干燥时间为热风干燥的 1/4、多糖保留率提高 150%；完成了菊花采摘机关键部件的设计方案 4 套，申请了发明专利 4 项，均进入实审阶段；优选了 2 种采摘机设计方案，设计制造了试验样机 2 台；完成了枸杞采摘机关键部件的设计方案 2 套，设计制造了样机 1 台，并进行了枸杞采摘样机的试验验证；完成了麦冬机械化收获关键工作部件设计方案 1 套。制定了茯苓发汗参考工艺 1 套；完成了茯苓发汗设备设计方案 1 套、设施设计方案 1 套，制定了配套参考发汗工艺 1 套；完成了卧式茯苓剥皮机设计方案 1 套。制定了天麻蒸制技术、设备、工艺 1 套；基于调研和试验，总结制定了天麻和菊花绿色保质机械化干燥设备遴选方案各 1 套；试验研究筛选了菊花绿色保质干燥工艺技术 1 套；以干燥时间、三七皂苷、色泽、结构为指标，遴选出了三七绿色保质干燥技术 1 套。获授权发明专利 1 项；申请发明专利 4 项，并均已进入实质审查阶段。

三、扶贫工作情况

2018 年 4 月 12～15 日，在学校统一协调组织下，参加中国农业大学镇康科技扶贫团赴学校定点对口扶贫县——云南省临沧市镇康县的 2 个贫困乡开展扶贫指导工作，一是马鞍山茶叶产业，先后考察了玉鲜茶叶专业合作社、忙丙茶厂、马鞍山古茶种植基地（地理标识认证）、马鞍山大包包茶叶生产专业合作社、棠梨春茶叶有限公司等，对茶叶种植、加工过程中的技术和经营管理提供了具体指导；二是木场乡核桃、中药材产业，先后考察了木场打垄康源核桃种植专业合作社和康源核桃油加工厂、东卫种植家庭农场及重楼种苗基地、重楼（黄精）种植基地等，并对核桃油加工技术、中药材生产技术进行了现场咨询。

第六节　西北区域协作组

西北区域协作组包括河西站综合试验（简称河西站，其他综合试验站类同）、咸阳站、中卫站、伊犁站、呼和浩特站、阿拉善站。

一、工作总体情况

1. 服务产业

（1）协助国家有关部委完成的工作

西北区域协作组各站协助完成国家中医药管理局《中药材产业扶贫行动计划（2017—2020 年）》中贫困地区部分推荐种植中药材名录，咸阳站成员参与评审了本年度的国家重点研发计划项目。伊犁站成员参加了《新编中国药材学》的编写。呼和浩特站成员参加"第二届全国沙产业创新创业大赛"并获得优秀奖。

（2）为地方政府提供咨询的情况

咸阳站成员完成编写《陕西林地中药材产业发展规划（2017—2020）》。中卫站成员编制了《宁夏中药材产业发展现状调研报告》《加快宁夏中药材产业发展实施意见》《宁夏贫困地区实用技术》，并已由宁夏科技厅、农牧厅发布。阿拉善站成员为内蒙古政协撰写了《关于蒙中药发展若干问题的建议》《搭建中－蒙"一带一路"特色蒙药资源共享平台》《蒙中药资源发展现状的调研报告和政策建议》。呼和浩特站成员编写了《武川县中药材产业三年发展规划（2019—2021 年）》，并已发布。

2. 科技推广

西北区域协作组各站依托示范县和示范基地等，先后组织各类科技服务活动累计 100 场（次），其中理论授课 33 次、专题讲座 12 次、座谈讨论 10 次、现场答疑 45 次。培训基层农业科技人员、企业人员、农牧民共计 3136 余人，发放资料 2479 余份。示范中药材生产加工技术 33 项，有效带动中药材种植 45.9 万亩，提高了当地中药材生产水平。

阿拉善站与 5 家公司合作，进行山沉香、黄芪、小秦艽种植技术等 5 项技术科研成果转化。河西站推进特殊和常规中药材种子丸化及地膜穴播栽培技术、膜下滴灌与水肥一体化、绿色生产技术、小粒种子丸粒化技术 4 项技术应用于生产实践，并 3 年内累计加工生产特殊药材丸化种 450 吨，推广 22.5 万亩，试验示范膜下滴灌与水肥一体化技术 22.5 万亩，极大提高了产区种植效益。

二、区域工作完成情况

1. 中药材生产区划及布局

西北区域协作组完成武川县黄芪、黄芩、赤芍、茴香、防风、甘草、柴胡、板蓝根、独活、苦参共10 种中药材生产加工信息，并形成《武川县中药材产业现状调研报告》；收集了黄芪、当归、肉苁蓉产地变迁数据；调查了甘草、肉苁蓉、红花、枸杞等 2017 年信息及 2018 年概况；发布了《内蒙古东部地区赤芍栽培技术规程》《内蒙古中西部地区蒙古黄芪育苗移栽技术规程》2 个地方标准。

2. 中药材绿色安全生产及加工技术研究与示范

西北区域协作组完成了宝鸡柴胡地理标志产品的申报工作；研制的机械覆膜、膜下滴灌铺设、精量播种等精细一体化直播机；完成了《内蒙古地区蒙古黄芪病虫草害绿色防控技术推广手册》与《内蒙古地区黄芩病虫草害绿色防控技术推广手册》的编制工作；发布《中药材商品规格等级 肉苁蓉》《肉苁蓉种子》标准 2 项。

3. 中药材遗传改良技术研究与优良新品种选育

西北区域协作组共收集黄芪、桔梗、肉苁蓉等 28 种中药材共计 75 余份种质资源；在玛纳斯县开展红花种植与示范工作，在焉耆示范县建立了甘草种植资源圃、肉苁蓉寄主梭梭种质资源圃。

4. 中药材品质提升土肥水管理技术研发及推广

西北区域协作组形成了黄芪、当归主产区土壤肥力状况数据报告；开展黄芪营养吸收特点与需肥规律研究试验，定期取土样及植株样进行干物质、全氮、磷、钾等指标分析；完成制定了《内蒙古地区蒙古黄芪栽培技术规程－农田栽培模式》与《内蒙古地区黄芩栽培技术规程－农田栽培模式》。

5. 中药材主要病虫草害绿色防控技术研究和示范

西北区域协作组完成《中药材病虫草害情况调查表》《中药材采收及产地初加工数据库建设表》撰写；完成黄芪、当归、肉苁蓉、板蓝根、甘草、枸杞、丹参、黄芩、柴胡、沙棘、防风、桔梗、山茱萸、秦艽、皂角树苗等中药资源的病虫草害发生情况调查，并形成调查报告。

6. 中药材采收和干燥机械化工艺技术研究与示范

西北区域协作组完成枸杞机械化覆盖水平信息收集；深入了解"特殊药材"采收方式及收割机械的优缺点。

7. 中药材综合加工技术与示范性应用研究

西北区域协作组完成黄芪、当归、党参 3 种中药材的采收及产地初加工技术信息的收集工作；初步形成蒙古黄芪和黄芩采收、产地初加工技术各 1 套。

8. 主要中药材供求与价格分析

西北区域协作组收集整理肉苁蓉、黄芪、赤芍、枸杞、黄芩等药材经济方面基础数据信息，包括种植面积、生产量、单产、人工等信息。

9. 应急性工作完成情况

针对彭阳县千亩红花爆发虫害、海原县爆发黄翅茴香螟等情况进行了应急处理工作，及时协调相关专家前往现场指导防控。建议立即用高氯、吡蚜酮等药物喷雾防治，同时加强迁飞蚜虫动态监测，通过及时指导虫害得到有效控制，减少了产区损失。

三、扶贫工作情况

伊犁站在皮山县建立中药材种植试验基地，建立了果树和中药材间混套种模式。中卫站重点集成了秋季机械化精量穴播等 8 项技术。咸阳站对口帮扶旬邑县长舌头村，开展连翘种植培训工作；与蒿店村 17 户贫困户签订了入股发展中药材产业协议，每户实现年分红 2000 余元。呼和浩特站为太仆寺旗与武川县分别编制了《中药材产业发展总体规划书》。河西站在古浪县柳条河镇开展"不同施肥处理对黄芪、当归养分吸收规律的影响""黄芪、当归病虫害绿色防控技术研究"等研究。阿拉善站在商都县建立黄芪产业扶贫试验基地，搭建商都地区中药材产业扶贫核心，共帮扶 50 户贫困户共计 60 余人参与种植黄芪，每户增收 600 元。

四、机制创新情况

中卫站与大豆产业技术体系银川站开展了交流活动，调研了小麦套种大豆菟丝子等种植模式，就大豆生育期、水肥调控、病虫草害对大豆产量，以及菟丝子药材产量、质量的影响进行交流。河西站与大麦青稞产业技术体系武威站就试验站建设开展合作，将谷物脱粒机成功应用于红花种子脱粒上，明显提高了脱粒效率而且节约了成本。

第七节　西南区域协作组

西南区域协作组包括贵阳站、昆明站、绵阳站、成都站、重庆站。

一、工作总体情况

1. 服务产业

西南区域协作组各站协助国家中医药管理局等部委完成中药材产业领域人才培养、中药材精准扶贫等多项工作。贵阳站陪同首席科学家黄璐琦院士调研半夏、白及组培选育、繁育情况；陪同国家中医药管理局规划财务司司长苏刚强到农工党中央扶贫重点帮扶基地入户走访、基地视察，调研该县以中药材种植、加工作为扶贫抓手取得的显著成效。昆明站协助完成了《云南中药材产业三年行动计划》《云南省农业厅关于进一步做好三七种植区划、促进三七产业健康发展的指导意见》和《云南省十大中药材品牌评选》，并作为承办单位之一，举办了全国性会议《土壤消毒技术暨三七产业绿色发展培训会》。绵阳站参加四川省政协开展的"加快中医药产业发展，助推中医药强省建设"专题调研组活动，陪同四川省政协副主席王正荣到三台县、江油市等地调研绵阳中医药产业发展情况。成都站参与编写《四川省特色农产品优势区建设实施规划（2018—2022 年）》并发布。重庆站完成了《重庆市品种志·中药材篇》。

2. 科技推广

西南区域协作组以示范基地等为主要场地，通过理论授课、专题讲座、座谈讨论会、现场答疑、观摩考察、实践操作等多种形式，累计开展各种类型的科技服务工作 152（次），培训基层农业技术研究与推广人员、企业技术人员、农民共 4535 人（次），发放中药材技术栽培技术和病虫害防治等技术资料达 3330 份，极大地提高了基层生产者的科技素质和技术应用能力。贵阳站获得"检测检验机构资质认定证书"（CMA 资质认定），进一步扩大和提升为当地中药产业服务的范围和能力。

二、区域工作完成情况

1. 全国中药材生产区划及布局

西南区域协作组完成《云南省中药材三年行动计划》，开展了白芷、川明参、金银花、天麻、三七、石斛、滇重楼、太子参、黄连、川贝、川党参、川牛膝、独活、金荞麦、桔梗、前胡、青蒿、银杏叶、山银花的种植面积、分布情况和采收加工现状及对技术的需求。

2. 中药材绿色安全生产及加工技术研究与示范

西南区域协作组完成麦冬产区土壤状况调查报告；集成丹参病虫防治技术；制定了三七肥料和专用肥技术规范和标准草案；制定了三七绿色栽培及土壤处理技术规范草案；制定了三七采收及加工规范草案。

3. 中药材主要病虫草害绿色防控技术研究和示范

西南区域协作组完成柴胡、黄连、重楼、麦冬、丹参、药菊、桔梗、黄连、金银花、重楼、太子参、三七等中药材主要病虫害及其发生危害规律。完成了三七农药调研报告，克隆并鉴定三七黑斑病、根腐病抗病基因 2 个。完成麦冬除草剂研究报告。

4. 中药材采收和干燥机械化工艺技术研究与示范

西南区域协作组多次赴平武县水晶乡、平通镇、土城乡，广元市青川县等天麻产区调研天麻机械化生产信息及机械制造企业信息。

5. 中药材综合加工技术与示范性应用研究

西南区域协作组完成栝楼加工技术进行座谈讨论 1 次，并邀请农机研究员专家对烘干设备进行改进，共同形成加工方案 1 个；在南江县引进微波杀青烘干方法进行示范，在三台县召开 1 次麦冬田间中期管理技术培训会，累计培训农民 100 人次，农技员 10 人次。

6. 主要中药材供求与价格分析

西南区域协作组完成贵州大方、四川平武天麻产业经济数据进行调研；为文山州政府提交了产业发展建议报告 1 份。

7. 应急性工作完成情况

针对 2018 年 7 月的特大暴雨造成洪涝灾害，绵阳站第一时间赴三台县麦冬产区开展应急抢救工作，提出排水清淤的办法和麦冬植株复壮的方法，成都站及时撰写了"洪水后中药材田间管理补救措施"并分发至灾区。

三、扶贫工作情况

贵阳站在乌蒙山区、武陵山区、滇桂黔石漠化区主持的 2 个项目入选贵州省首批 100 个高校服务农村产业革命科研项目；承担 14 个集中连片特困区中药材精准扶贫技术丛书的工作，负责主编《滇桂黔石漠化区中药材生产加工适宜技术》，全书稿已全部完成。绵阳站对接秦巴山区平武县相关企业共计开展白及、重楼、金果榄等名贵中药材栽培技术指导 6 次，赠送白及优质种苗各 1 批共 800 余苗、技术资料 1 套，通过连续两年的技术指导和产业帮扶，当地种植户在种植技术上有所提升，今年产新药材较去年在品质和产量上都有大幅提高。绵阳站组织相关专家赴松潘县、九寨沟县、若尔盖县、红原县开展了 2 次系列科技扶贫活动，覆盖 10 余个乡镇，与县乡镇政府领导和主管部门召开 8 场座谈会；开展大黄、羌活、党参等培训会 6 场，培训农户 354 人次，发放技术资料 500 余份，活动受到了各当地党委、科知局、农牧局的高度重视和支持，培训会场气氛热烈，学员热情高，专家团与学员交流充分，学习资料内容丰富、指导性强。成都站在阿坝州、甘孜州、广元市、巴中市等地开展栽培技术及中药材病虫害防治技术培训 20 余次，培训人员 1000 余人次，发放技术资料 2000 余份，带动 340 余人脱贫。重庆站在武陵山区的石柱县、巫山县等地，新发展药材 6 万亩以上，培训人数 5000 人次以上，累计增加产值 3 亿元以上。

第八节　华南区域协作组

华南区域协作组包括广州站、南宁站、海口站。

一、工作总体情况

1. 服务产业

（1）协助国家有关部委完成的工作

华南区域协作组参加了国家林业和草原局组织的《沉香质量分级》与《沉香提取物》两项林业行业标准制定会，并提出标准制定相关建议；在第五届中国 – 东盟传统医药论坛中，与 8 国联合制定了《中国 – 东盟药用植物保护技术指南》，推动和引领世界范围的药用植物园建设。

（2）为地方政府提供咨询的情况

华南区域协作组完成了广东省首批受保护中药材何首乌、广佛手资源调查项目；编写了《海南省沉香产业发展规划（2018—2025 年）》；编制了《海南省益智产业发展规划（2018—2025 年）》。广州站协助罗定市政府开展罗定肉桂产业发展基础研究；海口站为海南昌江县编制《昌江县王下乡现代农业发展总体规划（2018—2025 年）》。由海口站依托单位热科院生物所选育的白木香新品种"热科 2 号沉香"在海南定安建立了母树扩繁采穗圃和嫁接苗繁育基地。

2. 科技推广与交流

华南区域协作组累计组织各类科技服务活动 32 场（次），其中理论授课 8 次、专题讲座 6 次、座谈讨论会 3 次、现场答疑 15 次，示范中药材生产技术 9 项，培训 3000 余人（次），发放各类资料 58 套，技术推广示范面积 0.9 万亩；研发的沉香系列科技产品在 2018 年首届海南国际香业展览会参展；与海南、上海、深圳等地的十余家企业签订"沉香产业发展战略合作协议""共建海南黎药基地战略合作协议"等多项合作协议，合同金额达 214.2 万元，实现创收到账金额 72.2 万元。海口站团队成员应马来西亚沙捞越森林局和马来西亚丰洋生物有限公司的邀请，赴东马来西亚古晋执行中国热带农业科学院"一带一路"热带国家农业资源联合调查与开发评价项目。南宁站建立了整合多种药用植物相关数据的保育云平台，并取得了《药用植物资源标准数据库系统 V1.0》计算机软件著作权，两次牵头和老挝卫生部共同开展老挝野外药用资源调查工作。

二、区域工作完成情况

1. 全国中药材生产区划及布局

华南区域协作组完成了何首乌、沉香、益智、槟榔中药材的产地信息及产地初加工技术与仓储现状的调研，完成《海南省沉香产业发展规划》《环境县下南乡山豆根种植基地调研报告》《融安县草珊瑚种植基地调研报告》的编写。

2. 中药材绿色安全生产及加工技术研究与示范

华南区域协作组建立穿心莲绿色栽培技术体系，完成不同干燥方式对穿心莲内酯和脱水穿心莲内酯的影响研究，完成编制提交《穿心莲质量标准（草案）》和《穿心莲质量标准（草案的编制说明）》；初步建立了沉香的绿色化栽培模式，推广沉香"整树结香法"专利技术，利用沉香精油研制沉香复方精油产品香丹精油。

3. 中药材遗传改良技术研究与优良新品种选育

华南区域协作组完成穿心莲、沉香种质收集 320 份，采集国内沉香标本共计 30 份，初步建立了一套"热科 1 号沉香"和"热科 2 号沉香"的嫁接繁育体系及其操作规程。

4. 中药材品质提升土肥水管理技术研发及推广

华南区域协作组完成收集石斛种质资源 14 份，开展了铁皮石斛无菌培养体系的研究，建立了石斛茎段培养、种子无菌培养、原球茎增殖培养技术；收集三七种质资源 5 份。

5. 中药材主要病虫草害绿色防控技术研究和示范

华南区域协作组完成穿心莲病虫草害、农药使用情况的调查；调查了沉香在海南产区的主要病虫害种类和发生规律。

6. 主要中药材供求与价格分析

华南区域协作组完成收集了穿心莲、沉香历史价格信息、生产成本数据、需求状况数据等。

三、扶贫工作情况

南宁站组织选派了 34 名科技人员前往柳州、桂林、河池、百色等地的脱贫攻坚贫困村开展中药材扶贫工作，对牛大力、橘红、山豆根、吴茱萸、白及、罗汉果等中药材在种植过程中存在的问题进行了针对性的技术培训和实地指导，精准帮扶广西桂林市龙胜县乐江乡独镜村贫困户。该村贫困户共 15 户，截至目前，帮扶的贫困户已完成脱贫摘帽 11 户。

四、机制创新情况

海口站采取"试验站+公司+行业协会+基地+农户"的运作模式，紧密联系各示范基地，公司与农户是技术示范的主体，试验站提供沉香种植、结香、沉香检测和鉴定、新产品开发等全产业链关键技术服务与支持，推动沉香产业结构升级。

第九节　江南区域协作组

江南区域协作组包括黄冈站、盐城站、皖西站、南昌站、湘西站、恩施站、建瓯站。

一、工作总体情况

1. 服务产业

（1）协助国家有关部委完成的工作

江南区域协作组部分专家受邀参与了国家中药材产业扶贫技术指导中心主办召开《贫困地区中药材种植推荐目录》专家论证会，对湖北、云南贫困县拟种植的中药材品种进行了推荐；部分站长入选农业农村部中药材专家指导组成员；参加农业农村部种植业管理司召开的全国中药材生产形势分析会暨农业农村部中药材专家指导组第一次工作会议并提出相关建议；协助安徽省政府和国家外国专家局开展第九届外国专家江淮行第二阶段活动并发表主旨演讲。

（2）为地方政府提供咨询的情况

黄冈站为湖北省中药材标准化生产技术培训班授课；专题调研蕲春县蕲艾产业发展并提出建议；入选"园艺作物'三增三减'健康栽培与加工技术推广应用"中药材专家小组成员。盐城站承担《江苏省南通市"十三五"生物医药产业发展规划》的起草。皖西站为六安市政府提供"大别山区中药材生态种植实施方案"。南昌站参与了江西省政府召开的中药材产业发展工程座谈会，提出江西省的中药材产业发展建议和意见。湘西站参与"湖南省千亿中药材产业建设实施方案"座谈会，省工信厅牵头组织的"湖南省第二批中药材种植基地县"专家评审及现场复审。恩施站在首席科学家的带领下向时任湖北省副省长周先旺同志建议成立湖北省中药材产业技术体系并获批。建瓯站协办"中国太子参柘荣招商会暨太子参应用现状与未来展望研讨会"。

2. 科技推广与交流

江南区域协作组累计组织各类科技服务活动场 215（次）。培训基层农业科技研究和推广人员、企业技术人员、农牧民共计 6170 余人（次），发放资料 4300 余份，有效提升了基层技术人员的技术水平和应用实践能力，共示范中药材生产技术 30 项，推广示范面积 16 万余亩。

二、区域工作完成情况

1. 全国中药材生产区划及布局

江南区域协作组完成菊花、芡实、栀子、浙贝母、蒲公英、黄蜀葵、车前子、枳壳、吴茱萸、龙脑樟、薄荷、天麻、巴戟天、红豆杉、厚朴、薏苡、艾、射干、半夏、茯苓、苍术产地调研、市场调研和采收及产地初加工技术现状调研。

2. 中药材绿色安全生产及加工技术研究与示范

江南区域协作组形成了菊花、射干、蕲艾、太子参、苍术、霍山石斛、瓜蒌、牡丹和半夏绿色、生态栽培制度和模式，集成了"厚朴+黄连""银杏+重楼"生产技术集成。开发了蕲艾废弃物进行菊花根腐病生态防控，田间有效率 70% 以上。筛选了多黏芽孢杆菌防治重楼灰霉病，防效达到 77%～81%。

3. 中药材遗传改良技术研究与优良新品种选育

江南区域协作组完成收集保存菊花、射干、半夏、苍术、薄荷、艾叶、夏枯草、铁皮石斛、瓜蒌种质资源 200 余份，保存各类中药材 1000 余种。建立党参、七叶一枝花种苗示范基地 98 余亩。

4. 中药材品质提升土肥水管理技术研发及推广

江南区域协作组完成了菊花 30 个产地的土壤肥力状况调查。

5. 中药材主要病虫草害绿色防控技术研究和示范

江南区域协作组完成了菊花、艾、瓜蒌、芡实、浙贝母、天麻、石斛、党参、黄连、重楼、白术、玉竹中药材主要病害、害虫、杂草种类调查，初步探明它们的发生流行及危害。调查了铁皮石斛、玉竹、石斛的农药使用情况。编制了铁皮石斛主要病虫害防控技术手册。

6. 中药材采收和干燥机械化工艺技术研究与示范

江南区域协作组完成起草菊花产地采收和干燥机械化水平现状调研报告。开展了天麻加工基地系统调研和采样工作。

7. 中药材综合加工技术与示范性应用研究

江南区域协作组完成在江西上高县泗溪镇芦家园基地、江西樟树市葛皂山镇、江西鄱阳县元宝山基地开展"枳壳产地初加工"的方法调查。

8. 主要中药材供求与价格分析

江南区域协作组完成收集整理天麻、菊花、铁皮石斛、党参生产分析、产业经济数据并形成调查报告。

9. 应急性工作完成情况

黄冈站针对湖北东北部、西北部普降大雪，开展中药材生产企业展开抗雪救灾和灾后自救。建瓯站针对建泽泻突发病害进行实地调研、取样分析，制定了相应的病害防治建议有效控制了病害发生和蔓延情况。

三、重要科研进展

完成了天麻共生蜜环菌人工菌棒栽培技术，该技术利用食用菌菌棒生产原理，以蔗渣、玉米芯、桑树（竹柳）枝条和锯末等农业废弃物为主料，添加其他辅料及营养成分，人工培养蜜环菌菌棒替代天麻无性繁殖中的部分菌材，种植过程中无需提前培养菌床，一次成麻，促进天麻产业健康发展。

四、扶贫工作情况

大力开展道地药材蕲艾、菊花、射干、苍术、白及、白前规范化种植、培训和推广，以中药材种植推动产业扶贫、助农增收工作。针对大别山贫困区内的安徽霍山、金寨两县，开展霍山石斛、白芨、黄精、元胡、太子参等特色中药材的种植示范和推广，栽培面积达 1000 亩，带动 20～30 家农户增收脱贫。参加湖北省武陵山区、幕阜山区、秦巴山区中药材产业调研。对 20 多个贫困村，采取引导中药材企业入驻、开展技术培训 50 多次、发放技术资料 5000 余份、培训农民 2500 多人次、免费发放种苗等措施发展药材产业，已发展各类中药材种植基地 2700 亩，直接服务面积 10 万亩以上。

五、机制创新情况

黄冈站结合区域内农业生产情况，积极加强同油菜产业技术体系黄冈站、花生产业技术体系黄冈站和湖北再生稻技术集成创新团队黄冈试验站开展跨体系间的攻关和协作，共同开展油菜-菊花轮作、水稻-蕲艾轮作、射干-玉米轮作、玉米-苍术（射干）间套作的试验和推广工作。

第十节　华北区域协作组

华北区域协作组包括济南站、郑州站、辽阳站、承德站、长治站、浑源站。

一、工作总体情况

1. 服务产业

（1）协助国家有关部委完成的工作

华北区域协作组协助国家药品监督管理局药品评审中心，参与"中药材质量控制研究技术指导原则"编写工作；协助农业部完成秦巴山区贫困县中药材种植情况统计表；为财政部国家农村综合改革办公室辽宁省村级综合服务平台提供项目评审和咨询 3 次，主持《药用植物园建设通则规范》的制定；团队人员陪同国家卫生健康委党组成员、国家中医药管理局党组书记余艳红到五寨县进行产业扶贫调研；受国家人社部邀请到部定点帮扶贫困村进行黄芪种植指导，助力扶贫。

（2）为地方政府提供咨询的情况

郑州站参加《全国道地药材生产基地规划（2018—2025 年）》（征求意见稿）编写讨论会，试验站成员作为河南省农业科学院嵩县对口扶贫专家队中药材产业扶贫带头人，完成嵩县对口扶贫中药材产业扶贫技术服务工作，帮助该县完善中药材产业发展规划。长治站协助吕梁市方山县的草苁蓉获批"山西省国家野生植物（黄芪、草苁蓉）原生境保护区建设项目"。辽阳站为辽宁省委、省政府提供征集稿 1 份、咨询报告 1 份，分别与抚顺市政府、辽阳市共建协议，与辽阳市扶贫办签订了中药材产业扶贫科技共建责任书。承德站联合举办第三届京津冀中药材产业发展大会，推进千亩中药材示范园区建设，协助承德市农牧局完成"承德中药材"形象商标的设计、上报并获批，受到河北省省委副书记赵一德、副省长时清霜的高度评价。济南站联合相关单位主办第九届中国（平邑）金银花道地药材生态发展大会，参与山东省中医药管理局《中医药发展现状和战略研究项目》指南论证工作。浑源站参与山西省政府交办省农科院的脱贫产业调研规划的后续工作，参与编制《吕梁市乡村振兴战略规划》《汾阳市乡村振兴产业规划》和《兴县中药材产业规划》工作。

2. 科技推广与交流

华北区域协作组累计组织各类科技服务活动 236 场（次）。培训基层农业科技研究和推广人员、企业技术人员、农牧民共计 9119 余人（次），发放资料 8810 余份，有效提升了基层技术人员的技术水平和应用实践能力。2017 年，中药材体系华北区域各试验站共示范中药材生产技术 46 项，推广示范面积 10 万余亩。

二、区域工作完成情况

1. 全国中药材生产区划及布局

华北区域协作组完成收集和整理区域内金银花、人参、菊花、丹参、红花、黄芩、柴胡、北苍术、黄芪、桔梗、党参、连翘的产地信息、产地初加工及仓储现状信息。

2. 中药材绿色安全生产及加工技术研究与示范

华北区域协作组制定了《地理标志产品 封丘金银花》《黄芩绿色生产技术规范》等标准和技术规程5 项，研发改造 1 台黄芩播种机一套，研发金银花茶、金银花露黄芪酒、黄芪党参健脾米酒等产品。

3. 中药材遗传改良技术研究与优良新品种选育

华北区域协作组完成收集保存栝楼、丹参、柴胡、黄芩、玉竹、人参等种质资源 144 份。建立各类中药材种苗繁育、种苗驯化示范基地 926 亩。选育饲用黄芪品系 FHQ 绿牧选 1 号。

4. 中药材品质提升土肥水管理技术研发及推广

华北区域协作组完成 5 个人参基地土壤肥力状况测定。完善了山西省 10 个地区的土壤检测数据。初步形成了一份屯留产区连翘的土壤肥力状况数据报告。

5. 中药材主要病虫草害绿色防控技术研究和示范

华北区域协作组明确了山东产菊花、丹参、金银花、人参、玉竹主要病害种类，与对应的药剂使用情况等信息；开展黄芪根腐病、白粉病病害研究；初步形成一份山西产区黄芪病虫草害及农药状况数据报告，初步形成山东产丹参农药使用报告；开展安全除草剂筛选试验，开展人参菌核病拮抗真菌的筛选鉴定及生物学特性研究。

6. 中药材采收和干燥机械化工艺技术研究与示范

华北区域协作组引进全自动烘干设备，利用 30～60℃低温烘干，初期、中期低温大量排湿，自动升温、稳温再升温的多梯度、多阶段烘干技术，保持金银花、菊花颜色和质量。

7. 中药材综合加工技术与示范性应用研究

华北区域协作组示范推广金银花低温梯度烘干、金银花贮藏保险技术 2 项。

8. 主要中药材供求与价格分析

华北区域协作组完成金银花价格水平收集及整理工作；就人参、玉竹调研人参和玉竹的栽培面积、亩投入、产量、亩产出、原药材近三年交易价格、初加工产品近三年交易价格等信息；完成黄芪、黄芩、柴胡在山西产区的供求与价格相关数据一份。

9. 应急性工作完成情况

华北区域协作组完成西洋参冻害、虫害应急防控，连翘、半夏、金银花、丹参倒春寒冻害应急防控，栝楼基地受损后应急重建。

三、扶贫工作情况

郑州试验站将嵩县列为重点对口扶贫县，配合嵩县县政府的工作以产业培育为重点，助推扶贫为目的，突出大宗道地中药材规范化生产基地建设，推进良种良法配套升级，实现中药材规范化生产、规模化种植，着力打造中药材主导产业，创出嵩县中药材品牌和效益。

长治站、浑源站先后到山西燕山–太行山区和吕梁山区的特殊困难地区开展扶贫调查研究工作 20 余次，进行了 30 多场次的理论培训和田间指导工作，共计培训近 2000 人次。建立和示范了解决山西春季风大干旱、夏季雨势同期的中药材栽培模式，在贫困地区取得巨大的经济效益。如通过将玉米套种柴胡模式、柴胡高低相间打顶技术及田间规范化管理技术等相结合，使柴胡亩产量达 200～300kg（干货），亩收入达 9000～13500 元，亩年收入达 4500～6700 元；旱地黄芪机械化育苗移栽技术，使黄芪苗净收入约 5500 元/亩，移栽净收入约 6000～8000 元/亩。

辽阳站为 4 个贫困村提供了"企业+基地+贫困户"的试验示范模式，并提供技术支持。重点推广移栽技术、水肥管理技术及病虫害防治技术，并通过合作社将产品全部收购，保障药农收益。

四、机制创新情况

1. 数据库平台建设创新

长治站协助建设山西中药材流通追溯体系，已建成了以"两个中心，四个地市"为框架，七个企业为试点的"中药材流通追溯体系"，山西中药材流通追溯体系已基本完成对 7 个试点企业的 12 个种植基地、5 个大型仓库、3 种中成药及数十种道地药材饮片的信息可追溯；开发山西测图配方施肥信息系统。

2. 体系间合作

辽阳站与桑蚕产业技术体系柞蚕树种养岗位科学家联合开展淫羊藿——柞树生态种养试验研究。在柞树下生态种植濒危药材朝鲜淫羊藿，已开展朝鲜淫羊藿组织培养研究，并获得组培原苗，现进入炼苗阶段，下一步准备大量扩繁，并在柞树林下生态种植。

第十三章　国家中药材产业体系工作展望

第一节　中药材产业的发展现状

中药材是中医药产业和大健康产业原料供应和持续发展的物质基础，是国家鼓励和支持的战略性新兴产业，具有产业关联度大、延伸链条长、低能耗、无污染等特点，兼有经济、社会和生态多重效益。中药材生产多在山区、贫困地区，是产业扶贫的重要抓手，为农业增效、农民增收的重要来源。近年来，国家政策的密集出台，大力推进了中药材产业发展，2015 年国务院出台《中药材保护和发展规划（2015—2020 年）》这是我国从战略高度，对中药材产业发展提出的首个详细规划，对中药材产业发展将起到重要作用；2016 年出台了《健康中国 2030》规划纲要，"健康中国"成国家战略，健康产业将成为我国经济发展的支柱性产业；2017 年国家中医药管理局等五部门出台了《中药材产业扶贫行动计划（2017—2020 年）》，推进贫困地区发展中药材种植，增加农民收入；2017 年 7 月《中华人民共和国中医药法》正式实施，从法律层面提出了以"有效""安全"为目标的中药材绿色安全生产；2017 年 10月，国家发展改革委等联合印发了《特色农产品优势区建设规划纲要》，中药材作为特色农产品，是特色产业优势区打造的重要内容。政策利好，使中药材产业发展迎来了前所未有的历史机遇，产业发展出现了新的趋势。

一、中药资源受重视，资源禀赋成产业发展基础

中医药作为我国独特的卫生资源，潜力巨大的经济资源，具有原创优势的科技资源，优秀的文化资源和生态资源，在经济社会发展的全局中有着重要的意义。我国中药工业产值已突破 1 万亿元，且每年正以 20%以上的速度增长，大健康产业规模已超 4.4 万亿，中药工业和大健康产业都是典型的资源依赖型产业，是我国独具特色的民族产业，中医药产业和大健康产业是我国着力打造的国民经济支柱性产业，产业的快速发展都离不开中药资源，这个独具特色的中药资源直接影响着产业发展，越来越受到国家、地方的重视，资源禀赋成为地方特色产业发展的基础。

二、道地药材发展迅速，逐步形成区域产业化

我国幅员辽阔，气候类型多样，中药资源丰富，地势西高东低，山地、高原和丘陵约占陆地面积的67%，盆地和平原约占陆地面积的 33%，全国道地药材基地划分为 7 大区域。

1. 东北道地药材产区

本区域大部属温带、寒温带季风气候，是关药主产区。包括内蒙古东北部、辽宁、吉林及黑龙江等省（区），中药材种植面积约占全国的 5%。

2. 华北道地药材产区

区域大部属亚热带季风气候，是北药主产区。包括内蒙古中部、天津、河北、山西等省（区、市），中药材种植面积约占全国的 7%。

3. 华东道地药材产区

本区域属热带、亚热带季风气候，是浙药、江南药、淮药等主产区。包括江苏、浙江、安徽、福建、江西、山东等省，中药材种植面积约占全国的 11%。

4. 华中道地药材产区

本区域属温带、亚热带季风气候，是怀药、蕲药等主产区。包括河南、湖北、湖南等省，中药材种植面积约占全国的 16%。

5. 华南道地药材产区

本区域属热带、亚热带季风气候，气温较高、湿度较大，是南药主产区。包括广东、广西、海南等省（区），中药材种植面积约占全国的 6%。

6. 西南道地药材产区

本区域气候类型较多，包括亚热带季风气候及温带、亚热带高原气候，是川药、贵药、云药主产区。包括重庆、四川、贵州、云南等省（市），中药材种植面积约占全国的 25%。

7. 西北道地药材产区

本区域大部属于温带季风气候，较为干旱，是秦药、藏药、维药主产区。包括内蒙古西部、西藏、陕西、甘肃、青海、宁夏、新疆等省（区），中药材种植面积约占全国的 30%。

区域环境特点造就了我国丰富多彩的药用植物资源特色，不同的区域环境形成了不同区域特色的资源禀赋，成为该区域发展中药材特色产业的基础。特别是今年农业农村部、国家中医药管理局联合出台的《全国道地药材生产基地建设规划》，将进一步推进道地药材区域化、规模化、产业化发展。

三、中药材生产主体发生改变，组织形式将进一步优化

以往药材种植多是由农民自由、随意种植，种植主体是千家万户个体农民，在质量监控要求越来越严格的产业发展背景下，这种以单个药农为主体的无序种植将退出历史舞台，取而代之的是以中药材专业合作社、基地公司、制药企业为种植主体的改变，专业化种植公司会明显增多，现代中药农业企业将会快速发展，中药材生产主体的改变和优化，为质量控制和质量追溯奠定了基础。

四、中药农业成热点，社会资本不断涌入

随着我国乡村振兴战略的实施，农业领域将成为下一个产业发展的热点领域，作为特色的中药材是产业优势区打造、产业扶贫、康养旅游等乡村经济发展的重要抓手和切入点。由于原料控制对整个产业链产生重大影响，很少有资本投资中药农业的局面开始改变，社会资本开始纷纷介入，投入原料药材基地建设、产地加工仓储物流、中药健康旅游、康养小镇、特色产业优势区建设、大健康产品加工生产等。社会资本的介入将对不断拓展中药材产业的应用范畴，对中药材产业发展起到积极的推动作用。

五、质量和安全管控越来越严，质量追溯成趋势

质量追溯是保障产品质量和安全的重要措施，2016 年国务院发文"关于加快推进重要产品追溯体系建设的意见"，大力推进质量追溯。中药材作为一类质量监管更为严格的特殊产品，既有农产品属性，又有药品属性。作为药品，质量的安全和有效性至关重要，推进质量追溯是必然趋势。质量追溯作为管控质量和安全的重要手段，中药材生产全程质量追溯、加工产品质量追溯将在生产、流通领域广泛应用，追溯体系平台将在园区、企业、协会、市场、政府等不同层面出现，质量控制管理全覆盖，质量控制端口前移，由出口监管到强化过程管理。

六、健康产业发展快，药食同源受青睐

随着"健康中国"成为国家战略，健康产业将成为我国经济发展的支柱性产业。习近平主席指出：没有全民健康，就没有全面小康，要把人民健康放在优先发展的战略地位，以普及健康生活、优化健康服务、完善健康保障、建设健康环境、发展健康产业为重点，加快推进健康中国建设。作为人们健康维护的重要资源，药食同源类药材的种植，功能性食品、保健食品、健康茶饮等开发应用会出现快速发展形势。目前，我国农产品消费已经从吃饱、吃好到吃健康的转变，兼顾食疗食养功能的食药同源产品需求越来越旺盛，发展健康产业，开发多样化、个性化、功能化健康食品，提升人民健康水平，是实施"健康中国"战略的生动实践；同时，对调精、调高、调优农业结构，促进农业新产业、新业态发展，推进农业供给侧结构性改革具有重要意义。

七、药材生产效率低、成本高，机械化成必然

目前中药材生产的各个环节还主要依赖手工操作，尤其是山地中药材产区，机械化水平极低。随着农村劳动力的大幅度减少和劳动力成本的大幅度提高，人工成本成为药材生产成本的主要组成。降低生产成本，提高生产效率，推进中药材机械化是关键，也是发展趋势。药材生产从土地整理、种子处理、播种移栽、灌溉施肥、农药施用、中耕除草、药材收获、清洗净制、加工干燥、分级包装等环节都需探索推进机械化进程，以适应新形势下的药材生产。

八、中药材追求高品质，生态种植成重要方向

多年来的中药材种植实践证明，在农田耕地上，大水大肥大农药像种植粮食一样生产药材，是造成药用成分含量普遍减低的重要原因。"顺境增产、逆境提质"，药用成分基本都是次生代谢物，恶劣的环境，促进次生代谢物的产生。中药材多原产于山地、林缘、溪边、半荒漠等生境，且其通常是多年生，生态种植可避免与粮争地，同时形成的生物多样性可以减少病害的发生，减少农药化肥的使用。中药材生产从追求高产，必须向追求高品质转变，生态种植有利于形成高品质药材，将成为中药材生产的重要发展方向。

九、产业适应新形势，中药材应用范围不断拓展

随着中医药健康旅游、生态游、中医农业、中药养生、健康特色小镇、食疗药膳、康养田园综合

体、养生养老基地等不断涌现，中药材已不再仅仅局限于单纯作为中药工业原料和医院方剂原料。中药材产业功能、范围不断被挖掘，产业应用范围不断拓展，新的业态形式不断被创造和发展。

十、传统交易市场萎缩，交易向现代物流和电子商务发展

17 个中药材交易市场及产地集贸市场构成了我国传统交易。随着信息技术的发展和信息社会的到来，互联网+中药材发展迅速，现代化中药材电子商务交易平台、仓储物流中心在产区陆续建成并投入使用，产销对接加强，"互联网+"新型贸易方式兴起，传统交易模式快速向现代物流和电子商务发展，中药材流通市场加快转型升级。

第二节　我国中药材生产存在的问题和挑战

近年来我国中药材产业发展迅速，种植规模不断扩大，从全国形势看，2017 年我国中医药新政密集出台，尤其是《中药材产业扶贫行动计划（2017—2020 年）》的发布，各地出台了中药材发展的补贴政策，极大地刺激了中药材种植规模的快速飙升。同时由于近年来，我国粮食价格低迷，农业供给侧结构性改革力度加大，大幅度压减粮食种植面积，更进一步促进了农作物种植向中药材特色产业发展。据国家统计局数据显示，2017 年全国中药材种植面积较上年增长 3.5%，种植面积达到 3466.89 万亩（不含林地和野生药材），家种药材供应量持续增加；据天地网预计到 2020 年我国中药材种植面积将超过 6620 万亩（表 13-1）。由于统计口径不同，据我国各省公布的中药材种植面积统计，2017 年中药材种植生产规模早已经突破 6000 万亩。在中药材生产规模快速发展的形势下，一些问题和挑战不容忽视。

表 13-1　2020 年我国中药材种植面积预测

序号	省市	中药材种植面积（万亩）
1	重庆市	200
2	河北省	300
3	山西省	300
4	吉林省	300
5	黑龙江省	150
6	浙江省	70
7	安徽省	300
8	江西省	300
9	山东省	300
10	河南省	200
11	广东省	150
12	四川省	600
13	贵州省	700
14	云南省	800

续表

序号	省市	中药材种植面积（万亩）
15	陕西省	500
16	甘肃省	400
17	青海省	350
18	内蒙古自治区	440
19	广西壮族自治区	180
20	宁夏回族自治区	80
	合计	6620

一、生产规模持续扩大，价格下滑趋势明显

在国家一系列产业政策的推动下，各地方政府将中药材产业作为地方经济新的增长点，出台了各具特色的中药材生产扶持政策，尤其是贫困人口较多的山地丘陵地区，中药材产业成为扶贫的依托产业，得到地方政府的大力支持。据各省公布的中药材生产面积统计，2017 年已经突破 6000 万亩，2018 年中药材生产规模和产量继续增加。中药材需求量虽然在持续增加，但生产规模的快速扩大，从去年开始大量常规药材品种普遍出现价格下滑，药商和药企很少存货，药农和基地普遍出现买药难，种植药材赔钱现象增多。全国中药材综合 200 价格指数（我国 200 种主要大宗中药材市场价格的综合加权）2017 年至 2018 年整体下降的趋势（图 13–1）。由于种植规模的持续增加，预计 2018 年中药材价格总体仍然会小幅度下降。药材种植需要进行宏观管控，从盲目扩规模，到提质量、增效益转变。

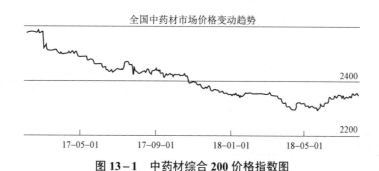

图 13–1　中药材综合 200 价格指数图

数据来源：中药材天地网

二、产销脱节，农民药材销售难

中药材是国家重要战略资源，其供应对象是中医院、中药企业等，同时药材价格受市场调节，波动变化较大。药农缺乏对信息的实时掌控，导致中药材生产存在盲目性。目前，中药材生产迅速向规模化、基地化方向发展，但绝大多数基地产销衔接不紧密，中药企业、交易市场与专业合作社、中药材种植基地之间没有形成紧密联盟，药农和种植基地药材销售难、药企寻找合格稳定药源难的现象依然突出。

三、质量水平有待提高，追溯体系亟待建立

大水大肥大农药，在农田耕地上像生产粮食一样生产药材，是造成药用成分含量普遍降低的主要原因；种质混杂、品种混乱；此外，加工混乱、硫黄熏蒸在一些药材上还经常使用；一味追求防治效果，单纯施用化学农药防治，乱用农药、过量施用现象突出等。上述问题在一些产区相当普遍，是造成药材质量和安全的重大隐患。

2017 年原国家食品药品监督管理总局发布了《总局关于 39 批次药品不合格的通告》（2017 年第 186 号）中药材质量问题亟待提高。2017 年 CFDA 共公布药品质量不合格通告 39 次，涉及 790 批次药品、3962 个药品，在这些公告中涉及的药品质量不合格最多的为中药材，高达 2537 个，占比 64.03%，中药材的质量和安全水平需要进一步提高。

中药材质量是中医药产业的生命线，当前中药材质量管控面临着很多挑战，中药材可控性差、可溯性不强，中药材生产过程全程质量追溯还基本属于空白。而中药材追溯能让每个环节都可控，是解决中药材质量的关键。

四、中药材综合利用水平低，资源浪费严重

目前中药材非药用部位基本处于浪费状态，中药材综合利用水平低，甚至造成严重的环境污染；在产业快速发展的同时，需要以全产业链思维，考虑产业健康均衡发展，加强对非要用部位的利用，如废弃物秸秆畜牧饲料应用、中兽药应用、植物源农药应用、有机肥应用，以及开展功能性食品、药食同源类产品、大健康产品开发应用等。强化资源综合利用，避免环境污染，促进产业提质增效。

五、第一产业独大，一二三产融合发展不够

绝大多数道地药材产区，均是第一产业独大，产品销售基本都是原料药材，产地精加工、深加工、健康产品生产、产地仓储物流等综合发展严重不够，缺乏一二三产融合，产业发展不健康，产销脱节现象严重。

六、优良品种缺乏，种子种苗监管缺位

目前我国栽培药材，绝大部分还没有真正意义上的品种，一种药材存在多个种质或栽培类型。不同种质或类型，因其基因型不同，植物形态、药材产量、药用成分含量、抗性均有不同，致使药材质量参差不齐。种质混杂、品种混乱，成为影响药材质量的关键因素，成为推行中药材规范化生产的基础障碍。

优质种子种苗是提高中药材产量和质量的先决条件。目前，国内中药材种子企业较少，专业化的制种基地和种苗生产基地不多，繁种育苗技术落后，农户自繁自育比较普遍，品种混杂、退化严重，种子种苗质量差，掺杂使假等问题十分突出。而中药材种子种苗的种类繁杂、市场规模小、无序经营、监管不严，甚至很多地方没有监管。

七、连作障碍突出、绿色防控技术缺乏，农药登记缺位

药材连年种植、多年重茬、病毒感染、病害严重、连作障碍突出；重大病害、虫害的绿色防

控技术缺乏，化学农药使用缺乏规范和技术，一些地方高毒、高残留农药随意使用，乱用滥施农药等现象较为普遍，基地环境缺乏必要的检测监控，药材重金属吸收规律不明，一些药材加工硫黄熏蒸仍然普遍，致使药材重金属、农残等有害物质超标现象突出，成为影响中药用药安全、质量和疗效的突出问题。

中药材规模化种植起步发展是近 10 年的事情，起步晚、品种多、规模小，绝大部分中药材没有登记的农药品种，病虫害防治基本是参照农作的病虫害进行用药，中药材生产规模已经达到 6000 万亩，病虫害防治却无农药可用，这也是造成乱用药、过度用药、错用药的主要原因，必须加快农药品种在中药材上的注册登记。

八、中药材生产机械化水平低，生产效率低下

中药材种类多，单品种种植面积相对较小，药材机械中药材专用机械少，目前生产中应用的中药材机械多是在原来农作物机械的基础上改进，或是借用农作物的播种或收获机械，且多适用于平原规模化药材种植区，针对山地或小规模中药材生产的机械研发与应用更为欠缺，特别是山地小型机械的严重缺失，限制了山地药材的生产发展。随着农村劳动力的大量减少和劳动力成本的大幅度上升，中药材农场化基地越来越多，现代中药农业企业的发展，中药农业机械化是必然趋势。

九、中药材品种多，实用生产技术缺乏或不完善

中药材栽培种类多，药用部位和生物学特性各异，生长年限和栽培方法各不相同。目前中药材生产多简单粗放，针对性的栽培技术缺乏，生产技术水平相对落后或不完善，高效实用中药材种植技术的关键技术有待于完善和推广，如野生抚育技术，轮作、间作、套作等技术，绿色防控技术、农机农艺融合技术、生态种植技术、土壤改良技术、光调控技术、水肥耦合技术、设施栽培技术等。

第三节　国家中药材产业体系工作展望

一、强化岗站间合作，高效支撑产业发展

中药材产业技术体系团队，由 23 名岗位科学家及 27 名综合试验站站长组成，每个岗站建有自己的团队，团队成员近 200 名，来自不同的专业和学科，跨单位、跨部门、跨领域组成，各有优势、条件和平台，加强岗岗、岗站间的交叉合作，发挥各自优势，激发团队活力，针对产业问题，联合攻关，集成示范，高效支撑产业发展。体系团队岗位、试验站之间的交叉合作，可以弥补岗、站单个团队的技术、人才和平台的不足，增强开展科研业务的支撑能力，高效推进体系工作。

二、全产业链关键技术联合攻关，提升重大品种产业化能力

目前，各地重大优势品种，往往一二方面领先或具有优势，在产业整体推进，全产业链发展情况下，短板突出、制约性强，限制了重大品种产业化发展。因此，产业化发展需要补短板，需要针对全产

业链关键技术各个突破，全产业链打造，全价值链提升，对于重大品种必须以全产业链发展思维，联合攻关，解决产业链各环节的突出问题，提升重大品种产业化能力，促进产业整体发展，推进一二三产融合，为特色产业优势区建设奠定基础。

三、突出问题导向，强化技术落地

中药材产业发展面临众多技术问题，体系创新团队需要切实深入生产实际，发现问题，抓住问题，以问题为导向开展研究和示范应用，把论文写在大地上、把成果应用于生产实际中，不要眼高手低，小技术往往解决大问题，多向药农学习，总结提升农民的生产经验，形成落地技术，进行推广应用。选择研究问题，要在生产实际中发现，调查掌握影响产业发展关键问题，针对问题开展研究；要与试验站、生产基地、地方政府、合作社、企业等开展合作，转化和推广技术成果，形成生产力，服务于产业发展。

四、建立产业发展大数据，为宏观决策提供支撑

通过产业体系团队工作、产业体系平台建设性、信息和网络建设、资源检测站建设等，一些产业大数据逐渐形成，如种植品种的分布、各品种种植规模、生产成本、产销量、进出口品种和数量、药材价格、病虫害发生发展和分布、产地环境条件、质量状况、自然灾害等，与产业发展相关的大数据逐步汇集，形成产业发展数据库，通过数据分析为产业宏观决策提供支撑。

五、强化技术服务团队建设，支撑产业扶贫

2017年我国《中药材产业扶贫行动计划（2017—2020年）》的发布和实施，促使各地政府纷纷出台了中药材生产补贴政策，有效推进了贫困地区农民发展药材种植和生产，起到了脱贫增收的明显效果，很多贫困地区都把中药材产业作为农业结构调整、增收富民的特色产业给予支持。2018年11月国家中医药管理局组织成立了"中药材产业扶贫行动技术指导专家组"，在中药材产业扶贫上有了技术和团队保障。但是，扶贫专家组的力量略显薄弱，缺少经验丰富的实战型技术人员，为把中药材产业扶贫做得更好，国家中药材产业体系团队，应积极发挥团队的技术力量和平台作用，进一步强化产业扶贫技术服务团队建设，更好地推进产业扶贫发展，稳定扶贫效果。

六、与产区政府密切合作，推进道地药材区域产业化发展

体系团队的工作只有与地方政府的发展重点和规划吻合起来，团队的成果和技术才能发挥作用，产业体系的影响力才会显现出来。中药材产业的发展离不开产区政府的支持，产业体系团队技术成果的推广应用，应紧密与政府、主管部门配合，参与或帮助政府制定中药材发展规划，掌握政府产业发展导向，重点发展内容，将专家团队研究与政府规划内容对接，借助地方政府政策和资金的支持，将团队研发的技术成果应用到产业发展之中，促进中药材区域产业化发展。

七、建立预测预报机制，支撑产业健康发展

随着产业体系工作的深入，与产业发展相关的大数据逐步汇集，形成产业发展数据库，如各品种种

植规模、产销量、药材价格、病虫害发生发展情况、产地环境变化、质量状况、气候灾害、农残重金属等外源污染物情况等，通过数据分析可有效掌握影响产业发展的限制因素，借助产业体系团队和有关平台，建立产业发展测预报机制，提前预警预报，避免盲目发展，预防和减轻重大灾情灾害损失等，支撑产业健康发展。

八、联合攻关，突破产业重大问题

由于中药材产业发展起步晚、科研基础薄弱、科研积累少，在中药材产业快速发展的新形势下，面临很多重大共性问题，如品种及种子种苗、连作障碍、生态种植技术、质量追溯体系、药材生产加工机械化、非药用部位综合开发利用、大健康产品开发、生产实用技术升级、农药注册登记、绿色生产技术、相关标准制定与推广应用、提质增效技术等，需要体系团队协作攻关，有计划有重点地开展攻关研究，突破技术瓶颈，支撑产业健康发展。

附录一 2017 年商务部重点监测中药材品种价格波动情况

（单位：元/千克）

序号	商品名称	商品规格	2017 年市场均价	2017 年网站均价
1	人参	统	435	380
2	三七	剪口	350	330
		60 头	287.5	290
		80 头	270	265
		120 头	242.5	240
		无数头	200	195
3	川芎	统	21.5	21
4	大黄	水银	3.65	3.15
		甘肃 统	21	13.5
5	山药	统	27.5	11
6	山茱萸	河南 5%核	36	25.25
		陕西 5%核	36	29
7	水飞蓟	统	10.5	11.25
8	太子参	宣州 统	82.5	87.5
		贵州 统	89	89
9	元胡（延胡索）	统	55.5	55
10	丹参	安徽 统	13.5	13.75
		山东 统	14.5	13.5
11	天麻	家种 特等	175	152.5
		家种 一等	147.5	142.5
		家种 二等	132.5	132.5
		家种 统	107.5	115
12	半夏	统	105	105
13	白芷	亳 统	8.5	9.25
		川 统	8.5	11.25
		河北 统	7	8.25

续表

序号	商品名称	商品规格	2017 年市场均价	2017 年网站均价
14	甘草	内蒙　毛草	8.5	8.25
		新疆　毛草	9.5	8.75
		甘肃　家统	9.5	5.5
15	地黄	统	10	9
16	当归	箱归	59	55.5
17	麦冬	川　统	72.5	78.5
18	连翘	统	38	45
19	牡丹皮	刮丹	22.5	20.5
20	附子	统	26.5	41.5
21	金银花	统	105	111
22	茯苓	白丁	21.5	26.5
		统片	21.5	20.75
23	厚朴	统	9	8.5
24	枸杞	宁夏　统	54	37.5
		新疆　统	32.5	35
25	党参	白条　统	56.5	82
26	黄连	单支　统	130	116
		鸡爪　统	120	111.5
27	黄芩	家　统	19.5	13.5
		未撞皮　统	14	23
28	黄芪	内蒙　统	22	18.5
		甘肃　统	21	18.5
29	鹿茸	梅花鹿	7500	8000
		马鹿	1950	2600
30	白芍	安徽　统	16	14.5
31	白术	安徽　统	28	29
32	板蓝根	甘肃　统	9.5	9.6
33	草果	云南　统	105	103
34	红花	新疆　统	93	89
35	桔梗	安徽　统	26.5	25.5
36	吴茱萸	中花　统	355	365
37	防风	籽播	115	23.5
38	野菊花	颗粒	45.5	64
39	金樱子	统个	16	17

序号	商品名称	商品规格	2017 年市场均价	2017 年网站均价
40	秦艽	家种 统	60	45.5
41	广藿香	统 个	7.5	8.5
42	款冬花	统 甘肃	94	90
43	车前子	统 江西	19	18.75
44	菊花	杭菊散 统	50	52.5
45	苦参	统 内蒙	13	12.75
46	肉苁蓉	统 新疆	130	140
47	葛根	柴统块 广西	7.5	5.25
48	铁皮石斛	统条 云南	400	450

附录二 2017 年商务部重点监测中药材品种价格变化及走势

（单位：元/千克）

序号	商品名称	商品规格	2017 年初价格	2017 年末价格	2017 年价格变化
1	人参	统	420	450	涨
2	三七	剪口	380	320	跌
		60 头	320	255	跌
		80 头	300	240	跌
		120 头	270	215	跌
		无数头	230	170	跌
3	川芎	统	27	16	跌
4	大黄	水银	3.5	3.8	涨
		甘肃 统	19	23	涨
5	山药	统	28	27	跌
6	山茱萸	河南 5%核	27	45	涨
		陕西 5%核	27	45	涨
7	水飞蓟	统	11	10	跌
8	太子参	宣州 统	80	85	涨
		贵州 统	85	93	涨
9	元胡（延胡索）	统	61	50	跌
10	丹参	安徽 统	12	15	涨
		山东 统	13	16	涨
11	天麻	家种 特等	180	170	跌
		家种 一等	150	145	跌
		家种 二等	135	130	跌
		家种 统	110	105	跌
12	半夏	统	100	110	涨
13	白芷	亳 统	9	8	跌
		川 统	9	8	跌
		河北 统	7	7	平

序号	商品名称	商品规格	2017 年初价格	2017 年末价格	2017 年价格变化
14	甘草	内蒙 毛草	8	9	涨
		新疆 毛草	9	10	涨
		甘肃 家统	9	10	涨
15	地黄	统	11	9	跌
16	当归	箱归	60	58	跌
17	麦冬	川 统	65	80	涨
18	连翘	统	40	36	跌
19	牡丹皮	刮丹	24	21	跌
20	附子	统	28	25	跌
21	金银花	统	90	120	涨
22	茯苓	白丁	25	18	跌
		统片	24	19	跌
23	厚朴	统	8	10	涨
24	枸杞	宁夏 统	55	53	跌
		新疆 统	35	30	跌
25	党参	白条 统	65	48	跌
26	黄连	单支 统	110	150	涨
		鸡爪 统	100	140	涨
27	黄芩	家 统	17	22	涨
		未撞皮 统	13	15	涨
28	黄芪	内蒙 统	22	22	平
		甘肃 统	22	22	平
29	鹿茸	梅花鹿	7000	8000	涨
		马鹿	1900	2000	涨
30	白芍	安徽 统	17	15	跌
31	白术	安徽 统	30	26	跌
32	板蓝根	甘肃 统	11	8	跌
33	草果	云南 统	120	90	跌
34	红花	新疆 统	83	103	涨
35	桔梗	安徽 统	28	25	跌
36	吴茱萸	中花 统	280	430	涨
37	防风	籽播	120	110	跌
38	野菊花	颗粒	48	43	跌
39	金樱子	统 个	20	12	跌

续表

序号	商品名称	商品规格	2017 年初价格	2017 年末价格	2017 年价格变化
40	秦艽	家种 统	60	60	平
41	广藿香	统 个	8	7	跌
42	款冬花	统 甘肃	110	78	跌
43	车前子	统 江西	21	17	跌
44	菊花	杭菊散 统	50	50	平
45	苦参	统 内蒙	13	13	平
46	肉苁蓉	统 新疆	135	125	跌
47	葛根	柴统块 广西	7.5	7.5	平
48	铁皮石斛	统条 云南	400	300	跌

注：价格信息来源于亳州中药材市场成交价格